질병을 치료하는
약초 사용 백과

질병을 치료하는
약초 사용 백과

초판인쇄 : 2019년 6월 20일
초판발행 : 2019년 6월 25일

지 은 이 ㅣ 조경남
펴 낸 이 ㅣ 고명흠
펴 낸 곳 ㅣ 푸른행복

출판등록 ㅣ 2010년 1월 22일 제312-2010-000007호
주　　소 ㅣ 경기도 고양시 덕양구 통일로 140(동산동)
　　　　　 삼송테크노밸리 B동 329호
전　　화 ㅣ (02)356-8402 / FAX (02)356-8404
E-MAIL 　ㅣ bhappylove@daum.net
홈페이지 ㅣ www.munyei.com

ISBN 979－11－5637－102－1 (13510)

※ 이 책의 내용을 저작권자의 허락 없이 복제, 복사, 인용, 무단전재하는
　 행위는 법으로 금지되어 있습니다.
※ 이 도서의 국립중앙도서관 출판예정도서목록(CIP)은 서지정보유통지원
　 시스템 홈페이지(http://seoji.nl.go.kr)와 국가자료종합목록 구축시스템
　 (http://kolis-net.nl.go.kr)에서 이용하실 수 있습니다.
　 (CIP제어번호: CIP2019020184)

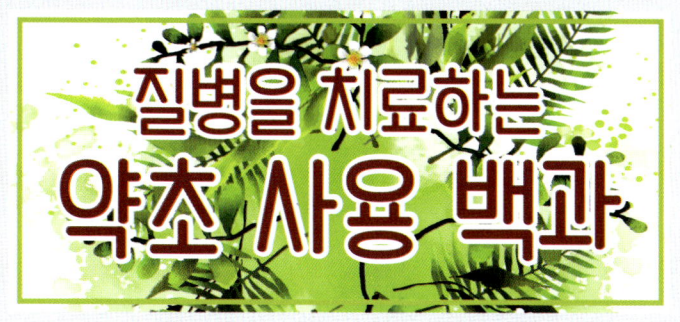

조경남 지음

푸른행복

머리말

우리를 둘러싼 자연을 보면 마치 신(神)이 인간의 삶을 완전하게 하려고 부단히 노력하고 있는 것 같다는 생각이 든다. 특히 우리가 이용하는 다양한 식물들, 과일이나 나물, 약초들을 보면 더욱 그렇다.

봄에 돋아나는 새싹에는 성장에 필요한 생리활성물질이 풍부하다. 짧은 봄을 아쉬워하며 폭풍성장을 해야 하므로 신은 비타민과 미네랄 등 성장에 필요한 생리활성물질을 그들 속에 가득 채워주었다. 그리고 그들의 일부를 인간에게 음식으로 주었고, 조금 더 허약한 이들을 위해 봄의 기운을 지닌 약초를 선물하였다. 그야말로 봄은 생명을 지닌 존재에게 생명력을 강화시키는 계절이다.

여름은 어떠한가. 강한 햇볕을 받으며 농사일에 집중하는 농부에게 그늘을 허락하는 것은 나뭇가지에 매달린 나뭇잎이고, 강한 햇볕을 반기며 자라난 수박과 참외, 토마토는 농부의 몸을 식혀주는 청량제이다. 나아가 신은 더위에 손상된 몸을 치료하기 위해 약초가 자라도록 하였다. 쓴맛이 강한 익모초는 일사병에, 등골나물은 소화불량에, 향기가 좋은 소엽은 여름철 식중독에 사용한다.

가을도 마찬가지이다. 각종 열매는 영양분을 공급하여 여름철 더위에 축난 몸을 추스르게 하고 겨울을 대비하는 힘을 더해준다. 특히 건조해진 계절에 병이 나는 기관지와 폐를 위해 신은 약이 되는 열매를 준비하였는데, 시원한 배는 건조해진 기관지와 폐를 적셔주고, 은행과 호두는 기침과 천식을 멎게 한다.

이렇듯 약초를 배운다는 것은 신이 만들어놓은 자연의 순리(順理)를 깨닫는 과정이다. 폭풍성장에 필요한 물질(피로회복 물질, 간 기능 개선 물질 등)은 봄의 기운을 지닌 약초에서 찾아야 한다. 열(熱)을 식히는 효능은 여름의 기운을 지닌 약초에 많고, 폐기능을 강화하는 효능은 가을의 기운을 지닌 약초에서 찾으면 된다.

약초를 배운다는 것은 인간의 삶을 깨닫는 과정이기도 하다. 자연계에 존재하는 동식물은 자신만을 위해 살지 않고, 자신도 모르는 사이에 남을 돕는다. 인정하든 그렇지 않든, 지구상에 존재하는 모든 생물은 공생관계이다. 그중에서도 약초는 인간의 아픔을 치료하기 위해 그들의 모든 삶을 바쳐 필사적으로 노력하는 존재이다. 따라서 약초를 배운다는 것은 그들의 효능을 외우는 것이 아니라, 그들이 어떤 방식으로 인간에게 도움을 주는지 이해하는 것이다.

그러나 우리가 이해하는 것 이상으로 약초의 힘은 크고 다양하기 때문에 필자의 보잘것없는 필력(筆力)으로 약초를 논하는 것이 부끄러울 때가 많다. 하지만 약초가 그러한 것처럼 필자 또한 다른 이들의 아픔을 달래기 위해 이 책을 내놓게 되었다. 부족한 부분이 많지만 독자들이 약초를 배우는 데에 작은 참고서로 이용한다면 그보다 감사한 일은 없을 것이다.

대모산 기슭을 거닐며
지은이 씀

일러두기

필자는 이 책에서 약초의 학습과 활용을 강조하였다. 약초를 배우는 목적은 지식의 욕구 충족을 넘어 생활 속에서 약초를 활용하는 것이기 때문이다. 이를 돕기 위해 여러 방법으로 책을 활용할 수 있게 하였으니 다음 사항을 참고하기 바란다.

1. 약초를 깊이 공부하고자 한다면 개별적인 약초 설명을 읽기 전에 제1장 약초 이해하기를 먼저 학습하기 바란다. 이것을 학습하면 약초를 보는 눈이 넓어진다.

2. 약초마다 식물 이름과 함께 사용 부위, 약초 이름, 맛과 성질 등 개괄적인 내용을 요약하여 학습에 도움을 주었다.

3. 본문에 나오는 〈약초 이야기〉를 읽으면 해당 약초를 이해하는 데 도움이 된다. 대부분 필자의 경험에 따른 글이므로 약초를 배우고 활용하는 데 길잡이 역할을 할 것이다.

4. 약초의 효능을 일목요연하게 정리하였다. 그리고 증상과 질병에 맞는 활용법을 제시하였다. 단, 활용법에서 제시하는 처방은 개인의 체질과 상태를 고려하지 않은 것이므로 자신에게 맞는 처방을 원한다면 필자와 상담하기 바란다.

5. 차로 활용하는 약초의 경우 만드는 방법을 제시하였다.

6. 가장 효과가 좋은 보약을 소개하였는데, 구성하는 약초를 나열하고 조제법 및 복용법을 설명하였으며 보약의 효과를 강화하기 위한 섭생법을 덧붙였다.

7. 나물로 섭취하거나 기름을 짜서 이용할 수 있는 약초를 조리법, 착유법과 함께 소개하였다.

차례
CONTENTS

- 머리말 • 4
- 일러두기 • 6

제1장 약초 이해하기

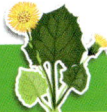

1. 약초의 명칭 • 12
2. 약초의 효능 • 17
3. 약초의 채취 • 37
4. 약초 말리는 방법 및 저장법 • 44
5. 약초의 복용법 및 복용량 • 46
6. 약의 복용시간과 주의할 점 • 52
7. 약을 복용할 때 추천하는 음식과 금기하는 음식 • 53

- 현장 에피소드 • 60

제2장 질환별 약초

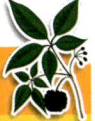

뇌질환에 좋은 약초

방풍 • 62
　방풍차 • 67
산조인 • 68
　산조인차 • 73
　함께 알아두면 좋은 약초, 백자인 • 74
천마 • 75

눈에 좋은 약초

감국 • 80
　감국차 • 85
결명자 • 86
　함께 알아두면 좋은 약초, 석결명 • 91
목적 • 92
　속새차 • 97
　함께 알아두면 좋은 약초, 만형자 • 98

구강질환에 좋은 약초

백지 · 99

세신 · 104
　함께 알아두면 좋은 약초, 천초 · 109

오배자 · 110
　함께 알아두면 좋은 약초, 감초 · 116

피부질환에 좋은 약초

갈근 · 134

금은화 · 140
　인동덩굴차 · 145

자초 · 146
　지치차 · 152

위에 좋은 약초

백출 · 171
　함께 알아두면 좋은 약초, 창출 · 176

오적골 · 177
　함께 알아두면 좋은 약초, 작약 · 181

황련 · 182

장에 좋은 약초

마치현 · 206
　함께 알아두면 좋은 약초, 괴화 · 211

산약 · 212

후박 · 219
　함께 알아두면 좋은 약초, 지실 · 224

비염 · 축농증에 좋은 약초

신이 · 117
　목련꽃차 · 122

어성초 · 123
　어성초차 · 128

창이자 · 129

기관지에 좋은 약초

길경 · 153
　도라지꽃차 · 158
　함께 알아두면 좋은 약초, 전호 · 159

맥문동 · 160
　함께 알아두면 좋은 약초, 천문동 · 165

자소자 · 166

간에 좋은 약초

갈화 · 187
　칡꽃차 · 192
　함께 알아두면 좋은 약초, 지구자 · 193

구기자 · 194

인진 · 199
　함께 알아두면 좋은 약초, 포공영 · 205

전립선 · 정력에 좋은 약초

복분자 · 225

차전자 · 230
　질경이차 · 235

토사자 · 236
　새삼차 · 242

소변질환에 좋은 약초

목통 · 243
　으름덩굴차 · 248
　함께 알아두면 좋은 약초, 치자 · 249
복령 · 250
　복령차 · 256
산수유 · 257
　함께 알아두면 좋은 약초, 오미자 · 262

자궁질환에 좋은 약초

고삼 · 263
당귀 · 268
　당귀차 · 273
　함께 알아두면 좋은 약초, 천궁 · 274
현호색 · 275

요통 · 관절염에 좋은 약초

강활 · 281
　함께 알아두면 좋은 약초, 위령선 · 286
두충 · 287
　두충차 · 292
　함께 알아두면 좋은 약초, 오가피 · 293
우슬 · 294
　쇠무릎차 · 299

성인병에 좋은 약초

단삼 · 300
　단삼차 · 306
　함께 알아두면 좋은 약초, 홍화 · 307
산사 · 308
　산사차 · 313
　함께 알아두면 좋은 약초, 조구등 · 314
영실 · 315

신경성 질환에 좋은 약초

시호 · 320
　시호차 · 325
연자육 · 326
향부자 · 331

면역력에 좋은 약초

봉밀 · 336
　함께 알아두면 좋은 약초, 대추 · 341
숙지황 · 342
　함께 알아두면 좋은 약초, 하수오 · 348
인삼 · 349
　함께 알아두면 좋은 약초, 황기 · 355

■ 현장 에피소드 · 356

제3장 조경남 교수가 추천하는 보약

면역력을 강화하는 경옥고 • 358
허약체질을 개선하는 공진단 • 360
불면증과 우울증에 가장 좋은 귀비탕 • 362
무릎통증에 가장 좋은 대방풍탕 • 364
허리통증에 가장 좋은 독활기생탕 • 366
위를 튼튼하게 하는 보중익기탕 • 368

장을 튼튼하게 하는 삼령백출산 • 370
갱년기증상에 가장 좋은 소요산 • 372
노인성 천식에 가장 좋은 소자강기탕 • 374
과로를 풀어주는 쌍화탕 • 376
체력을 강화하는 연령고본단 • 378
생리불순과 불임증에 가장 좋은
　　　　　　　　조경종옥탕 • 380

■ 현장 에피소드 • 382

제4장 나물과 기름으로 활용하기

약초 나물

국수나무 • 384
딱총나무 • 386
붉나무 • 388
소리쟁이 • 390
어수리 • 392
전호 • 394
향유 • 396

약초 기름

내복자기름 • 398
마자인기름 • 400
백자인기름 • 402
산조인기름 • 404
자소자기름 • 406

■ 현장 에피소드 • 408

■ 찾아보기 • 409

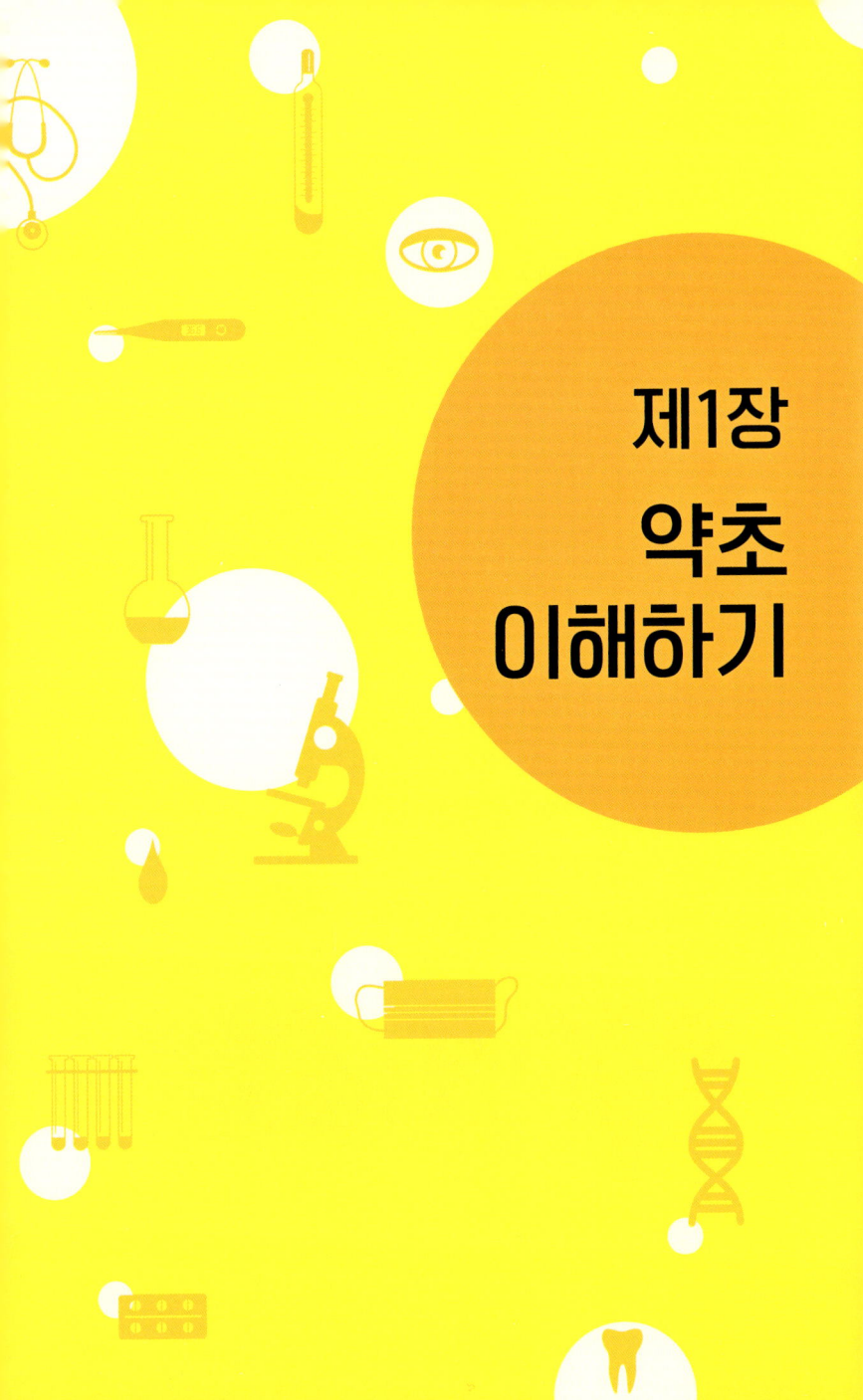

제1장

약초 이해하기

1. 약초의 명칭

사람을 포함하여 세상에 존재하는 모든 것에는 이름이 있고, 이름에는 저마다의 의미가 담겨 있다. 약초도 마찬가지여서 약초의 명칭에는 그들의 맛과 성질, 효능, 산지, 약용 부위 등이 고스란히 담겨 있다. 따라서 약초를 세부적으로 공부하기에 앞서 약초의 이름을 이해하는 것이 중요하다.

약초의 산지에 따른 명칭

① **천궁(川芎)**: 천궁의 뿌리줄기로, 본래 '궁궁(芎藭)'이라고 했는데, 한자로 쓸 때 획이 너무 많아 쓰기 어려울 뿐 아니라 중국 쓰촨성[四川省]에서 산출되는 것이 최상품이기 때문에 지금은 쓰촨성의 '川' 자를 넣어 천궁(川芎)이라고 부른다. 현재 우리나라에서 많이 재배하고 있다.

② **촉초(蜀椒)**: 초피나무의 열매껍질로, 촉(蜀)나라, 즉 지금의 중국 쓰촨성에서 생산되었다고 하여 촉초(蜀椒) 또는 천초(川椒)라고 부른다. 추어탕에 향신료로 쓰인다.

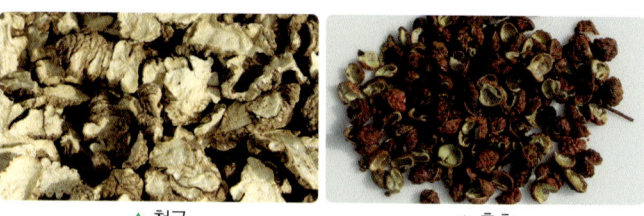

▲ 천궁　　　　　　　▲ 촉초

🌿 약초의 성질과 형색에 따른 명칭

① **황기(黃耆)**: 황기의 뿌리로, 색이 노랗고 맛이 달며 성질이 화평(和平)하므로 약초 중에서 장로(長蘆)와 유사하다고 하여 붙여진 이름이다. '기(耆)'에는 60~70세가 넘은 어른, 스승, 장로라는 뜻이 있다. 황기는 부작용이 없는 소중한 약초이다.

② **우슬(牛膝)**: 쇠무릎의 뿌리로, 지상부의 마디마디가 소의 무릎과 비슷하게 생겼다고 하여 붙여진 이름이다. 하반신으로 혈액순환을 촉진하는 효능이 있다.

③ **세신(細辛)**: 족도리풀의 뿌리로, 뿌리가 가늘고 맛이 매워서 붙여진 이름이다. 치통과 구취를 없애는 효능이 있고 은단과 박하사탕의 원료이기도 하다.

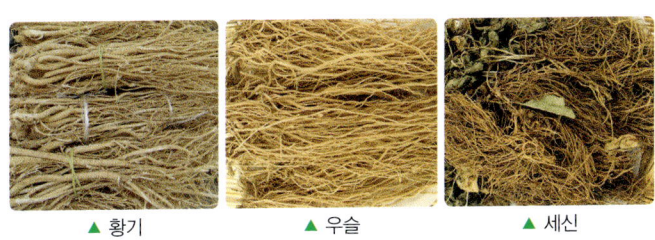

▲ 황기   ▲ 우슬   ▲ 세신

🌿 약초의 생태에 따른 명칭

① **토사자(菟絲子)**: 새삼 또는 실새삼의 씨앗으로, 처음 나왔을 때 뿌리의 모양이 토끼와 비슷하고, 실처럼 가늘고 긴 줄기가 다른 식물을 감고 올라가기 때문에 이 이름이 붙여졌다. 식물성 영양제로 불릴 정도로 몸을 보(補)하는 효능이 뛰어난 약초이다.

② **차전자(車前子)**: 질경이의 씨앗으로, 우마차(牛馬車)가 지나간

수레바퀴 자국 사이사이에서 자생하기 때문에 붙여진 이름이다. 전립선질환에 효과가 있다.
③ **인진(茵蔯)**: 사철쑥의 지상부로, 해를 넘긴 묵은[陳] 줄기로 인(因)하여 새싹이 난다는 뜻에서 붙여진 이름이다. 간에 좋은 중요한 약초이다.

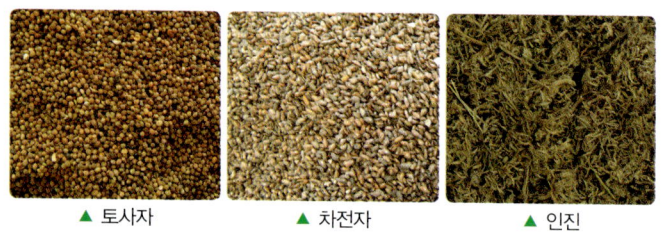

▲ 토사자   ▲ 차전자   ▲ 인진

🌿 약초의 효능에 따른 명칭

① **방풍(防風)**: 방풍의 뿌리로, 풍사(風邪)를 다스리는 효능이 있고, 중풍의 예방 등에 효과가 있기 때문에 붙여진 이름이다.
② **당귀(當歸)**: 참당귀 또는 일당귀의 뿌리로, 당연히 (혈액을) 제자리로 돌아가게 한다는 뜻에서 붙여진 이름이다. 부족한 혈액을 보충하는 효능이 있어 다양한 질환에 폭넓게 이용되는 약초이다.
③ **결명자(決明子)**: 결명의 씨앗으로, 시야를 열고[決] 밝게[明] 하는 효능이 있어서 붙여진 이름이다. 안질환은 물론 고혈압에도 효과가 있는 약초이다.

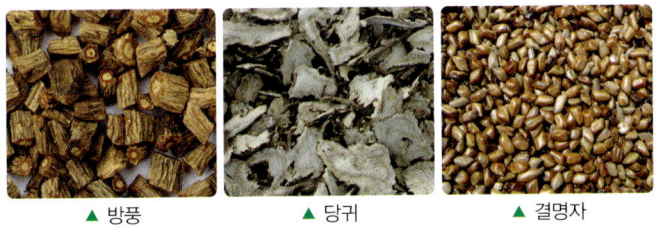

▲ 방풍　　▲ 당귀　　▲ 결명자

약초와 관련된 이야기에 따른 명칭

① 복분자(覆盆子): 복분자딸기의 덜 익은 열매로, 이것을 복용한 후 소변줄기의 힘이 강해져서 항아리[盆, 요강]를 뒤집었다[覆]는 이야기에서 이름이 유래하였다. 복분자는 남성뿐 아니라 여성에게도 좋은 약초이다.

② 두충(杜沖): 두충의 줄기껍질로, 두중(杜仲)이라는 사람이 이 약초를 복용하고 득도(得道)하였다는 데서 유래한 이름이다. 원래는 그 사람의 이름을 따서 두중(杜仲)이라 불렀는데, 일반적으로 두충(杜沖)으로 부르고 있다. 근육을 강화하는 효능이 좋은 약초이다.

③ 오배자(五倍子): 붉나무에 기생하는 벌레집으로, 상인이 이것을 내다팔 때 5배(五倍)의 이익을 얻는다는 말이 있어서 붙여진 이름이다. 구내염, 장염, 기관지염 등에 사용한다.

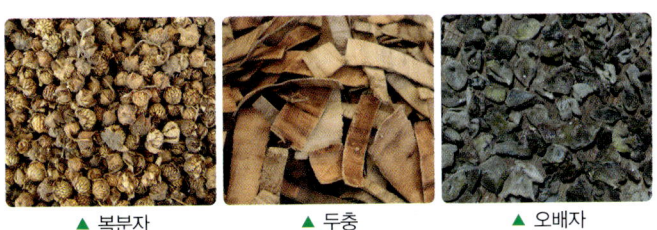

▲ 복분자　　▲ 두충　　▲ 오배자

🌿 약초를 사용하는 부위에 따른 명칭

① **꽃을 사용하는 약초:** 괴화(槐花), 갈화(葛花), 홍화(紅花)
② **열매나 씨앗을 사용하는 약초:** 오미자(五味子), 자소자(紫蘇子), 창이자(蒼耳子)
③ **잎을 사용하는 약초:** 자소엽(紫蘇葉), 애엽(艾葉), 상엽(桑葉)
④ **뿌리를 사용하는 약초:** 갈근(葛根), 천초근(茜草根), 호장근(虎杖根)
⑤ **껍질을 사용하는 약초:** 진피(陳皮), 오가피(五加皮), 백선피(白鮮皮)

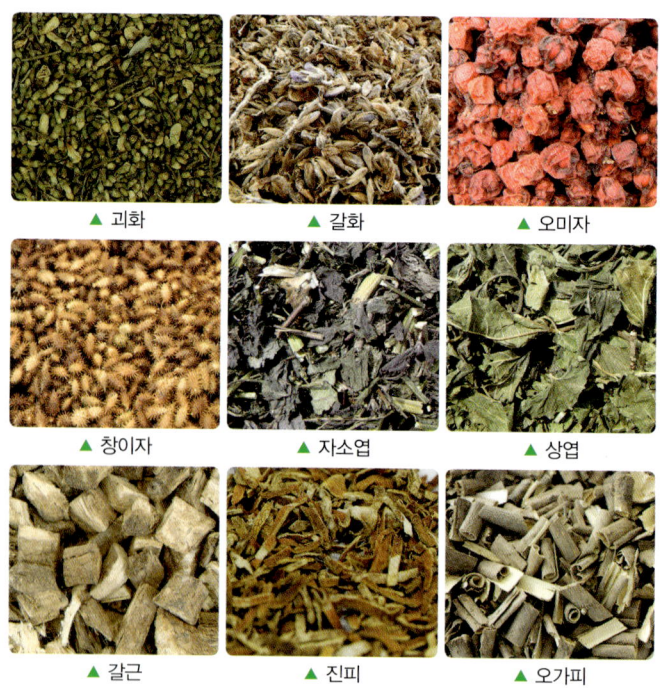

▲ 괴화　　▲ 갈화　　▲ 오미자
▲ 창이자　▲ 자소엽　▲ 상엽
▲ 갈근　　▲ 진피　　▲ 오가피

2. 약초의 효능

 키와 몸무게로 사람을 평가하는 것이 옳을까? 아니면 영어 점수로 평가하는 것이 옳을까? 질문의 의도를 모르기 때문에 정답은 없다. 만약 농구선수를 선발한다면 키가 클수록 좋을 것이고, 씨름선수라면 몸무게가 많이 나갈수록 좋을 것이다. 그리고 외교관을 뽑을 생각이라면 영어 점수가 높을수록 좋을 것이다.
 그렇다면 약초는 어떤 기준으로 평가해야 할까? 방송에서 약초에 대하여 설명하는 것을 보고 있자니 약초를 평가하는 기준은 모두 성분 일색이다. 비타민과 미네랄이 풍부해서 좋다, 특정한 성분이 다른 약초보다 많아서 좋다는 식이다. 그런데 성분만으로 약초를 평가하는 것은 옳지 않다. 외교관을 뽑을 때 영어 점수를 보는 것이야 당연하겠지만, 배우자를 선택할 때 영어 점수에 기준을 두면 될까? 이것은 합리적이지 않다.
 예로부터 약초의 효능을 평가할 때는 성분을 기준으로 삼지 않았다. 아니, 그럴 수도 없었다. 실험실이 있었던 것도 아니고 분석할 기술도 없었다. 사람을 평가할 때 점수나 학력보다 인성이 중요한 것처럼 약초를 평가할 때도 약초의 성질이 중요하다. 필자는 조상들이 약초의 효능을 평가할 때 기준으로 삼았던 것에 대하여 설명하고자 한다. 조상들의 평가 기준은 감각적인 부분이 많아서 과학적이지 않다는 반론이 있을 수 있다. 하지만 살면서 중요한 일을 결정할 때 반드시 과학적인 근거가 있어야 하는 것은 아니다. 차라리 경험적이거나 감각적인 결정이 더 정확할 때가 많다.

🌿 약초의 사용 부위에 따른 효능

손으로 물건을 집고 다리로 공을 찬다. 눈은 보는 기관이고 귀는 듣는 기관이다. 뼈는 기초를 세우고 근육은 움직임을 주며, 피부는 보호하는 역할을 한다. 세포 하나에서 시작된 사람이지만 부위별로 기능이 다르다. 사람뿐이겠는가! 하나의 씨앗에서 출발했지만 식물의 뿌리와 잎의 기능은 완전히 다르다. 기능이 다르기 때문에 어떤 부위를 약으로 사용하는가에 따라 약효가 달라지는 것이다.

🍇 수액의 효능

고로쇠나무, 자작나무, 다래, 소나무담쟁이에서 수액을 채취한다. 사람의 혈액처럼 수액에는 다양한 영양분이 함유되어 있어 사람이 섭취하면 몸을 보(補)하는 효능을 얻게 된다. 특히 수액에는 식물의 골격을 만드는 칼슘과 마그네슘 등의 미네랄이 함유되어 있어 뼈를 튼튼하게 해준다. 고로쇠가 골리수(骨利水, 뼈에 이로운 물)에서 유래된 것도 이러한 연유에서이다.

수액에는 식물이 성장하고 물질을 합성하는 데 필요한 당분과 단백질 등이 포함되어 있어 피로감을 해소하고 신진대사를 활성화시키는 데 도움을 준다. 또한 수액은 이온음료처럼 흡수가 빠르게 될 뿐 아니라 배설되는 속도가 빨라서 몸에 있는 독소를 빼주는 역할을 한다. 즉 수액에는 해독작용이 있어 다양한 질환을 치료하는 데 도움이 된다. 수액은 봄에 나무가 잎을 펼칠 때 가장 많이 나오는데, 이는 봄의 성장하는 기운이 수액에 있다는 뜻이다. 따라서 피로하고 기운이 없을 때 수액을 마시면 매우 효과적이다.

🍎 고로쇠나무 수액, 자작나무 수액, 다래 수액, 소나무담쟁이 수액

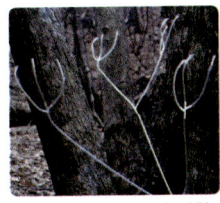
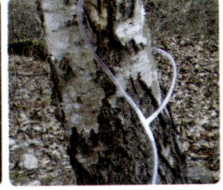
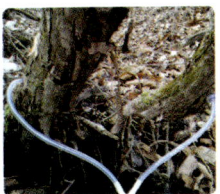

▲ 고로쇠나무 수액 채취   ▲ 자작나무 수액 채취   ▲ 다래 수액 채취

🍇 새싹의 효능

봄의 성장하는 기운을 수액에서만 얻을 수 있는 것은 아니다. 추운 겨울을 이겨내고 두터운 흙을 뚫고 나오는 새싹에서는 성장하는 기운이 아주 강하게 발현된다. 그래서 취나물, 씀바귀, 고들빼기, 두릅나무 새순처럼 봄에 나는 새순을 먹으면 춘곤증을 이겨낼 수 있고 기운이 난다. 새싹에는 성장에 필요한 물질이 다량 함유되어 있어서 오장육부의 움직임을 활발하게 해주므로 피로를 물리치고 기운을 더해주는 것이다. 아장아장 걷는 아이의 걸음마에서 활기가 느껴지지 않는가! 사람이나 식물이나 갓 생겨난 것은 역동적이다. 따라서 새싹을 약초로 이용한다면 삶에 역동성이 더해질 것이다.

약간의 쓴맛이 도는 새싹이 있다. 씀바귀와 고들빼기, 민들레가 여기에 해당하는데, 이들 약초는 소화를 촉진하는 효능도 있다. 쓴맛에는 밑으로 내려주는 힘이 있으며 그 힘의 세기에 따라 효능의 차이가 있지만, 씀바귀처럼 약한 쓴맛은 위장에 있는 음식물을 내려주는 효능, 즉 소화시키는 효능으로 발휘된다.

🍎 갈용(칡), 두릅나무, 음나무, 오갈피나무, 취나물, 씀바귀, 고들빼기, 민들레

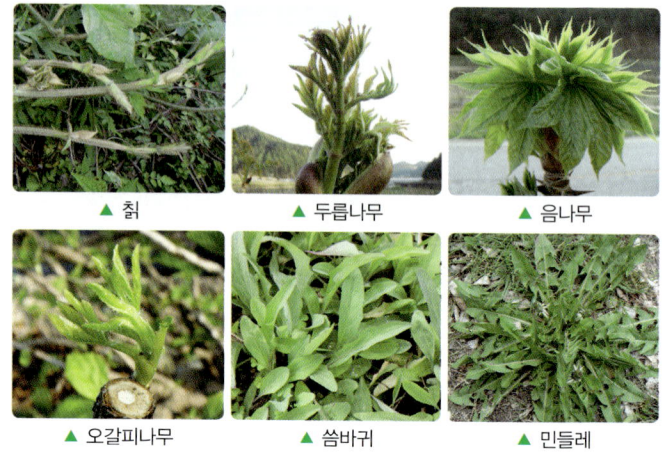

▲ 칡　　▲ 두릅나무　　▲ 음나무
▲ 오갈피나무　　▲ 씀바귀　　▲ 민들레

🫖 덩굴의 효능

덩굴식물은 줄기가 위로 곧게 자랄 수 없다. 이는 큰 식물과의 경쟁에서 햇빛을 차지할 수 없게 하는 커다란 단점이다. 그래서 덩굴식물은 이웃한 식물을 감고 올라가 햇빛을 차지하려 한다. 이러한 이유 때문에 대부분의 덩굴식물은 매우 긴 줄기를 가지고 있다. 칡 덩굴, 다래 덩굴, 소나무담쟁이 덩굴이 여기에 해당한다.

덩굴식물의 생태적인 특징은 약효로 나타난다. 높은 곳에 있는 마지막 잎에까지 물을 공급해야 하므로 대부분의 덩굴식물은 수분을 소통시키는 힘이 아주 좋다. 그래서 약으로 사용하는 덩굴식물은 인체의 수분대사를 원활하게 하고 이뇨작용을 나타낸다. 덩굴식물의 줄기는 물 이외에도 대사에 필요한 물질을 이동시켜야 한다. 이는 인체의 기혈(氣血)이 막혀 통증이 생겼을 때 덩굴식물을 약으로 사용하는 것과 관련이 있다.

🟣 예 으름덩굴, 다래, 소나무담쟁이, 칡

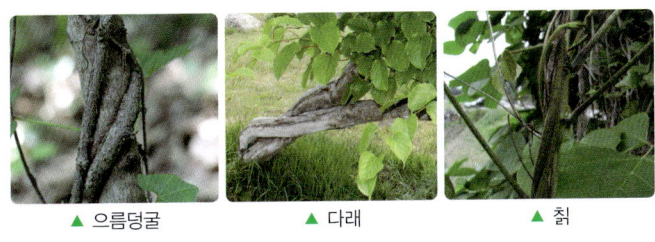

▲ 으름덩굴　　　▲ 다래　　　▲ 칡

🫖 껍질의 효능

식물의 껍질은 내부의 물질이 밖으로 유출되는 것을 막는 역할을 한다. 동시에 외부에서 침입하는 균을 방어하고 상처 난 곳을 치료하는 역할을 한다. 그리고 껍질은 식물을 단단하게 만든다.

하나씩 살펴보자. 내부의 물질이 밖으로 유출되는 것을 막는 껍질의 역할이 약효로 발휘되면 무의식적으로 소변이 나가는 것을 막는 효능, 설사를 멎게 하는 효능, 기침을 멎게 하는 효능 등으로 나타난다. 특히 껍질을 사용하는 약초의 맛이 떫거나 시다면 더욱 그렇다(맛에 대한 설명은 27쪽 참조). 침입하는 균을 막고 상처 난 곳을 치료하는 껍질의 역할은 면역력을 강화하고 염증을 치료하는 효능으로 발휘된다. 과일의 껍질에 면역물질이 많은 것과 같은 이치이다. 마지막으로 식물을 단단하게 만드는 껍질의 역할은 뼈와 근육을 튼튼하게 하는 효능으로 나타난다. 그래서 껍질을 사용하는 약초는 대부분 근골(筋骨)을 강화하는 효능이 있다.

🟣 예 오배자(붉나무 벌레집), 오가피(오갈피나무 나무껍질), 두충(두충 줄기껍질)

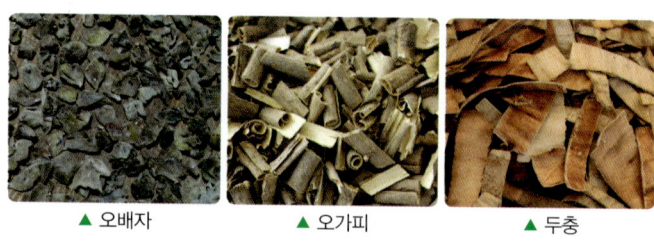

▲ 오배자　　▲ 오가피　　▲ 두충

🫖 가시의 효능

식물의 입장에서 가시는 방어 수단이지만 찔린 사람에게는 큰 자극일 수밖에 없다. 그렇다. 가시가 있는 약초는 강한 자극으로 막힌 것을 소통시키는 효능이 있다. 가시가 있는 약초는 가시가 없는 약초보다 무언가를 뚫고 가는 힘이 강하기 때문에 대부분 기혈(氣血)의 소통이 원활하지 못하여 생기는 통증질환에 효과를 발휘한다. 이것은 같은 종 내에서도 나타나는 현상인데, 가시가 없는 오가피보다 가시가 있는 가시오가피의 효능이 더 강하다는 것이 한 예가 된다.

예) 해동피(음나무 줄기껍질), 발계(청미래덩굴 뿌리), 창이자(도꼬마리 열매)

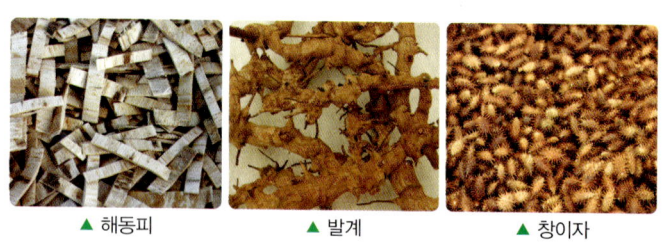

▲ 해동피　　▲ 발계　　▲ 창이자

🫖 잎의 효능

식물의 잎에서 일어나는 일을 생각해보자. 잎에서는 산소와 이산화탄소가 교환된다. 즉 호흡작용이 일어난다. 인체에서 호흡을 하는 곳은 폐와 피부이다. 따라서 잎을 사용하는 약초는 폐질환이나 피부질환에 사용되는 경향이 있다. 또한 잎에서는 수분이 증발되기도 하는데, 이것을 인체에 적용한다면 발한작용(發汗作用)에 해당한다. 몸에서 땀이 나는 것은 열(熱)을 배출한다는 뜻이기도 해서 발한시키는 약초는 대부분 해열작용이 있다. 결국 잎을 사용하는 약초를 복용하면 몸에 있는 열(또는 염증)이 내려가는 효과를 얻을 수 있다.

여기서 끝이 아니다. 잎에서는 광합성이 일어난다. 물과 이산화탄소, 햇빛을 이용해서 녹말을 포함하여 각종 물질을 만들어낸다. 따라서 잎을 사용하는 약초를 복용하면 몸에서 벌어지는 다양한 물질대사에 긍정적인 영향을 준다. 예를 들어 음식을 소화시키는 데 필요한 물질을 만들 때나 간에서 물질을 합성하는 데 영향을 준다. 그래서 잎을 사용하는 약초는 피로감을 해소하는 데 일부 기여하는 바가 있다.

예 상엽(뽕나무), 자소엽(소엽)

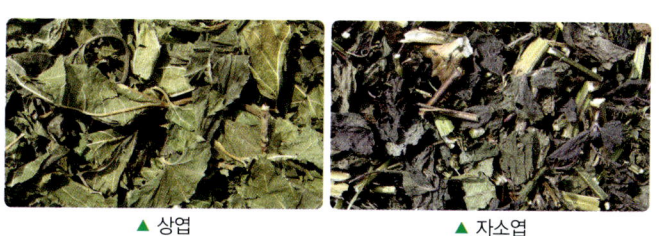

▲ 상엽　　　　　　▲ 자소엽

꽃의 효능

꽃은 생식기관이다. 젊은 남녀가 그렇듯이 짝을 만나기 위해서는 열심을 내야 한다. 꽃은 화려한 빛깔과 향기로 상대를 유혹하기로 했고, 다행스럽게도 홀딱 넘어가는 이들이 있어 매년 반복되는 자손(씨앗) 생산에 지장은 없다. 사람도 꽃의 화려함과 향기에 빠져드는데, 이것을 약효로 표현한다면 '정신을 안정시키는 효능' 또는 '답답한 마음을 풀어주는 효능'이라고 할 수 있겠다. 전문가들은 기(氣)를 다스린다고 해서 '이기(理氣)', 막힌 기를 돌린다고 해서 '행기(行氣)'라는 말을 사용한다. 이렇듯 꽃을 사용하는 약초는 기분을 풀어주고 신경을 안정시키므로 대부분 신경성 질환에 사용된다. 그리고 신경이 안정되면 위장도 편안해지기 때문에 위장질환에 사용되는 경우가 많다.

예) 홍화(잇꽃), 감국

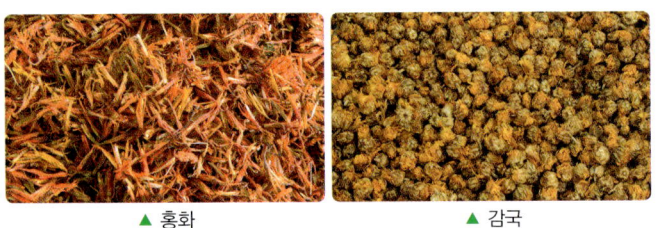

▲ 홍화 　　　　▲ 감국

🍎 열매의 효능

식물은 자연에 봉사하는 마음으로 열매를 준다. 물론 열매를 먹는 이에게 자신의 소중한 씨앗을 퍼뜨려 달라는 속마음을 숨기고 있다. 속마음을 몰라도 상관은 없다. 달고도 시큼한 열매를 먹으면 몸에 기운이 솟고 정신이 번쩍 든다. 작은 열매일수록 신맛이 강하고 큰 열매일수록 단맛이 강하다. 신맛은 안으로 수렴시키는 힘이 강하여 열매를 단단하게 한다. 이는 아직 열매가 익지 않았다는 증거이기도 하다. 반면 단맛은 이완시키는 힘이 강하여 열매를 무르게 한다. 이는 열매가 완벽하게 익었다는 증거이다. 따라서 신맛이 남아 있는 열매를 약으로 사용하면 수렴시키는 힘을 얻겠다는 뜻이고, 단맛이 강한 열매를 약으로 사용하면 이완시키는 힘을 얻겠다는 뜻이다.

예를 들어 신맛이 강한 산사를 약으로 사용하면 위장의 수축력을 강하게 하여 소화를 촉진하는 효능을 얻는다. 반면 단맛이 강한 대추를 약으로 쓰면 신경을 안정시키고 몸을 이완시키는 효능을 얻게 된다. 물론 신맛과 단맛이 섞여 있는 열매가 많아서 두 가지 효능을 모두 얻을 수도 있다.

📕 대추, 용안육(무환자나무), 상심자(뽕나무), 산사(산사나무)

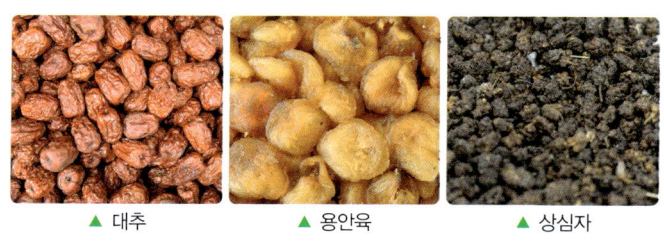

▲ 대추　　　　▲ 용안육　　　　▲ 상심자

🫖 씨앗의 효능

씨앗에는 영양소가 풍부할 뿐 아니라 식물의 모든 정보가 들어 있다. 씨앗을 보관했다가 1,000년 후에 심으면 씨앗에서는 보이지 않던 거대한 식물을 볼 수 있다. 따라서 씨앗을 약으로 사용하는 것은 그 식물 전체를 섭취하는 것과 다름없다. 영양소로 표현하면 탄수화물, 단백질, 지방, 비타민, 미네랄, 효소, 섬유질, 식물성 약성분이 씨앗에 모두 들어 있다. 그리고 이들 영양소를 기반으로 발아시키는 기술(에너지)도 씨앗에 있다. 씨앗을 약으로 사용하는 경우는 몸이 극도로 허약해졌을 때이다. 영양분이 부족해 몸의 기능이 약해졌을 때 씨앗을 약으로 사용하면 몸을 회복하는 데 크게 기여한다. 생각해보면 삼시 세끼 밥상에 오르는 주식(主食)은 쌀이나 콩 같은 씨앗이라 밥이 보약이라는 말이 틀리지는 않다.

몸이 극도로 허약해졌을 때 그 영향을 가장 크게 받는 곳은 생식기이다. 생식기는 말 그대로 생식(生殖)에 필요한 장기이지 생명(生命)에 필요한 장기는 아니다. 남녀 모두 생식기를 제거하더라도 당장 죽지 않는 것을 보면 알 수 있다. 그래서 몸이 극도로 허약해지면 당장 생명을 유지하는 데 기여하지 못하는 생식기에는 에너지를 보내지 못한다. 반대로 생각하면 몸을 크게 보(補)하는 효능을 가진 씨앗 약초가 생식기능을 강화할 수 있다는 뜻이기도 하다. 그래서 토사자, 차전자, 오미자 같은 씨앗 약초는 틀림없이 생식기능을 강화하는 효능을 지니고 있다.

예 토사자(실새삼), 차전자(질경이), 오미자

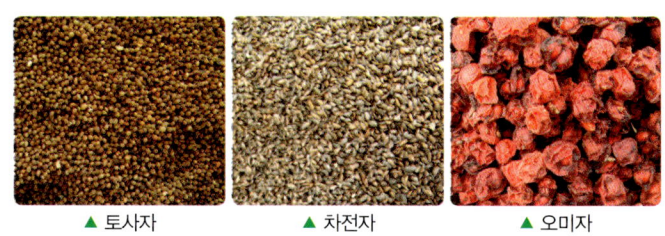

▲ 토사자   ▲ 차전자   ▲ 오미자

뿌리의 효능

식물의 뿌리가 하는 일은 크게 두 가지이다. 하나는 영양분을 저장하는 역할이고, 다른 하나는 땅에서 영양분을 흡수하는 역할이다. 영양분을 저장하는 역할은 몸을 보(補)하는 약효로 발휘되므로 인삼이나 황기처럼 보약으로 쓰이는 경우가 많다. 물론 모든 뿌리가 보약일 수는 없다. 세신이나 위령선처럼 가느다란 뿌리는 보약으로 쓰지 않는다. 대신 가는 뿌리는 줄기처럼 막힌 것을 소통시키는 힘이 좋아서 통증질환에 주로 사용된다.

뿌리의 두 번째 역할은 땅에서 영양분을 흡수하는 것이다. 이는 영양분을 흡수하는 위장을 돕는 약효로 발휘된다. 그래서 뿌리 약초는 대체로 위장질환에 쓰인다. 특히 전분을 많이 포함하는 백출이나 산약은 위장을 튼튼하게 보(補)하고 소화를 촉진하는 효능이 아주 좋아서 위장질환에 빠지지 않고 사용된다.

예 산약(마), 백출(삽주), 창출(모창출), 인삼, 황기, 감초

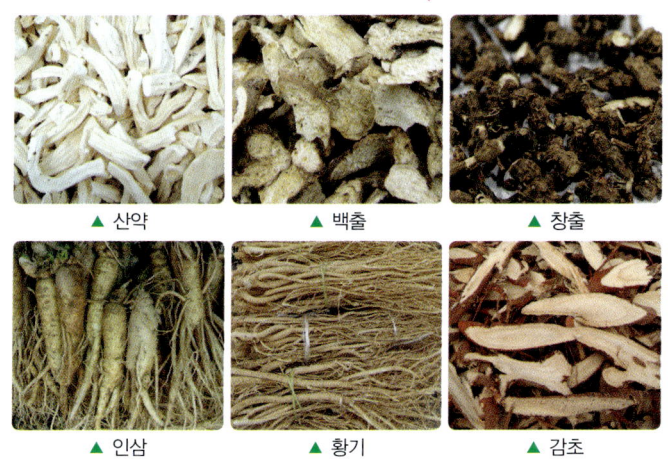

▲ 산약　　▲ 백출　　▲ 창출
▲ 인삼　　▲ 황기　　▲ 감초

약초의 맛에 따른 효능

앞에서 우리는 약초의 사용 부위에 따라 어느 정도 약효가 결정된다는 것을 배웠다. 하지만 이것만으로 약초의 효능을 명확하게 알아내는 것은 어려운 일이다. 약초의 전체적인 모습을 보기 위해서는 또 다른 도구가 필요한데, 그것은 바로 약초의 맛이다.

동일한 재료로 만든 음식이라도 재료의 비율과 신선도에 따라 맛이 달라진다. 자연 그대로의 과일도 마찬가지이다. 설익었을

때와 완전히 익었을 때의 맛이 다르고, 일교차가 큰 지역에서 생산된 것과 비닐하우스에서 생산된 것의 맛에는 차이가 있다. 같은 과일이므로 이들의 성분에는 큰 차이가 없을 것인데 말이다.

어떤 요리사는 맛에 대하여 이렇게 표현하였다. "맛은 재료의 본질이다." 필자는 이 말을 듣고 "유레카!"['나는 (그것을) 찾았다.'라는 뜻으로, 뜻밖의 발견을 했을 때 외치는 말. 아르키메데스가 목욕을 하다가 물이 넘치는 것을 보고 외친 것을 기원으로 보고 있다.]라고 외쳤다. 맞는 말이다. 맛을 보면 그 재료가 어떠한지 알 수 있다. 맛을 본다고 해서 어떤 성분이 얼마만큼 들어 있는지 정확하게 알 수 없다. 하지만 그 속에 들어 있는 성분 간의 종합적인 작용을 맛으로 느낄 수 있다. 사실 약효는 특정 성분이 몸속으로 들어왔다고 해서 발휘되는 것이 아니다. 성분들 간의 상호작용이 이뤄질 때 비로소 약효가 나타난다. 남녀가 만났다고 모두 사랑에 빠지는가? 서로에게 불꽃이 튀어야 하고 상호 끌림이 있어야 사랑에 빠진다.

맛은 재료의 본질이다. 그리고 재료 속에 존재하는 성분들 간의 상호작용이 맛으로 드러난다. 따라서 맛을 보면 본질이 어떠한가를 알 수 있고, 그 안에 존재하는 것들의 상호작용(약효)이 잘 이루어지는지를 알 수 있다. 그래서 약초의 효능을 제대로 알고자 한다면 맛을 봐야 한다. 같은 약초라도 특유의 맛이 없으면 약효도 없다. 특유의 맛이 강하게 나타나면 그 약초의 효능도 강하게 나타난다. 맛을 보면 그 약초의 채취 시기가 적절했는지도 알 수 있다. 채취 시기가 맞지 않았다면 제대로 된 맛이 날 수 없다.

맛에 관한 자연의 법칙이 있다. '몸에서 필요한 맛이 당긴다.' 기운이 없으면 단맛이 당기고, 한창 성장할 때는 신맛이 당긴다. 몸에 열이 있으면 쓴맛이 당기고, 스트레스를 받았을 때는 매운맛이 당긴다. 몸에 열이 있는 사람이 따뜻한 물을 찾겠는가, 기운이 없는 노인이 따뜻한 물을 찾겠는가? 몸은 부족한 것을 찾기 마련이다. 이것은 불변의 법칙이다. 그래서 기운이 없고 피로한 사람에게는 단맛이 나는 약초를 주어야 하고, 몸에 열이 나거나 염증이 있는 사람에게는 쓴맛이 나는 약초를 주어야 한다. 화병을 앓고 있다면 매운맛이 나는 약초가 필요하다.

🫐 단맛

결혼을 한 사람이라면 허니문(honeymoon)을 기억할 것이다. 얼마나 달콤하면 꿀 같은 달[月, 기간]이라고 했을까! 허니문 기간에 긴장하는 사람은 없다. 웃고 즐기고 모든 것이 평화로워 몸과 마음이 이완된다. 이 세상에 존재하는 것(음식, 감정, 사람, 분위기 등)에서 단맛을 느꼈다면 그것은 분명 몸에 기운을 불어넣고 몸을 이완시키는 역할을 할 것이다.

따라서 단맛이 나는 약초는 대부분 보약이다. 황기, 인삼, 백출, 감초, 백수오 등은 몸이 약해졌을 때 사용하는 보약이다. 당(糖)이 있어야 단맛이 나기 때문에 단맛을 지닌 약초는 몸에 에너지를 더해주고 피로를 풀어준다. 이것은 맛에 관한 자연의 법칙에도 부합된다. 사람들은 몸이 약해졌을 때, 기운이 없을 때, 피로할 때 단맛을 찾는다. 그래서 몸이 약한 사람들은 단맛을 잘 먹기도 하고 많이 먹기도 한다. 몸을 혹사시켰을 때 입에서 단내가 난다고 하는데, 입에서 단내가 나면 음식이든 약이든 단맛을 더 잘 먹을 수 있다. 입에서 단내가 나는 것은 단맛을 더 받아들이기 위한 자연의 순리이다.

예) 황기, 인삼, 백출, 감초, 백수오(큰조롱 열매), 대추, 구기자

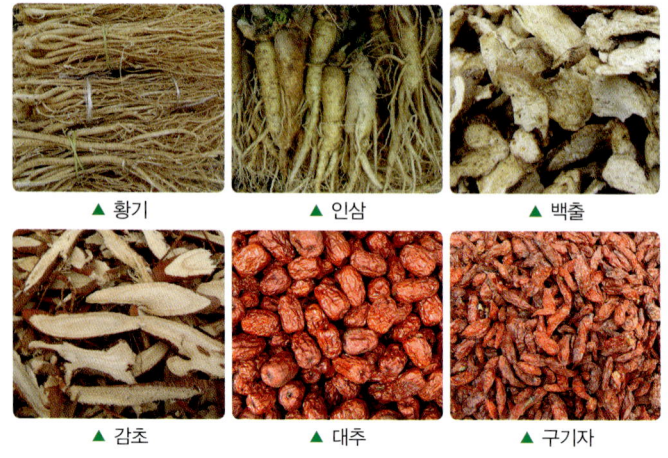

▲ 황기　　▲ 인삼　　▲ 백출
▲ 감초　　▲ 대추　　▲ 구기자

🫖 쓴맛

'양약고구(良藥苦口)'라는 말이 있다. 좋은 약은 입에 쓰다는 뜻이다. 이 말을 이해하기 위해서는 여름철에 먹었던 익모초를 떠올려야 한다. 지혜가 뛰어난 조상들은 더위에 상하여 속앓이를 하는 아이에게 쓴맛이 강한 익모초를 먹였다. 그러면 신기하게도 몸에서 열이 내리고 밥맛이 돌아왔다. 그렇다. 쓴맛은 열을 내리고 염증을 없애는 역할을 한다. 쓴맛이 강한 약초는 보약이 아니라 치료약인 셈이다. 하늘 높은 줄 모르고 날뛰는 사람에게 '인생의 쓴맛'을 보여줘야 제자리를 찾는 것처럼 쓴맛은 부풀어 오른 염증을 가라앉히고 열을 떨어뜨리는 양약(良藥)이다.

양약고구(良藥苦口)라는 말은 생명을 위협하는 염증성 질환과 발열성 질환을 신속하게 치료해야만 좋은 약으로 취급되었던 시절에 회자되었다. 지금도 약국의 약들은 대부분 쓴맛이 강하다. 이는 현대의학에서 지향하는 바가 열을 내리고 염증을 치료하는 것이라는 방증이다. 기운이 없어서 염증이 낫지 않을 수도 있는데, 쓰디쓴 약으로 염증만 치료하는 것은 근본을 치료하는 것이 아니다. 즉각적인 효과는 있겠지만 언 발에 오줌을 누는 식의 치료일 수도 있다. 그래서 전통의학과 현대의학의 융합이 필요하다.

쓴맛 또한 맛에 관한 자연의 법칙에 부합된다. 발열성 감기를 앓으면 입맛이 써진다. 이러한 현상은 감기뿐 아니라 열이 동반된 질병에서 흔히 볼 수 있다. 입이 써지는 것은 발열성 질환을 치료하기 위해서 쓴맛이 필요하다는 몸의 신호이다. 입맛이 써야 쓴맛이 나는 약을 잘 먹을 수 있다. 입이 써지는 것은 쓴맛을 더 받아들이기 위한 자연의 순리인 것이다.

예) 익모초, 용담, 포공영(민들레 전초), 고삼

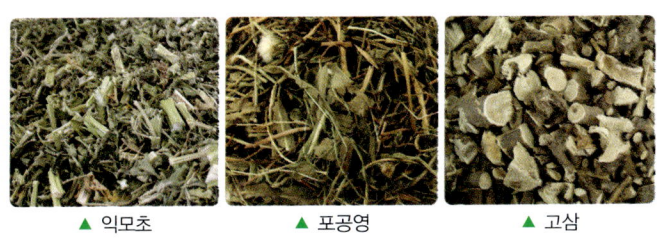

▲ 익모초 ▲ 포공영 ▲ 고삼

매운맛

매운 음식을 보기만 해도 땀이 나는 사람이 있다. 우리의 기억 속에는 맛의 기능이 기록되어 있기 때문에 보는 것이나 생각하는 것만으로도 반응을 한다. 매운맛은 자극제이다. 움직임이 둔해졌을 때 매운맛은 강한 자극을 주어 움직이게 만든다. 비가 내리는 장마철에 매운 음식이 당기지 않는가? 습한 기운 때문에 몸이 찌뿌드드하고 입맛이 없을 때 매운 음식을 먹으면 몸이 개운해지고 입맛이 살아난다. 매운맛이 기혈의 순환을 촉진해서 습기를 없애고, 위장을 자극해서 소화액 분비를 촉진했기 때문이다.

매운맛은 오장육부의 기능이 약해져서 순환이 되지 않을 때 필요하다. '인생의 매운맛'을 봐야 정신을 차리고 자신의 일을 성실하게 하는 것처럼, 매운맛이 나는 약초는 약해진 몸의 기능을 활성화시켜 오장육부가 제 역할을 하도록 한다.

매운맛도 맛에 관한 자연의 법칙에서 벗어나지 않는다. 필요하기 때문에 매운맛을 찾게 된다는 뜻이다. 가정이나 직장에서 받은 스트레스 때문에 가슴이 답답할 때 매운 음식을 먹으면 스트레스가 확 풀리는 경험을 했을 것이다. 스트레스는 말초순환을 방해한다. 한의학적으로 기혈(氣血)의 순환이 막히는 것이다. 몸은 순환이 안되는 것을 방치하지 않기 때문에 매운맛을 당기게 한다. 즉, 스트레스를 받으면 자기도 모르게 매운맛이 먹고 싶어지는 것은 자연의 순리이다.

예 생강, 천초(초피나무 열매껍질), 계피

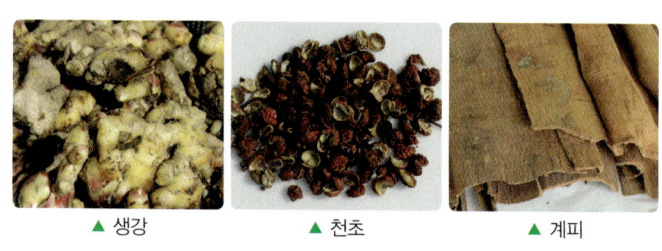

▲ 생강　　▲ 천초　　▲ 계피

신맛

신맛을 먹었을 때 얼굴 표정을 생각해보자. 눈은 감기고 얼굴 근육은 수축된다. 한의학에서는 신맛이 수렴(收斂)시키는 힘이 좋다고 말한다. 수렴한다는 것은 몸에 있는 어떤 것(기운, 땀, 소변,

대변 등)을 나가지 못하게 한다는 뜻이다. 그래서 신맛이 나는 오미자, 산수유, 복분자, 매실은 땀을 막고, 기침을 막고, 소변을 막고, 대변을 막고, 남성의 유정(遺精)을 막고, 여성의 대하(帶下)를 막는 데 사용된다.

신맛이 배출되는 것을 막는 역할만 하는 것은 아니다. 기본적으로 신맛은 수축을 유도하여 힘을 모으는 데 기여한다. 야구선수가 홈런을 치기 위해 팔과 다리, 몸통을 움츠렸다가 배트를 휘두르는 것과 같은 이치이다. 신맛이 있는 매실을 먹으면 소화가 잘된다고 한다. 이것은 매실의 신맛이 위장을 수축시키기(힘을 모으기) 때문이다. 수축된 위장은 다시 확장될 것이고, 이것이 반복되면 위장 운동이 활발해져 소화가 잘된다. 매실뿐 아니라 시큼한 음식은 모두 소화를 촉진한다.

맛에 관한 자연의 법칙 이야기를 해보자. 신맛 또한 몸에서 필요할 때 당긴다. 임신을 하면 시큼한 것이 먹고 싶어진다고 한다. 이것은 엄마의 자궁에서 또 하나의 생명체가 자라나고 있기 때문이다. 앞에서 언급한 대로 신맛은 수축을 유도해서 힘을 모으게 한다. 힘을 모은다는 것은 더 큰 힘을 내기 위한 전 단계이다. 즉 태아의 급속한 성장에 필요한 에너지를 얻기 위해서 엄마는 신맛을 찾는 것이다.

예 산사, 매실, 오미자, 산수유

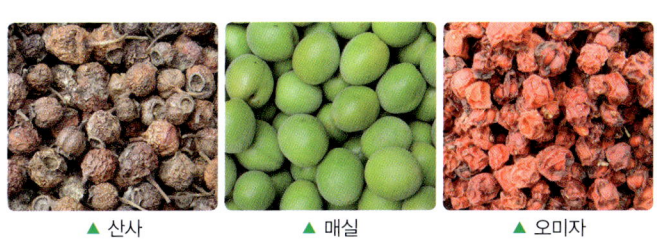

▲ 산사   ▲ 매실   ▲ 오미자

🫖 짠맛

"짜게 먹으면 고혈압이 생길 수 있으니 주의해야 합니다." 병원에서 자주 듣는 말이다. 하지만 짜게 먹어서 고혈압이 생기는 것이 아니라, 정제소금을 많이 먹어서 고혈압이 생긴다는 말로 이해해야 한다. 천일염을 포함하여 짠맛이 나는 음식이나 약초는 몸에 이로운 점이 훨씬 많다. 전통적으로 한의학에서는 짠맛의 역할을 '연견(軟堅)'이라는 말로 표현한다. 딱딱한 것을 부드럽게 해준다는 뜻이다. 바닷가에서 자라는 함초(鹹草)라는 식물이 있다. 짠맛[鹹]이 나기 때문에 함초라고 하였는데, 이것을 먹으면 변비가 해소된다. 이는 짠맛이 딱딱한 대변을 부드럽게 해주기 때문이다.

약국에서 판매되는 변비약의 성분을 보면 'ㅇㅇ나트륨'이 들어 있다. 즉, 짠맛이 있는 성분이 변비를 치료한다는 것을 알 수 있다. 짠맛은 대변만 부드럽게 하는 것이 아니다. 몸의 어떤 부위가 딱딱해졌을 때, 또는 병적으로 딱딱해진 조직이 형성되었을 때 짠맛이 나는 약초가 필요하다.

맛에 관한 자연의 법칙은 짠맛에도 적용된다. 사람들은 나이가 들수록 입맛이 짜진다고 말한다. 실제로 젊은 사람보다 나이 든 사람들이 짜게 먹는다. 짠맛을 느끼는 혀의 감각이 퇴화되기 때문이라고 하는데, 필자의 생각으로는 짠맛을 느끼는 혀의 감각이 퇴화되는 것도 자연의 순리인 듯하다. 나이가 들면 근육이나 관절이 딱딱해지기도 하고 병적으로 딱딱해지는 조직이 생기기 때문에 몸에는 짠맛이 필요해진다. 이렇게 필요한 짠맛을 정제소금으로 채운다면 고혈압이 생길 수밖에 없지 않겠는가.

🥫 함초, 미역, 다시마

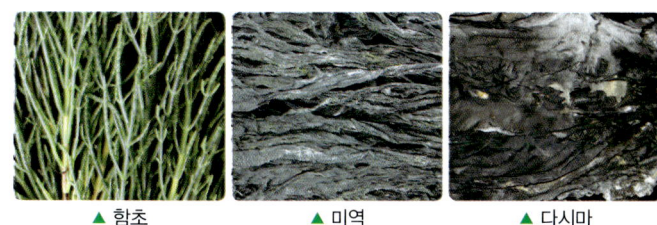

▲ 함초　　　▲ 미역　　　▲ 다시마

약초의 무게에 따른 효능

약초의 사용 부위와 맛을 확인했다면 마지막으로 약초의 무게에 주목해야 한다. 약초의 무게는 약초의 효능이 어느 방향으로 향하는지 알 수 있게 해준다. 가벼운 약초는 인체의 상반신 또는 피부 쪽으로 효능을 발휘하는 반면, 무거운 약초는 인체의 하반신 또는 몸속으로 효능을 나타낸다. 돌탑을 쌓을 때 크고 무거운 돌로 기초를 닦고, 작고 가벼운 돌을 위로 올리는 것과 같은 이치이다. 진중한 성격을 지닌 사람이 중심에 서서 기획을 하고, 밖에서 영업을 하는 사람은 활동적인 성격이어야 한다. 자연의 법칙은 약초나 음식, 동물, 사람에게 모두 동일하게 적용된다.

가벼운 약초

가벼운 약초의 효능은 위쪽이나 피부 쪽으로 향하기 때문에 얼굴에 생기는 질환, 머리에 생기는 질환, 피부에 생기는 질환에 사용한다. 예를 들어 감국(감국 꽃)은 눈이 충혈되었을 때, 머리가 아프고 어지러울 때 사용하고, 목적(속새 지상부)은 눈에 막이 끼었을 때 사용한다. 이처럼 얼굴이나 머리의 질병을 치료할 때는 가벼운 약초를 사용하는 것이 좋다. 만약 무거운 약초를 얼굴이

나 머리의 질병에 사용해야 한다면 적은 양을 잠깐 달여서 복용해야 한다.

가벼운 약초는 아래로 처지는 것을 위로 끌어올리는 역할도 한다. 예를 들어 기운이 없어서 몸이 축 늘어지거나 실제로 위가 하수(下垂)되었을 때는 가벼운 약초인 승마와 시호를 사용한다. 이들 약초는 가벼워서 늘어진 조직을 위로 끌어올리는 데 도움을 준다.

예) 감국, 목적(속새 지상부), 승마, 시호

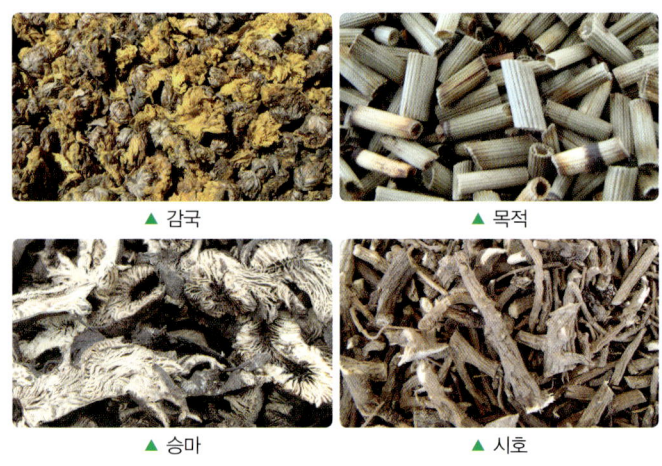

▲ 감국　　▲ 목적
▲ 승마　　▲ 시호

무거운 약초

시금치와 상추만 먹고 배가 든든할 수 있을까? 쌀과 보리, 고구마, 감자처럼 속이 꽉 찬 음식을 먹어야 든든해진다. 약초 중에서도 인삼, 백출, 숙지황처럼 속이 꽉 차서 무거운 약초는 몸속으로, 그리고 인체의 하반신으로 효능을 나타낸다. 그래서 보약은 대부분 무거운 약초이고, 허리와 무릎, 자궁질환을 치료하는 약초도 무거운 것들이 많다.

무겁다는 것은 어떤 물질을 많이 함유하고 있다는 뜻이다. 만약 단맛이 나면서 무거운 약초라면 두말할 필요 없이 보약이다. 반면 쓴맛이 강하면서 무겁다면 몸속 염증을 치료하는 약초이고, 매우면서 무겁다면 몸속을 데워주는 약초이다. 무거운 약초는 오래 달이는 것이 좋다. 약효 성분을 많이 함유하고 있어서 오래 달여야 충분히 추출할 수 있기 때문이다.

> 예 인삼, 백출, 숙지황

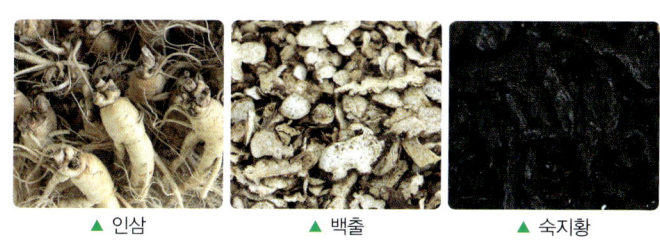

▲ 인삼　　▲ 백출　　▲ 숙지황

3. 약초의 채취

약초의 채취 시기는 약효에 영향을 주기 때문에 매우 중요하다. 시기가 너무 이르거나 너무 늦으면 약의 효과를 기대할 수 없고, 도리어 부작용이 생길 수도 있다. 다음은 채취 시기에 대한 《동의보감》의 설명이다.

무릇 약초를 채취하는 시기를 흔히 음력 2월과 8월로 잡는 것은 이른 봄에는 물이 올라 싹트기 시작하나 아직 가지와 잎으로는 퍼지지 않아서 뿌리에 있는 약기운이 아주 진하기 때문이고, 가을에는 가지와 잎이 마르고 진액(津液)이 아래로 내려오기 때문이라고 한다. 그러나 지금까지의 실제 경험에 비추어 보자면, 봄에는 차라리 일찍 캐는 것이 좋고, 가을에는 차라리 늦게 캐는 것이 좋으며 꽃, 열매, 줄기, 잎은 각각 그것이 성숙되는 시기에 따는 것이 좋다. 또한 절기가 일찍 오고 늦게 오는 때가 있으므로 반드시 글에 적힌 대로 음력 2월이나 8월에 채취할 필요는 없는 것이다.

약(藥)이라는 말에는 '즐기다[樂]'와 '풀[草]'이라는 뜻이 담겨 있다. 병을 낫게 하여 사람을 즐겁게 해주는 풀. 그렇다! 태초부터 자연은 사람의 행복을 위해 존재해왔다. 자연은 곡식으로 배를, 꽃으로 눈을, 향기로 코를, 부드러운 바람으로 살결을 즐겁게 한다. 그리고 자연은 질병의 고통을 즐거움으로 바꿔주기 위해 초근목피(草根木皮)를 준비하였다. 약(藥)이라는 말을 세부적으로 분석해보면 약초를 언제 채취해야 좋은지 알 수 있다.

艸 + 幺 + 白 + 木

'幺(요)'는 어리다는 뜻이고, '白(백)'은 선명하다는 뜻이다. 어리고 선명하다는 것은 식물이 지니고 있는 힘이 최고점을 향해 발현되고 있다는 뜻이다. 과일이나 채소를 고를 때 빛깔이 좋고 싱싱한 것을 선택하는 것처럼, 약(藥)으로 사용하기 위해서는 해당 식물의 약성(藥性)이 최대로 발현되는 것을 선택해야 한다. 이는 약초를 채취할 때 중요하게 적용되는 원칙이다.

잎을 사용하는 약초는 잎이 완전히 성숙하기 전에 채취해야 한다. 나무껍질을 사용하는 오가피나 두충은 봄에 진액(津液)이 한창 올라오고 있을 때 채취하는 것이 좋다. 씨앗이나 뿌리도 마찬가지이다. 자연 속에서 그들이 지녀야 할 성질이 가장 잘 발현될 때 채취하여 약으로 사용한다. 초(草)라는 말을 분석하면 더욱 명확해진다.

艹 + 早

'早(조)'는 어리다, 젊다는 뜻이다. 풀[草]이라는 말 자체에 어리다는 의미가 담겨 있다. 생기발랄하게 자라고 있는 상태, 성숙을 위해 분투하고 있는 모습이 그려진다. 약초는 식물이 지니고 있는 성질이 최고점을 향해 발현되고 있을 때 최대의 효과를 나타낸다. 자! 이제 부위별로 언제 채취하는 것이 좋은지 살펴보자.

🌱 뿌리를 사용하는 약초

뿌리를 약초로 사용하는 식물은 매우 다양하다. 인삼, 황기, 감초, 하수오 등 우리가 보약이라고 생각하는 약초는 대체로 뿌리를 사용한다. 그렇다면 약의 기운(氣運)이 뿌리로 내려가는 시기는 언제일까? 그렇다. 가을이 되어 낙엽이 지고 난 다음이다. 아니면 이른 봄에 싹이 나오면서 진액이 가지와 잎으로 올라가기 전이다. 즉, 뿌리를 사용하는 약초는 가을 이후에 또는 초봄에 채취해야 한다.

예) 사삼(잔대), 길경(도라지), 백지(구릿대), 천궁, 강활

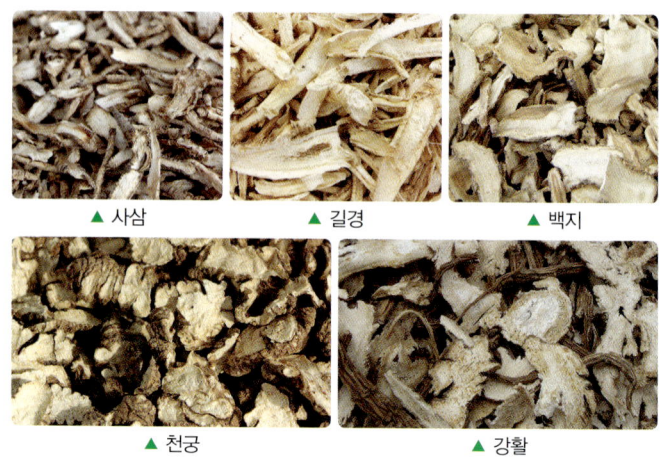

▲ 사삼　　　▲ 길경　　　▲ 백지
▲ 천궁　　　▲ 강활

🌿 나무껍질을 사용하는 약초

　나무껍질을 사용하는 약초는 언제 채취해야 할까? 약의 기운(氣運)이 최고로 올라와 있을 때는 언제일까를 생각하면 된다. 봄햇살을 감지한 식물이 땅을 뚫고 올라오면 앙상했던 가지에 싹이 트고 뿌리는 문어발보다 강한 흡입력으로 지기(地氣)를 끌어당긴다. 이내 나무의 몸통과 가지에 물이 오르기 시작한다. 이렇게 한창 물이 올랐을 때 나무껍질을 채취해야 한다. 잎이 손바닥보다 넓어지는 한여름이 되면 약의 기운이 나무 전체로 퍼지기 때문에 나무껍질의 약효는 약해진다. 낙엽이 지는 가을에도 마찬가지이다. 약의 기운이 뿌리로 향하면 나무껍질은 빈털터리가 된다. 이때 나무껍질을 채취하면 약효가 떨어진다. 결국 나무껍질을 사용하는 약초는 종류에 따라 다르지만 5~6월에 채취하는 것이 좋다.

　　예) 두충, 오가피(오갈피나무), 해동피(음나무)

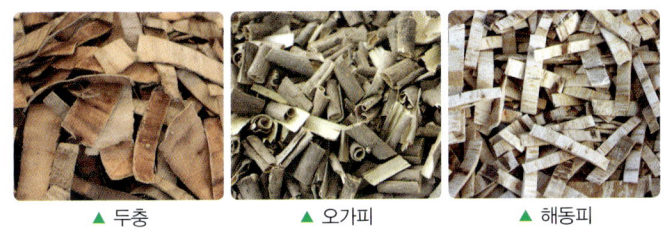

▲ 두충　　　▲ 오가피　　　▲ 해동피

🌿 잎을 사용하는 약초

식물의 잎을 사용하는 약초는 언제 채취해야 할까? 마찬가지로 약의 기운(氣運)이 잎에 충만할 때 채취해야 한다. 녹찻잎을 따느라 바쁜 여인의 손길에서 답을 찾을 수 있다. 녹차는 성숙한 잎이 아니라 어린잎을 따서 만든다. 무게로 친다면 성숙한 잎을 채취하는 것이 마땅하겠지만, 효과 면에서는 어린잎이 더 좋다.

잎을 사용하는 약초도 녹찻잎처럼 어렸을 때, 완전히 성장하기 전에 채취해야 한다. 어린잎에는 성장에 필요한 물질(생리활성물질)이 아주 풍부해서 사람이 섭취하면 피로가 풀리거나 손상된 조직이 치료되는 효과를 얻을 수 있다.

예) 자소엽(소엽), 상엽(뽕나무)

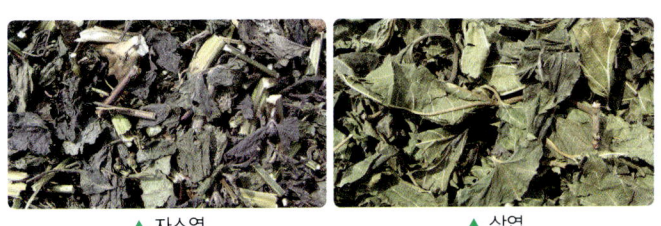

▲ 자소엽　　　　　　▲ 상엽

꽃을 사용하는 약초

목련의 꽃이 약으로 사용되는 것을 아는가? 목련꽃은 비염과 축농증에 효과적인 약초이다. 그런데 이것을 채취하는 시기는 꽃이라고 보기 어려울 때이다. 세상에 자신의 존재를 알리기 전, 꽃봉오리가 망울망울 매달려 있을 때 채취한다. 꽃을 사용하는 모든 약초가 그런 것은 아니지만, 대체로 꽃이 완전히 피지 않았거나 반쯤 피었을 때 채취하는 것이 좋다. 꽃이 활짝 피면 곤충이나 바람에 의해 꽃의 약효가 줄어들기 때문이다.

예) 금은화(인동덩굴), 신이(목련), 갈화(칡), 감국

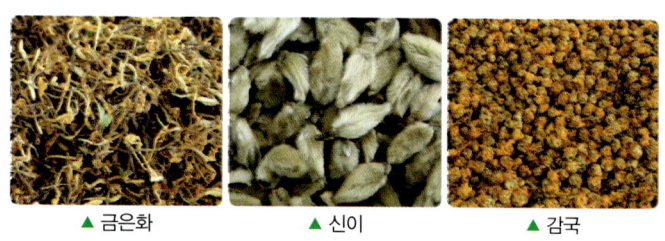

▲ 금은화   ▲ 신이   ▲ 감국

열매나 씨앗을 사용하는 약초

열매나 씨앗을 사용하는 약초는 대체로 이름이 '자(子)' 또는 '인(仁)'으로 끝난다. 이것은 씨앗이 완전히 성숙했을 때 채취하는 것이 일반적인데, 그래야 약의 기운(氣運)이 온전히 열매와 씨앗으로 이동하기 때문이다. 단, 복분자처럼 예외인 것도 있다. 복분자는 신맛이 주요한 약성을 나타내기 때문에 익지 않았을 때 채취해야 한다.

예) 구기자, 대추, 산수유, 산사, 오미자, 산조인(묏대추나무)

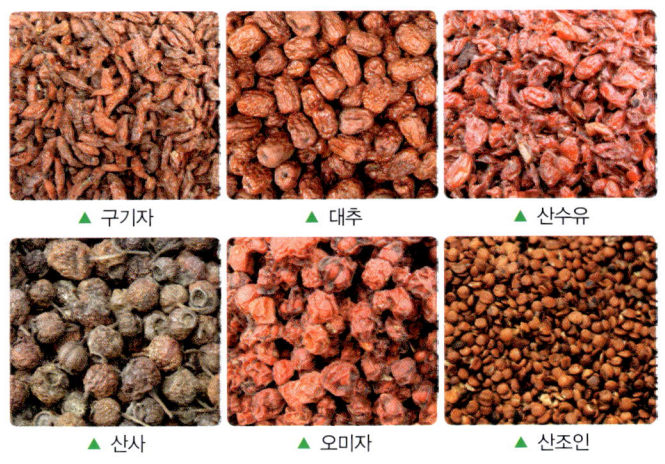

▲ 구기자 ▲ 대추 ▲ 산수유
▲ 산사 ▲ 오미자 ▲ 산조인

식물 전체를 사용하는 약초

식물 전체를 약으로 사용하는 경우가 있다. 무의 뿌리와 잎을 모두 먹는 것처럼 말이다. 식물 전체를 사용하는 약초 또한 약의 기운이 최고점에 달했을 때 채취해야 한다. 사람으로 따지면 청소년기에 해당하므로 봄이나 초여름이 적기이다. 만약 꽃이 피는 식물이라면 꽃이 필 무렵, 늦어도 꽃이 만개했을 때 채취하는 것이 좋다.

예 마치현(쇠비름), 포공영(민들레)

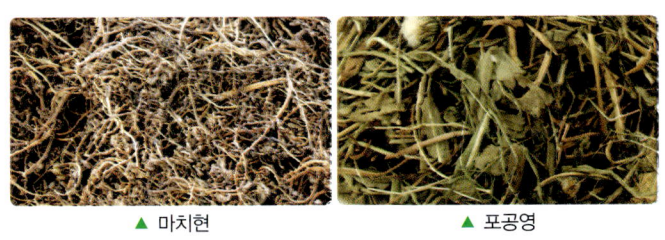

▲ 마치현 ▲ 포공영

4. 약초 말리는 방법 및 저장법

🌿 약초 말리는 방법

대부분의 약초는 저장과 유통을 위해서라도 채취한 후에 바로 말리는 것이 좋다. 채취한 약초를 바로 섭취한다면 건조할 필요가 없겠지만 계절과 지역에 따라 산출되는 약초가 다르기 때문에 말려서 오랫동안 보관해야 할 필요성이 생긴다. 다음은 약초의 건조에 대한《동의보감》의 설명이다.

> 폭건(暴乾)은 햇볕에 말리는 것이고, 음건(陰乾)은 볕에 노출시키지 않고 그늘에서 말리는 것이다. 그런데 지금 내가 보기에는 약초를 채취하여 그늘에서 말리면 나빠지는 경우가 많다. 녹용(鹿茸)의 경우만 하더라도 비록 그늘에 말려야 한다고 하지만, 그럴 경우 모두 썩어서 훼손되므로 오히려 불에 말리면 쉽게 마르고 약의 품질도 좋다. 풀이나 나무의 뿌리도 그늘에서 말리면 다 나빠진다. 음력 9월 이전에 채취한 것은 햇볕에 말리는 것이 좋고, 음력 10월 이후에 채취한 것은 그늘에서 말리는 것이 좋다.

《동의보감》의 설명대로 음력 9월 이전에 채취한 것은 상할 우려가 있기 때문에 햇볕이나 불에 신속하게 말려야 한다. 반면 음력 10월 이후에 채취한 것은 계절적으로 상할 가능성이 낮기 때문에 그늘에서 말려도 좋다.

약초를 건조시키는 또 하나의 원칙은 다음과 같다. 꽃을 사용하는 약초, 잎을 사용하는 약초, 식물 전체를 사용하는 약초, 휘발성 물질을 많이 함유하는 약초는 20℃ 이하에서 말리는 것이 좋다. 반면 뿌리를 사용하는 약초, 나무껍질을 사용하는 약초는 20~60℃ 사이의 온도에서 말리는 것이 좋다.

뿌리를 사용하는 약초는 겉껍질을 벗기지 않고 말리는 것이 좋다. 겉껍질을 벗기지 않으면 잘 마르지 않기 때문에 약초를 재배하는 사람들 입장에서는 어려움이 있을 것이다. 하지만 과일의 껍질에 식물성 약성분(phytochemical)이 많은 것처럼, 약초의 겉껍질에 약성분이 더 많다. 고려시대 개성 지방에서는 약성이 떨어지지만 때깔 좋게 보이려는 상업적인 이유로 인삼의 겉껍질을 벗겨 유통시켰다고 하는데, 인삼의 겉껍질에 사포닌이 더 많이 들어 있으므로 벗기지 않고 사용하는 것이 효과적이다.

약초 저장법

여름에는 약초가 상할 수 있으므로 보관에 주의해야 한다. 약초를 대량으로 저장하는 곳에서는 방충제를 사용하지만, 가정에서 소량으로 보관할 때는 햇볕이 잘 들고 통풍이 잘되는 곳에 보관하거나 냉장 또는 냉동보관하는 것이 좋다. 만약 잘 사용하지 않는 약초를 오랫동안 보관해야 한다면 자주 살피면서 변질을 막아야 한다. 다음은 《동의보감》에서 이르는 충해(蟲害)가 심한 약초이므로 여름철에는 특히 보관에 신경을 써야 한다.

당귀, 천문동, 사삼, 독활, 백지, 길경, 방풍, 포황, 홍화, 대추, 의이인, 연자육, 검인, 산조인, 구기자, 모과, 오미자, 산수유, 택사, 고본, 도인, 행인, 이 외에도 씨앗을 사용하는 약초는 충해가 심하므로 주의해야 한다.

5. 약초의 복용법 및 복용량

🌿 약초 복용법

약초를 복용하는 방법은 질병의 종류와 경중(輕重), 나이에 따라 달라질 수 있다. 전통적으로 약초를 달여서 탕(湯)으로 복용하는 방법이 있고, 가루[散]나 환(丸)을 만들어 복용하는 방법이 있다. 하지만 시대가 변하면서 약초를 응용하는 분야가 많아졌고, 일반인들도 기호에 따라 복용하는 방법을 달리하고 있다. 특히 최근에 효소 열풍이 대단한데, 약초를 발효시키는 것에 대하여 연구자들 간에도 의견이 분분하므로 여기에서는 다루지 않는다.

🍎 달여서 먹는 방법

- 달일 때는 깨끗한 물을 사용해야 하며 단맛이 나는 물이 좋다.
- 물의 양은 최소한 약초가 물에 잠길 정도가 되어야 하며, 모두 달인 후에도 약초가 물 위로 드러나서는 안 된다. 《동의보감》에서는 '적당히 짐작하여 붓는다.'는 식으로 모호하게 표현하였는데, 이는 약을 복용하는 사람에 따라 물의 양이 다르기 때문이다. 어린아이는 많은 양의 탕약을 마시지 못하기 때문에 약초가 잠길 정도로 최소한의 물을 붓는 것이 좋을 것이고, 성인은 1회에 1컵(120mL) 정도의 탕약이 나올 정도로 물의 양을 조절하면 된다. 예를 들어 200g의 약초를 달여 성인이 하루에 3회 복용한다고 가정하여 계산하면 다음과 같다.

> 200mL(약초에 흡수되는 물의 양) + 1,000mL(증발되는 물의 양) + 360mL(3회 복용량)
>
> 이렇게 하면 총 1,560이 나온다. 즉, 약초 200g을 달일 때 필요한 물의 양은 1,560mL이다.

- 약초를 달일 때는 강한 불을 사용하지 않는다. 《동의보감》의 표현을 빌리자면 '뭉근한 불'로 달여야 한다.
- 달일 때 쓰는 용기는 사기그릇이나 유리그릇이 좋다. 참고로 《동의보감》에서는 은이나 돌그릇을 사용하라고 하였다.
- 달이는 시간은 약초의 효능에 따라 큰 차이가 있다. 땀을 나게 하는 약(감기약)이나 변비를 치료하는 약은 30~60분간 달인다. 그 외의 치료약은 1~2시간 달이고, 보약은 2~3시간 달인다.

🟣 가루나 환을 만들어 먹는 방법

- 약초를 가루나 환으로 만들면 휴대가 간편하고 쓴맛을 싫어하는 사람도 먹을 수 있다. 또한 물에 달였을 때 완전히 추출되지 않는 성분과 높은 온도에서 파괴되는 성분을 취할 수 있다는 장점이 생긴다.
- 환의 크기에 대하여 《동의보감》은 다음과 같이 설명한다. '환의 크기는 질병의 위치에 따라 달라진다. 허리나 무릎, 자궁, 신장 등에 생긴 병을 치료하려면 환을 크게 만들어서 사용한다. 반면 위장이나 가슴의 병을 치료할 때는 그보다 작게 만들고, 머리와 두면부의 질환을 치료할 때는 극히 작게 만들어야 한다.' 이러한 구분이 하나의 기준이 될 수는 있지만 모든 경우에 해당되는 것은 아니다.

- 보통 환의 크기는 우황청심환처럼 4g 정도의 크기로 만들어 한 번에 1개를 먹기도 하고, 녹두(綠豆) 크기로 만들어 한 번에 50~100개씩 먹기도 한다.
- 가루나 환의 1회 복용량은 4~10g이 일반적이지만, 병세가 위중하면 늘리고 그렇지 않으면 줄일 수 있다.

🍯 꿀에 재서 먹는 방법

신선한 약초의 즙이나 건조한 약초의 분말을 꿀에 섞어서 먹으면 맛이 좋고 장기간 보관할 수 있다. 또는 약초 분말과 꿀을 섞어 뭉근한 불로 졸이면 고(膏) 형태의 약이 된다. 경옥고(358쪽 참조)가 대표적인데, 졸이는 과정에서 약초에 포함된 성분의 변화가 일어나서 약의 효과가 강해지기도 하고, 약성이 완화되기 때문에 소화불량, 설사 같은 부작용이 줄어들기도 한다.

🍯 차로 먹는 방법

잎이나 꽃을 사용하는 약초를 차로 우려서 마시면 좋다. 특히 향기가 있는 약초를 오래 달이면 약효가 줄어들기 때문에 차로 복용하는 것이 좋다. 가볍고 향기를 지닌 약초는 인체의 상부(上部)에 그 효능을 나타내는 경우가 많아서 차로 복용하면 두통이나 어지럼증, 안구충혈, 여드름 등의 치료에 효과를 얻을 수 있다.

🍯 음식으로 먹는 방법

약초를 음식으로 먹으려면 맛이 중요한 요소로 작용한다. 쓴맛이 강한 약초를 음식으로 사용하는 것은 무리이다. 다행히 음식으로 사용하는 약초는 대부분 몸을 보(補)하는 약초이고, 그 맛은 담담하거나 단맛이 주류이다. 《동의보감》을 보면 왕세자들에게 처방되었던 연자죽, 세종대왕이 즐겨 먹었던 떡으로 전해지는 구선왕도고(九仙王道糕)가 언급된다. 연자죽은 만성적인 화병에 좋은 음식이고, 구선왕도고는 소화력이 약하고 기력이 없는 사람에게 좋은 음식이다.

🍇 술에 담가서 먹는 방법

술은 기혈(氣血)의 순환을 촉진하여 약의 효능을 온몸에 퍼뜨리는 작용을 하므로 치료 효과를 높이는 데 도움이 되기도 한다. 하지만 필자는 약초를 술에 담가 먹는 방법을 추천하지는 않는다. 적절하게 복용하는 사람보다 과음하는 사람들이 더 많기 때문이다. 혹을 떼기 위해 마신 약술이 혹을 붙이는 꼴이 될 수도 있다. 다음은 약술에 대한 《동의보감》의 설명이다.

> 약술을 담글 때는 약을 모두 얇게 썰어 비단 주머니에 넣고 술을 부어 밀봉한 후, 봄에는 5일, 여름에는 3일, 가을에는 7일, 겨울에는 10일을 두었다가 진하게 우러나면 걸러낸다. 맑은 것은 복용하고, 찌꺼기는 햇볕에 바짝 말려 거칠게 가루 내어 다시 술에 담가 마신다. 보통 거칠게 가루 낸 약초 120g으로 술 한 병을 담근다.

🌿 약초의 복용량

약초는 천연물이고 부작용이 강하지 않아서 복용량의 폭이 넓은 편이다. 복용의 최대량과 최소량에 표준이 있는 것은 아니며, 다음에 설명하는 조건들을 참고하면서 복용량을 결정해야 한다.

🫖 약초의 맛과 성질에 따라 결정

복용량을 결정하는 데 가장 큰 영향을 주는 요소는 맛과 성질이다. 맛과 성질이 강하지 않고 독성이 없는 약초의 복용량은 처음부터 많아도 큰 해가 없다. 예를 들어 황기는 맛과 성질이 강하지 않아서 많은 양을 복용해도 큰 해가 없다. 반면 맛과 성질이 강하고 독성이 있는 약초의 복용량은 소량으로 시작하여 반응을 보면서 늘려가야 한다. 예를 들어 부자(附子)는 가공을 했더라도 열(熱)이 아주 많기 때문에 처음부터 많은 양을 사용하면 안 된다.

🫖 함께 사용하는 약초에 따라 결정

단일 약초를 복용하는 경우에는 많은 양을 사용해도 되지만, 다른 약초와 함께 사용할 때는 양을 줄여야 한다. 단, 해당 약초가 주약(主藥)이라면 많은 양을 사용해야 하고, 보조적인 약초라면 적게 사용해야 한다. 예를 들어 기운이 없고 소화가 안되는 증상에 인삼과 백출을 사용할 경우, 기력을 높이는 것이 목적이라면 인삼의 양이 많아야 하고, 소화를 잘되게 하는 것이 목적이라면 백출의 양이 많아야 한다.

🫖 질병에 따라 결정

약초의 복용량은 질병의 성질과 상태에 따라 다르다. 병세가 심하지 않거나 만성질환이라면 복용량을 적게 유지하면서 장기간 복용하는 것이 좋고, 병세가 중하거나 급성질환이라면 복용량을 늘려 병세가 확산되는 것을 막아야 한다.

🫖 체질에 따라 결정

체질이 강한 사람은 약한 사람보다 복용량이 많아도 되지만, 노인이나 어린아이의 복용량은 장년보다 적어야 한다. 또한 여성의 복용량은 남성보다 적어야 한다. 노인과 어린아이, 여성은 간의 기능이 다소 떨어지기 때문이다. 우리나라 사람들은 농축액을 좋아하는 편이라서 약초를 진하게 먹는 것이 무조건 좋다고 생각하지만, 간이 대사할 수 있는 양을 벗어나면 분명 해가 된다.

🫖 계절과 지역에 따라 결정

인삼처럼 성질이 따뜻한 약초는 여름에 적게 사용하고, 겨울에 많이 사용해야 한다. 반대로 황련처럼 성질이 매우 차가운 약초는 여름에 많이 사용하고, 겨울에 적게 사용해야 한다. 또한 전라남도 해남이나 진도처럼 겨울에도 비교적 따뜻한 지역에 사는 사람들에게는 차가운 약초의 양을 조금 늘려도 되지만, 강원도에 사는 사람에게 차가운 약초를 많이 복용시키는 것은 좋지 않다. 마찬가지로 강이나 바다 근처에 사는 사람들에게 습기(濕氣)를 제거하는 약초를 많이 사용하면 보약의 효과를 얻을 수 있지만, 건조한 지역 사람들에게는 독이 될 수 있다.

6. 약의 복용시간과 주의할 점

- 보약을 복용할 때는 대체로 공복에 복용하는 것이 좋다. 위장에 음식이 없을 때 복용해야 약의 흡수가 빠르고 완전하기 때문이다.
- 위장장애나 소화불량을 유발하는 약은 식후에 바로 복용하는 것이 좋다. 예를 들어 숙지황은 몸에 영양분을 공급하는 보약이라 공복에 복용하는 것이 좋은데, 소화력이 약한 사람에게는 소화불량의 원인이 되기도 한다. 이 경우에는 식후에 바로 복용하는 것이 좋다.
- 식욕을 돋우기 위해 복용하는 약이나 구토를 억제하는 약은 음식 때문에 약의 흡수가 방해될 수 있으므로 공복이나 식전에 복용하는 것이 좋다.
- 복용시간을 놓쳤을 때는 생각나는 즉시 복용하는 것이 좋다. 물론 다음 약을 복용할 시간이 가까운 경우에는 복용하지 말고 차라리 다음 약을 제시간에 복용하는 것이 좋다. 2회분을 연속으로 복용하거나 동시에 먹게 되면 부작용이 생길 수 있기 때문이다.
- 약을 복용할 때는 물을 충분히 마시는 것이 좋다. 특히 가루약이나 환약을 복용할 때 물을 많이 마시면 약의 흡수가 빨라진다.
- 탕약이 보약일 때는 따뜻하게 복용하는 것이 좋다. 반면 차가운 약성을 지닌 약을 복용할 때는 차갑게 복용해야 한다. 그리고 가루약이나 환약을 복용할 때는 따뜻한 물로 복용하는 것이

좋다. 지나치게 차가운 물로 약을 복용하면 흡수력이 떨어지기 때문이다.
- 약을 복용할 때 지나치게 많은 양의 차나 음료수, 커피 등을 마시지 않는 것이 좋다. 이들을 함께 복용했을 때 약에 포함된 성분과 상호작용을 일으켜 부작용이 생길 수 있기 때문이다.

7. 약을 복용할 때 추천하는 음식과 금기하는 음식

추천하는 음식

멋진 나무집을 짓고 싶다면 능숙한 목수를 만나야 한다. 그런데 철공(鐵工)에 능숙한 사람에게 나무집을 지어달라고 한다면 어떻게 될까? 사람마다 능숙하게 해내는 일이 다르기 때문에 해당 분야의 전공자(專攻者)에게 일을 맡기는 것은 당연하다.

사람에게만 전공이 있는 것이 아니다. 미생물도 그 종류에 따라 전공(專攻)이 다르다. 어떤 미생물은 채소를 분해하는 것이 전공이고, 어떤 미생물을 고기를 분해하는 것이 전공이다. 이처럼 전공 분야가 각기 다른 수많은 미생물들이 자연계에 존재하며, 사람의 장(腸)에도 서식한다. 그리고 사람이 섭취하는 음식의 종류에 따라 장에 서식하는 미생물의 종류는 달라진다.

장에 서식하는 미생물의 종류는 우리가 복용하는 약초의 효능에도 영향을 준다. 한의원에서 값비싼 약을 지어 먹었을 때 효과를 보는 사람이 있는 반면 전혀 효과를 보지 못하는 이들이 있다. 하지만 이렇게 상반된 반응을 약 탓으로 돌리는 것은 옳지 않다. 사람의 장에 서식하는 미생물이 흡수된 약을 분해하는 전공인가를 먼저 따져야 하기 때문이다.

최근 식품의약품안전처에서는 장내세균의 효소활성 연구를 실시했다. 그 결과 사람의 장에 서식하는 미생물의 효소활성 차이에 따라 인삼의 효능이 다르게 나타난다는 것을 밝혀냈다. 인삼을 먹으면 사람의 장에 서식하는 미생물이 사포닌을 체내에서 흡수 가능한 활성성분으로 분해하는데, 실험 대상자 중 약 25%는 장내미생물의 효소가 활성화되지 않아서 인삼 사포닌의 혈액 흡수도가 낮게 나타났다. 그리고 장내미생물의 효소가 활성화되지 않는 현상은 대부분 육식을 하는 사람에게서 나타났다. 이에 따라 식품의약품안전처는 채식 위주의 식사가 인삼의 효능을 크게 높일 수 있다는 결론을 내렸다.

육식을 하는 사람의 장에는 고기를 분해하는 미생물이 주로 서식하기 때문에 채소가 들어오면 분해하는 데 어려움을 겪게 되고, 결국 채소가 지니고 있는 영양분의 흡수율이 떨어진다. 육식을 주로 하는 사람이 인삼을 복용했을 때 그 효능이 떨어지는 것도 인삼이 채소처럼 식물이기 때문이다. 장에서 인삼을 분해하여 혈액으로 흡수되게 하는 미생물의 수가 적으면 아무리 좋은 인삼을 복용해도 흡수가 되지 않을 것이고 약효를 얻을 수도 없다. 인삼만 그런 것이 아니다. 거의 대부분의 약초는 채소를 분해하는 미생물의 도움을 받아야 혈액으로 흡수된다.

《동의보감》을 읽다 보면 약초가 마치 만병통치약처럼 모든 병을 치료할 수 있고, 단기간 복용해도 효과가 있다고 강조하는 것을 볼 수 있다. 필자의 생각에는 당시의 약초 대부분이 자연산이라서 지금의 약초보다 효능이 월등했다는 점, 그리고 당시 사람들이 섭취했던 음식이 장내미생물(유익균)의 활동을 왕성하게 하여 약초의 흡수를 강화시켰다는 점 때문에 그처럼 설명한 것으로 보인다. 이는 현대인에게 매우 중요한 교훈이다. 아무리 효과가 좋은 약초를 복용하더라도 자신의 몸 상태, 특히 장내미생물의 균형이 깨진 상태에서 약초를 복용하면 약효를 기대할 수 없다.

《동의보감》에는 약을 복용할 때 돼지고기, 개고기, 고깃국, 생선회, 비늘 없는 생선 등을 먹지 말아야 한다는 말이 자주 나온다. 이런 음식을 섭취한 상태에서 약초를 복용하면 장에 서식하는 미생물(유익균)의 도움을 받지 못하기 때문에 약효를 기대하기 어렵다. 약초는 합성된 약과 달리 단일 성분이 아니다. 합성된 약은 장에 서식하는 미생물의 종류와 상관없이 흡수되어 약효를 발휘하지만, 약초는 사람이 먹는 음식처럼 장내미생물의 도움을 받아야 비로소 약효를 발휘한다. 따라서 약초의 효과를 제대로 얻으려면 약초를 복용할 때 채식 위주의 식사를 하는 것이 바람직하다. 예를 들어 다음과 같은 음식은 약초의 효능을 강화하는 데 도움을 준다.

- **통곡류**(현미, 통밀, 콩, 팥, 율무, 보리 등)
- **근채류**(당근, 우엉, 연근 등)
- **과일**(사과, 배, 포도, 감 등)
- **견과류**(땅콩, 호두, 잣 등)
- **해조류**(미역, 다시마, 톳 등)

🌿 금기하는 음식

어떤 음식은 약효를 떨어뜨리기 때문에 약을 복용할 때는 섭취를 제한할 필요가 있다. 또한 이하에 설명하지 않았으나 과식(過食)과 야식(夜食)은 절대 금해야 한다. 과식과 야식을 하면 위장이 쉬지 못하고 간도 과로하게 한다. 이런 상태에서 약이 흡수되면 간은 혹사를 당하고, 몸 상태는 더욱 나빠진다. 병을 치료하기 위해서 약을 먹는 것인데, 도리어 병을 키울 수도 있으므로 주의해야 한다.

🟣 기름진 음식

의서(醫書)에 약을 먹을 때는 돼지고기, 개고기, 고깃국, 생선회, 비늘 없는 생선 등을 먹지 말아야 한다는 말이 자주 나온다. 이는 돼지고기가 약효를 떨어뜨리기 때문이라고 하였는데, 구체적인 이유는 '미끄럽거나 막히게 하는 것을 먹지 말아야 한다.'는 구절에서 찾을 수 있다. 미끄럽다는 말은 기름진 음식이라는 뜻이고, 생선으로 치면 비늘 없는 생선이 이에 해당한다. 이러한 음식은 '막히게 하는 성질'이 있기 때문에 약효를 떨어뜨린다는 설명이다.

기름진 음식에 대한 경고는 약을 복용하는 사람에게만 해당하는 것이 아니었다. 《동의보감》에 다음과 같은 구절이 있다.

소단(消癉, 당뇨병), 쓰러지는 병, 반신불수(중풍), 다리에 힘이 빠지는 병, 기(氣)가 가득 차서 숨이 위로 치받는 병은 살찌고 귀한 사람이 달고 기름진 음식을 먹어서 생긴 병이다.
비늘 없는 고기와 여러 가지 짐승의 고기는 먹지 말아야 한다.

저절로 죽은 짐승의 고기를 먹으면 명(命)을 재촉하는 경우가 많다.

허준이 《동의보감》을 집필했던 당시의 고기는 지금처럼 사육한 것이 아니었고 항생제에 오염된 것도 아니었을 텐데 먹지 말아야 한다고 강조했다. 사육한 것이 아니더라도 본래 고기의 성질이 몸을 이롭게 하기보다 해롭게 한다는 것을 경험적으로 알았기 때문이다.

🫖 피

'피는 생명이다.' 혈액은 물질대사에 필요한 영양물질을 가득 포함하고 있어 천연 영양제라고 할 만하다. 하지만 이것은 살아 있는 사람에게 살아 있는 피를 공급했을 때에 해당한다. 죽은 동물의 혈액에는 노폐물과 독소가 많이 들어 있다. 따라서 피를 먹으면 독소를 해독하는 간(肝)에 부담을 준다. 이는 보약이나 간에 좋은 약초를 복용할 때 피를 먹지 말아야 할 이유이다. 《동의보감》에도 숙지황과 하수오를 복용할 때는 피를 먹지 말라고 했으며, 보골지(補骨脂, 정력제)라는 약초를 복용할 때는 특히 돼지의 피를 먹지 말라고 했다.

🫖 매운 음식

매운맛은 막힌 것을 뚫어주고 열을 내며 땀을 배출시키는 순작용을 한다. 하지만 너무 많이 먹으면 기(氣)를 소모시키는 역작용이 나타나기 때문에 약을 복용할 때는 섭취량을 줄이는 것이 좋다. 특히 보약을 먹을 때는 더욱 주의해야 하는데, 《동의보감》

에서는 숙지황이 든 약을 복용할 때 파와 마늘을 먹지 말라고 하였다.

🫖 식초

신맛은 수렴(收斂)시키는 효능이 좋아서 물질을 몸 밖으로 나가지 못하게 한다. 소변을 자주 보는 증상, 설사, 유정(遺精), 대하증(帶下症) 등이 있을 때 신맛이 나는 약초를 사용하는 원리도 이와 같다. 반대로 몸 밖으로 내보내야 할 상황에서는 신맛이 약효를 떨어뜨리는 역할을 하므로 주의해야 한다. 《동의보감》에서 복령(茯笭)을 복용할 때 식초를 먹지 말라고 한 것은 복령이 이뇨제이기 때문이다. 이뇨제를 복용할 때 식초를 먹으면 효과가 떨어지는 것은 당연하다.

🫖 밀가루

밀가루는 소화불량의 원인이기 때문에 금기해야 한다. 《동의보감》에서 '밀가루는 장(腸)과 위(胃)를 튼튼하게 하고 기력을 세게 하며 오장(五臟)을 도우니 오래 먹으면 몸이 든든해진다.'고 하였다. 반면 '묵은 밀가루는 열(熱)과 독(毒)이 있고 풍(風)을 동(動)하게 한다.'고도 하였다. 시중에 유통되는 밀가루는 묵은 것이며, 첨가제까지 포함되어 있어 열과 독이 있을 수밖에 없다. 더구나 밀 단백질의 대부분은 소화불량을 일으키는 글루텐이므로 소화력이 약한 사람에게는 적합하지 않다. 결국 약초를 복용할 때 밀가루를 많이 섭취하면 약의 흡수가 방해될 가능성이 높다.

🫖 잎채소

약초를 복용할 때 잎채소를 먹지 말아야 한다는 것은 몸이 냉한 사람에게 해당된다. 《동의보감》에 다음과 같은 구절이 있다.

> 채소의 성질은 아주 차다. 채소는 기(氣)를 다스리기도 하지만 귀나 눈을 어둡게 하기도 한다. 이러한 것들을 1년 내내 많이 먹으면 안 된다. 노인은 더욱 금해야 한다.

잎채소는 열을 내는 데 필요한 당분의 비율이 낮아 차가운 성질을 지닌 음식이다. 따라서 몸이 찬 사람이 많이 먹으면 몸을 더 차게 만들고, 눈과 귀를 어둡게 할 수 있다. 《동의보감》에 열(熱)이 많은 약초인 세신(細辛)을 복용할 때 생채(生菜)를 먹지 말라는 설명이 나오는데, 이는 생채소가 보약이나 몸을 따뜻하게 하는 약초의 효과를 떨어뜨릴 수 있기 때문이다. 채소를 먹어야 한다면 뿌리나 열매채소를 먹어야 한다.

현장 에피소드

필자에게 약초를 배운 50대 초반의 여성이 축농증을 치료하면서 생긴 일화이다. 그녀는 하루를 마무리하면서 남편과 약주(藥酒)를 마시는 것이 즐거움이었다. 그런 그녀가 축농증을 치료하기 위해 신이와 창이자, 백지를 달여서 음료수 대용으로 마시기 시작했는데, 이후부터 술맛이 엄청 쓰게 느껴졌다고 했다. 이유를 알 수 없었지만 그녀는 술을 줄이게 되었고 축농증도 많이 개선되었다. 그녀는 술맛을 쓰게 만든 것이 창이자라는 것을 나중에서야 알았다고 했다.

필자의 경험에 의하면 금주(禁酒)를 하기 위해 창이자를 복용했는데 생각지도 않게 축농증이 좋아진 경우가 있었다. 코흘리개 어린이의 장난감이었던 창이자가 어른들의 축농증 치료약으로 쓰인다는 것이 참으로 고맙고도 놀라운 일이다.

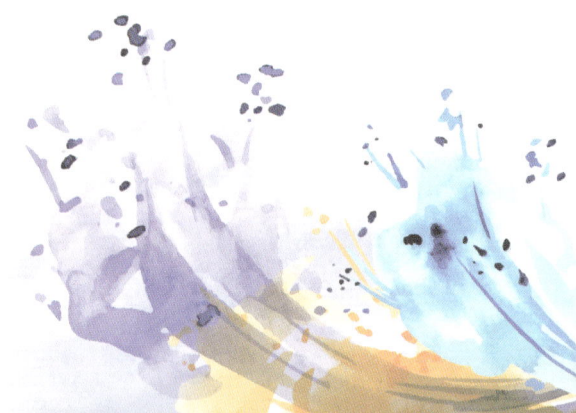

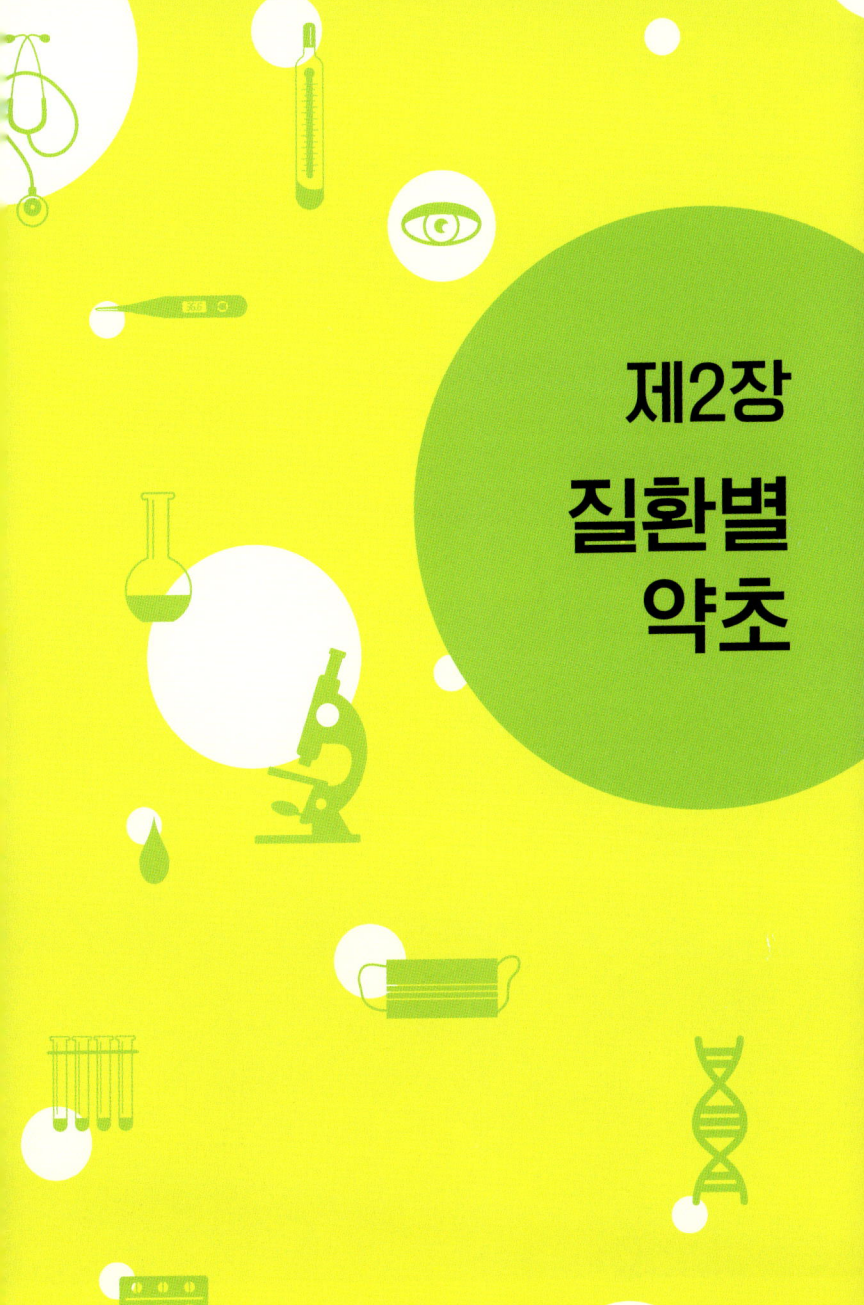

제2장
질환별 약초

유튜브(youtube) 동영상 강의

중풍을 치료하는
방풍

- **식물 이름** : 산형과에 속한 다년생 식물인 **방풍**
- **사용 부위** : 뿌리
- **약초 이름** : 방풍(防風)
- **맛과 성질** : 맛은 달면서 약간 맵고, 성질은 따뜻하다.

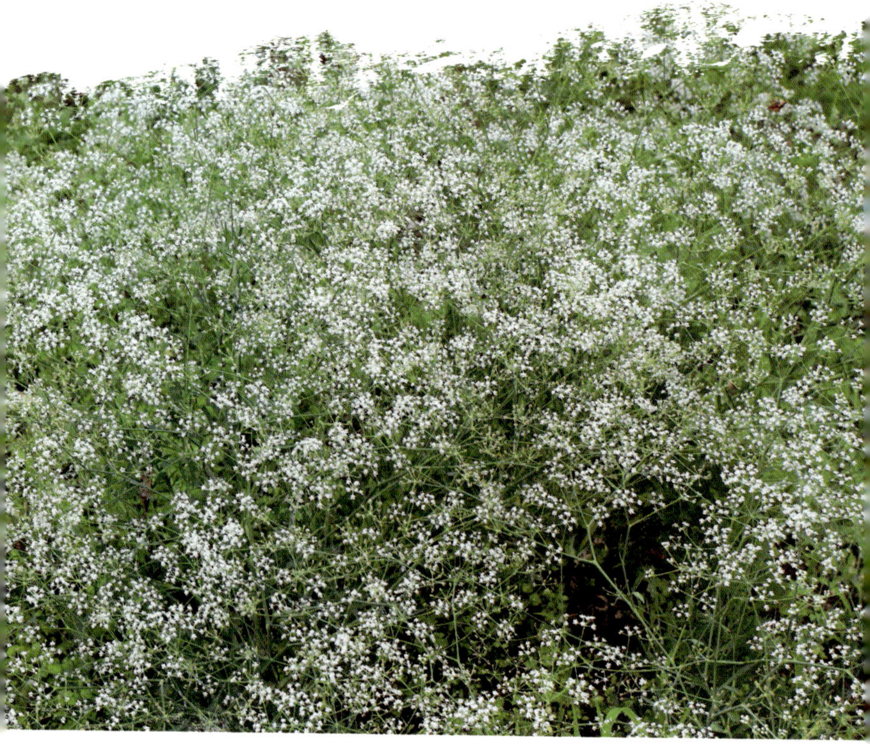

자생지 및 생태 방풍은 구릉지의 산비탈, 풀숲 또는 밭이나 길가, 높은 산의 중턱과 아랫부분에서 자라는 다년생 식물이며, 산근채(山芹菜)라고도 한다. 중국의 동북, 화북 및 산시성, 닝샤성, 간쑤성, 산둥성 등지에 분포하며, 내한성이 있고 건조한 환경을 좋아하기 때문에 배수가 잘되고 부드럽고 건조한 사질양토에서 잘 자란다. 8~9월에 안개꽃처럼 작고 화사한 흰색 꽃이 피고, 9~10월이면 열매가 성숙한다. 20~30cm 정도로 가늘고 길게 뻗는 뿌리의 표면은 노르스름한 회색 또는 회갈색이다.

채취 및 건조 뿌리를 사용하는 약초는 약의 기운(氣運)이 뿌리에 집중되었을 때 채취해야 한다. 따라서 이른 봄 잎이 나오기 전에 채취하는 것이 좋고, 아니면 잎이 시드는 가을에 채취해야 한다. 방풍 또한 이른 봄이나 가을에 뿌리를 캐서 줄기와 잎, 잔뿌리를 제거하고 깨끗이 씻어 햇볕이나 불에 말려서 사용한다.

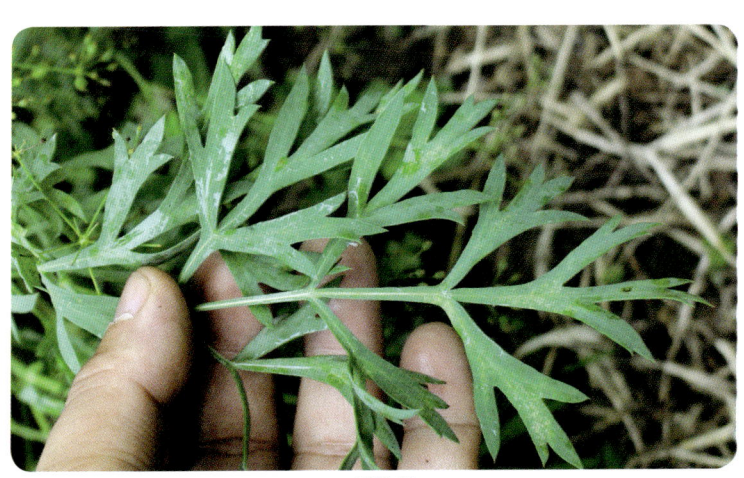

▲ 방풍 잎

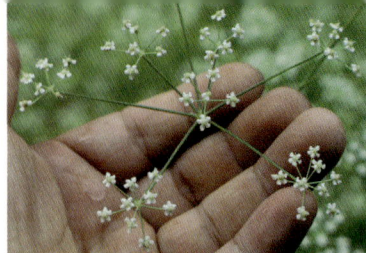
▲ 방풍 꽃

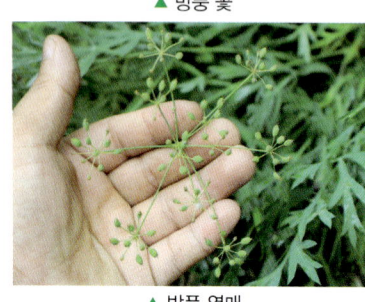
▲ 방풍 열매

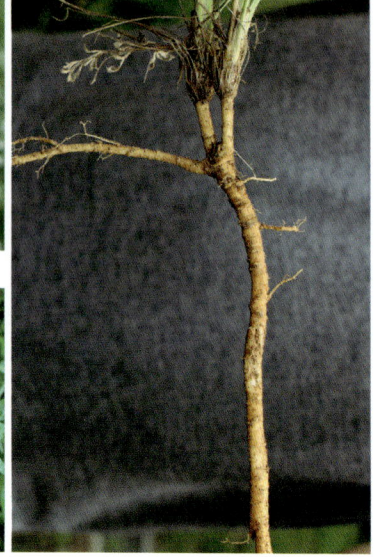
▲ 방풍 뿌리

약초 이야기 수많은 사람들을 이끌고 가나안 땅으로 들어가기 전에 모세는 12명의 척후병(斥候兵)을 보내 정세(情勢)를 살피게 한다. 그런데 정탐을 마치고 돌아온 사람들 간에 실랑이가 벌어졌다. 10명의 척후병은 가나안을 정복하는 것이 가당치 않다고 하였고, 나머지 2명은 충분히 정복할 수 있다고 하였다. 이 이야기의 결말은 가나안을 정복하는 것으로 끝이 난다. 2명의 척후병이 올바른 정보를 알렸던 것이다.

척후병은 정보를 수집하여 본대(本隊)에 알리는 막중한 임무를 수행한다. 그리고 본대의 대장은 척후병의 정보를 바탕으로 전략을 세우고 앞으로 나아간다. 즉 척후병이 본대를 이끄는 것이다. 약초 중에서 척후병 역할은 방풍(防風)이 담당한다. 방풍은 본대를 이끄는 척후병처럼 함께 사용하는 약초의 효능이 해당 부위에서 최대한 발휘되도록 이끄는 역할을 한다. 예를 들어 땀을 멎게 할 때 황기와 방풍을 함께 사용하면 황기를 단독으로 사용했을 때보다 효과가 좋다. 방풍이 말초순환을 촉진하여 땀을 멎게 하는 황기의 효능을 극대화시킨 것이다.

역할로 비유했을 때 방풍은 척후병이지만, 효능으로 말한다면 방풍은 말초순환을 촉진하는 약초이다. 방풍은 바람[風]을 막는다[防]는 뜻이다. 바람은 온도나 압력의 차이 때문에 생기는데, 몸에서 이런 차이가 생기려면 어딘가 막혀야 한다. 즉 순환장애 때문에 아프거나 저리거나 마비되는 것을 선현들은 풍(風)이라고 하였으며, 이러한 순환장애를 해결하는 약초가 방풍인 셈이다. 따라서 여러 원인으로 순환장애가 생겼을 때 막힌 것을 뚫고 가는 척후병! 방풍을 기억하기 바란다.

방풍의 효능

○ 중풍으로 인한 사지마비를 치료한다

방풍은 팔다리를 잘 쓰지 못하고 마비되어 아픈 증상을 치료한다. 실제로 방풍은 중풍 환자에게 많이 사용하는 약초이며, 중풍에 사용하는 처방 대부분에 방풍이 포함된다. 더구나 방풍을 오래 복용하거나 많이 복용해도 부작용이 거의 없어 안심하고 사용할 수 있다. 중풍 환자는 몸이 허약해지는 경우가 많기 때문에 황기, 인삼, 백출, 당귀, 천궁, 숙지황 등과 함께 사용해야 한다.

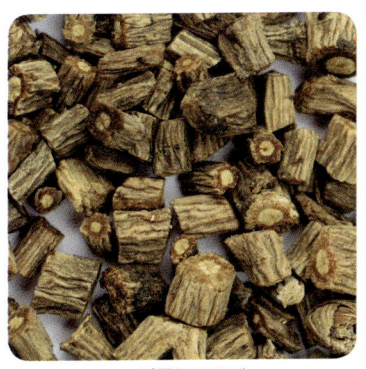

▲ 방풍(방풍 뿌리)

○ 관절통을 치료한다

방풍은 관절통을 치료하는 효능이 좋다. 《동의보감》에서 '방풍은 온몸의 뼈마디가 아프고 저린 것을 치료한다.'고 한 것과 '오장(五臟)의 막힌 맥(脈)을 통하게 한다.'고 한 것은 말초 혈액순환을 촉진하여 통증을 없애는 방풍의 효능을 의미한다. 방풍을 관절통에 사용할 때는 강활, 위령선, 독활 등과 함께 사용해야 효과가 좋고, 만성적인 관절통에는 숙지황, 당귀, 천궁, 두충 등과 함께 사용해야 한다.

○ 알레르기성 피부염을 치료한다

방풍은 해열작용과 소염작용이 있어서 피부염증에 자주 사용된다. 특히 알레르기성 피부염이 있을 때는 형개, 생지황과 함께 사용하면 효과를 볼 수 있다. 또한 당귀, 자초, 목단피 등과 함께 매일 복용하면 알레르기성 피부염을 예방하는 효과를 얻는다. 동물실험에서도 방풍의 항알레르기작용이 확인되었다.

활용법 및 참고사항

- 방풍의 1회 복용량은 건조된 것으로 4~8g이다. 달여서 복용해도 되고, 가루 내어 분말이나 환을 만들어 복용해도 된다.
- 《동의보감》에서는 방풍의 잎에도 땀을 멎게 하는 효능이 있고, 그 효능은 방풍의 뿌리보다 더욱 좋다고 하였다. 따라서 몸이 약하여 땀이 많이 나는 사람은 황기와 방풍(뿌리, 잎)을 음식으로 활용하면 좋다.
- 《동의보감》에서 방풍의 꽃은 '명치끝이 아프고 팔다리가 오그라들며, 경맥(經脈)이 허(虛)하여 몸이 여윈 것을 치료한다.'고 하였다.
- 방풍의 씨앗을 양념으로 쓰기도 하는데, 향기가 좋아서 풍(風)을 치료하는 효과가 좋다.
- 방풍죽은 강원도 사찰 음식으로 전해지며, 《증보산림경제》에서는 방풍죽을 만드는 방법을 다음과 같이 소개하고 있다. '방풍을 끓여 우려낸 국물에 불린 쌀을 넣고 퍼지도록 끓이다가 건져낸 방풍을 채 썰어서 넣고 같이 끓인다.'

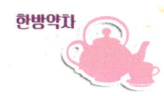

방풍차

색은 엷은 갈색이고, **맛**은 약간 맵고 달다.

| 채취 방법 | 10~11월에 잎이 지고 난 후 뿌리를 채취한다.

| 만드는 방법 |

❶ 채취한 뿌리를 깨끗하게 세척한다.

❷ 뿌리를 0.5~1cm 크기로 자른다.

❸ 적당량의 소금, 감초를 넣고 물을 끓인다. 김이 올라오면 면포를 깐 찜망에 뿌리를 올려놓고 2분 정도 증제(蒸製)한다.

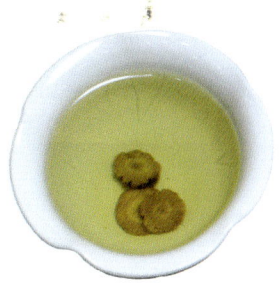

❹ 증제가 끝나면 뿌리를 신속하게 식힌다.

❺ 증제한 뿌리를 10~12시간 정도 음건(陰乾)[1]한다.

❻ 건조[2]된 뿌리를 직화(저온)로 덖은 후에 식힌다. 연속하여 2회 실시한다.

❼ 위의 과정이 끝나면 다시 직화(고온)로 덖은 후에 식힌다.

❽ 완전 건조[3]된 뿌리를 숙성시키고 습기를 확인한 후에 병에 넣어 보관한다.

| 음용법 |

❶ 90~100℃의 뜨거운 물을 찻잔에 붓는다.

❷ 제다(製茶)한 뿌리를 3~5분 정도 우린다.

❸ 처음 우린 찻물은 가볍게 헹구어 버리고, 이후부터 연속해서 두세 번 우려 마시면 좋다.

---

[1] 바람이 잘 통하는 음지에서 자연 건조하는 것을 말한다.
[2] 손으로 만졌을 때 마른 느낌이다.
[3] 손으로 만졌을 때 바삭한 느낌이다.

불면증을 치료하는
산조인

- **식물 이름** : 갈매나무과에 속한 낙엽관목인 **묏대추나무**
- **사용 부위** : 씨앗
- **약초 이름** : 산조인(酸棗仁)
- **맛과 성질** : 맛은 달면서 시고, 성질은 평(平)하다.

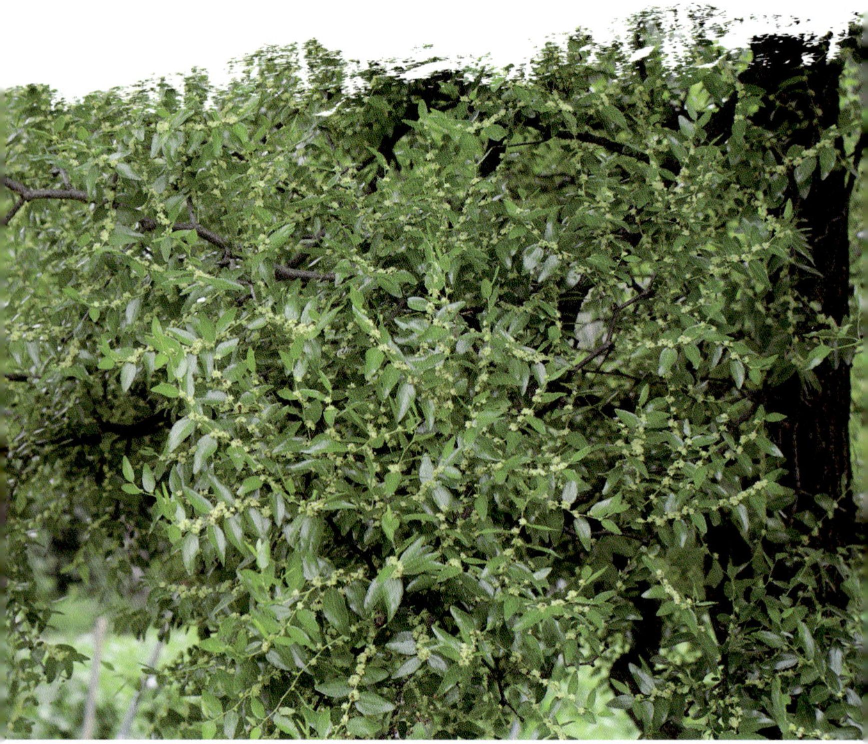

자생지 및 생태 묏대추나무는 뫼[山野]에서 야생하는 대추나무이다. 자생하는 곳은 직사광선이 내리쬐고 수분이 부족한 아주 척박한 땅이다. 따라서 묏대추나무가 자생하는 곳에는 다양한 식물군이 발달하지 못한다. 오래된 하천 절벽의 퇴적암층이 노출된 급경사면은 묏대추나무의 전형적인 서식처 가운데 하나이다. 특히 혈암(shale, 점토가 굳어져 이루어진 암석)에서 흔하게 관찰된다. 이런 곳은 건조해지기 쉽고 겨울에는 혹독하게 추운 곳이기도 하다. 이런 생육조건 때문에 묏대추나무는 매우 천천히 성장해 재질이 단단하고 문양이 아름답다. 일찍부터 묏대추나무가 도장을 만드는 재료목으로 주목을 받았던 까닭이다. 묏대추나무의 꽃은 5~6월에 피고, 구슬처럼 생긴 작은 열매는

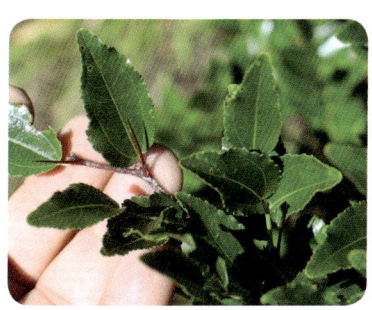
▲ 묏대추나무 잎

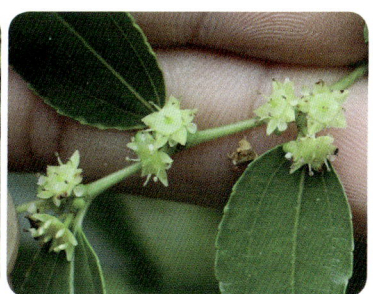
▲ 묏대추나무 꽃

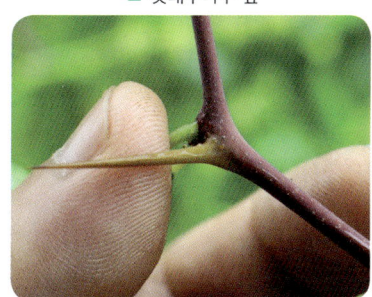
▲ 묏대추나무 가시

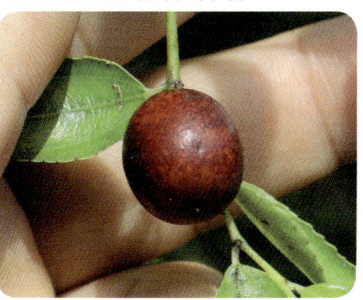
▲ 묏대추나무 열매

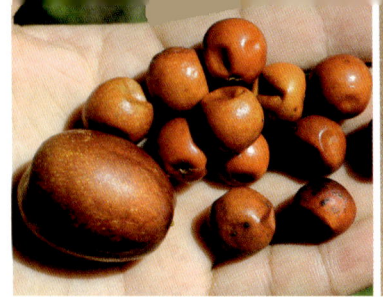 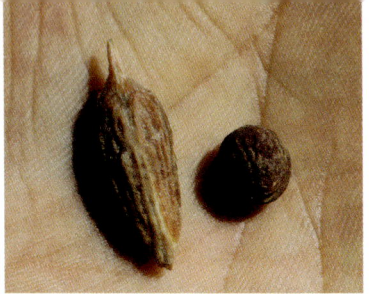

▲ 대추나무 열매(좌)와 묏대추나무 열매(우)   ▲ 대추나무 과핵(좌)과 묏대추나무 과핵(우)

9~10월에 암갈색으로 익는다. 열매에는 과육이 많지 않고, 씨앗은 단단한 과핵(果核)이 감싸고 있다. 줄기에 있는 날카로운 가시가 특징이다.

> **채취 및 건조** 산조인처럼 씨앗을 사용하는 약초는 열매가 완전히 성숙했을 때 채취해야 한다. 9~10월에 성숙한 열매를 채취하여 하룻밤 물에 담가두었다가 과육을 문질러 제거한다. 과육을 제거하면 과핵(果核)이 나오는데, 과핵을 부수면 씨앗(산조인)이 나온다. 이 씨앗을 햇볕에 말려서 약으로 사용한다.

> **약초 이야기** 한의학의 고전(古典)인 《황제내경》은 수면의 중요성을 이렇게 표현하였다. '밤에는 사람의 기운이 오장(五臟)으로 들어가 장기(臟器)를 튼튼하게 만든다.' 현대의학에서도 깊은 잠을 자는 동안 뇌를 포함하여 모든 장기(臟器)는 피로를 회복하며, 자는 동안에 독소를 없애고 손상된 세포를 복구한다고 말한다. 그리고 이 일은 밤 11시에서 새벽 3시 사이에 왕성하게 이루어짐을 강조한다.

근육을 만들기 위해 열심히 운동을 하는 것 이상으로 충분히 잠을 자야 오장육부가 튼튼해진다. 하지만 도시인의 생활 방식은 충분한 수면과는 거리가 멀다. 이야기를 좋아하는 여성들의 눈과 귀는 저녁 늦은 시간에 끝나는 드라마에 고정되고, 중년 남성들은 늦게까지 술을 마시면서 시간을 보낸다. 그리고 젊은 이들은 게임이나 SNS(Social Network Service)에 빠져 밤을 새운다. 이런 생활이 지속되면 자신도 모르게 생체리듬이 깨져서 밤에 잠이 오지 않는 불면증이 생기고 오장육부(五臟六腑)의 기능은 약해진다.

다행히 자연은 중독성이 없는 불면증 치료제를 마련하였는데, 바로 묏대추나무의 씨앗(산조인)이다. 산조인은 수면을 촉진하는 효능이 좋아서 전문가들이 자주 사용한다. 맛이 좋아서 차로 음용해도 좋고, 오래 복용하면 몸이 튼튼해지는 이점도 있다. 《동의보감》에서 '산조인을 오래 복용하면 음기(陰氣)를 북돋우고 오장(五臟)을 안정시키며 사람이 살찌고 튼튼하도록 하고, 몸이 가벼워지며 수명이 늘어난다.'고 하였다.

산조인의 효능

○ 불면증을 치료한다

산조인은 영양분이 풍부한 신경안정제이다. 따라서 만성적인 불면증에 사용하며, 장기간 복용해도 해가 없다. 몸이 허약한 사람에게 불면증이 있을 때는 산조인, 인삼, 당귀, 백자인

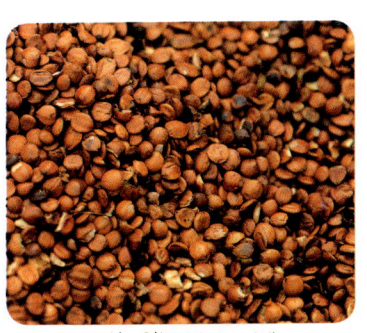

▲ 산조인(묏대추나무 씨앗)

을 섞어 환을 만들어서 복용하면 좋다. 취침 전에 산조인과 용안육을 진하게 달여 따뜻하게 복용하는 것도 숙면을 취하는 데 도움이 된다. 가루 낸 산조인을 용안육으로 반죽해서 4g 크기

의 환으로 만들었다가 잠들기 3시간 전에 복용하는 것도 숙면에 도움을 준다.

○ 불안장애를 치료한다

산조인은 작은 일에도 불안감이 들고 걱정을 심하게 하는 증상을 완화시킨다. 또한 충격적인 장면을 목격한 이후에 생긴 외상후스트레스장애를 치료하는 데도 도움을 준다. 이 경우 복령, 원지와 함께 복용하면 좋은데, 예를 들어 산조인 10g, 복령 15g, 원지 8g이 하루 분량이다. 물 1.5L에 이들 약초를 넣고 중불로 1~2시간 달여서 두 번에 나누어 복용한다.

○ 어린아이의 경기(驚氣)를 치료한다

어린아이가 놀라서 오랫동안 반복적으로 경기를 하는 경우에 산조인을 사용하면 효과가 있다. 보통 원지와 복령을 함께 사용하는데, 예를 들어 산조인 40g, 원지 40g, 복령 20g을 가루 내고 여기에 꿀을 섞어 자기 전에 2g씩 2~3개월 이상 복용시킨다.

활용법 및 참고사항

- 산조인의 1회 복용량은 건조된 것으로 12~20g이다. 달여서 복용해도 되고, 가루 내어 분말이나 환을 만들어 복용해도 된다.
- 산조인이 들어 있는 처방을 복용하면 대변이 묽어지거나 방귀가 자주 나올 수 있다.
- 산조인을 달일 때는 빻아서 사용해야 약성분이 잘 우러난다.
- 산조인을 달여서 복용해도 좋지만 분말이나 환으로 만들어서 복용하면 효과가 더 좋다.
- 산조인으로 죽을 끓여서 복용하면 불면증을 치료하는 데 도움이 된다. 방법은 다음과 같다. 먼저 산조인을 물에 달여서 찌꺼기는 버리고 달인 즙을 취한다. 멥쌀로 죽을 쑤다가 절반쯤 익었을 때 산조인 달인 물을 넣고 함께 끓여 저녁에 따뜻하게 해서 먹는다.

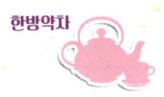

산조인차

색은 붉은색이고, **맛**은 달고 약간 시다.

| 채취 방법 | 9~10월에 채취한다. 잘 익은 열매의 과육을 제거하면 과핵이 나오고, 과핵을 부수면 씨앗(산조인)이 나온다.

| 만드는 방법 |

❶ 깨끗하게 세척한 묏대추나무 열매의 과육과 과핵을 제거하고 씨앗을 분리한다.

❷ 적당량의 소금, 감초를 넣고 물을 끓인다. 김이 올라오면 면포를 깐 찜망에 씨앗을 올려놓고 2분 정도 증제(蒸製)한다.

❸ 증제가 끝나면 씨앗을 신속하게 식힌다.

❹ 증제한 씨앗을 10~12시간 정도 음건(陰乾)[1]한다.

❺ 건조[2]된 씨앗을 직화(저온)로 덖은 후에 식힌다.

❻ 위의 과정이 끝나면 다시 직화(고온)로 덖은 후에 식힌다.

❼ 완전 건조[3]된 산조인을 숙성시키고 습기를 확인한 후에 병에 넣어 보관한다.

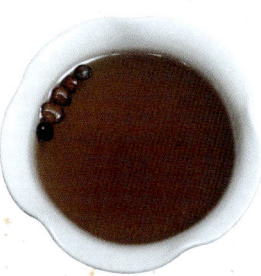

| 음용법 |

❶ 90~100℃의 뜨거운 물을 찻잔에 붓는다.

❷ 제다(製茶)한 산조인을 3~5분 정도 우린다.
참고로 10분 정도 달여서 마시면 더욱 맛이 좋다.

❸ 처음 우린 찻물은 가볍게 헹구어 버리고, 이후부터 연속해서 두세 번 우려 마시면 좋다.

1_ 바람이 잘 통하는 음지에서 자연 건조하는 것을 말한다.
2_ 손으로 만졌을 때 마른 느낌이다.
3_ 손으로 만졌을 때 바삭한 느낌이다.

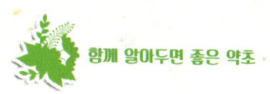

백자인 柏子仁

우리나라 천연기념물 제1호는 대구시 동구 도동의 측백나무숲이다. 측백나무는 바위틈처럼 매우 척박한 땅에 뿌리를 내리고 100년 이상 살 정도로 생명력이 강하다. 이처럼 강한 생명력은 사람에게 건강(健康)과 장수(長壽)를 선물하는데, 《동의보감》에서는 측백나무의 잎과 씨앗을 오래 복용하면 모든 병이 없어지고 수명이 늘어난다고 하였다. 특히 씨앗(백자인)은 식감이 부드럽고 측백나무 향이 그윽하게 나기 때문에 죽이나 강정 등 음식에 활용하면 아주 좋다.

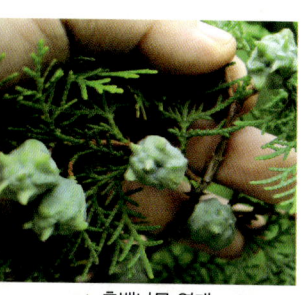

▲ 측백나무 열매

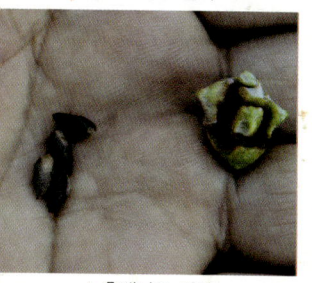

▲ 측백나무 씨앗

백자인 효능

• 불면증을 치료한다

백자인은 영양분이 풍부하고 마음을 안정시키는 효능이 있어 불면증과 불안증을 치료한다. 장기간 복용해도 부작용이 없기 때문에 만성적인 불면증에 산조인과 함께 복용하면 좋다.

• 신경쇠약을 치료한다

과로, 수술, 질병 등으로 신경쇠약이 생겼을 때는 백자인을 주약(主藥)으로 하고 산조인, 복령, 오미자, 맥문동 등과 함께 장기간 복용하면 몸과 마음을 튼튼하게 하는 데 도움이 된다.

• 노안(老眼)을 치료한다

《본초강목》에서는 백자인을 아주 좋은 자양제(滋養劑)로 설명하고 있고, 실제로 백자인은 노화를 방지하는 효능이 있다. 특히 숙지황, 결명자, 목적, 구기자와 함께 복용하면 안구의 혼탁을 예방하고 개선하는 효과가 있다.

• 탈모를 치료한다

심신(心身)의 과로로 탈모가 생기거나 머리카락이 희어지는 증상이 있으면서 불면증과 건망증이 있을 때는 백자인, 구기자, 황기, 복령, 하수오 등을 함께 장기간 복용하면 좋다.

건망증과 치매를 치료하는
천마

뇌질환에 좋은 약초

- **식물 이름** : 난초과에 속한 다년생 기생식물인 **천마**
- **사용 부위** : 뿌리
- **약초 이름** : 천마(天麻)
- **맛과 성질** : 맛은 달면서 맵고, 성질은 평(平)하다.

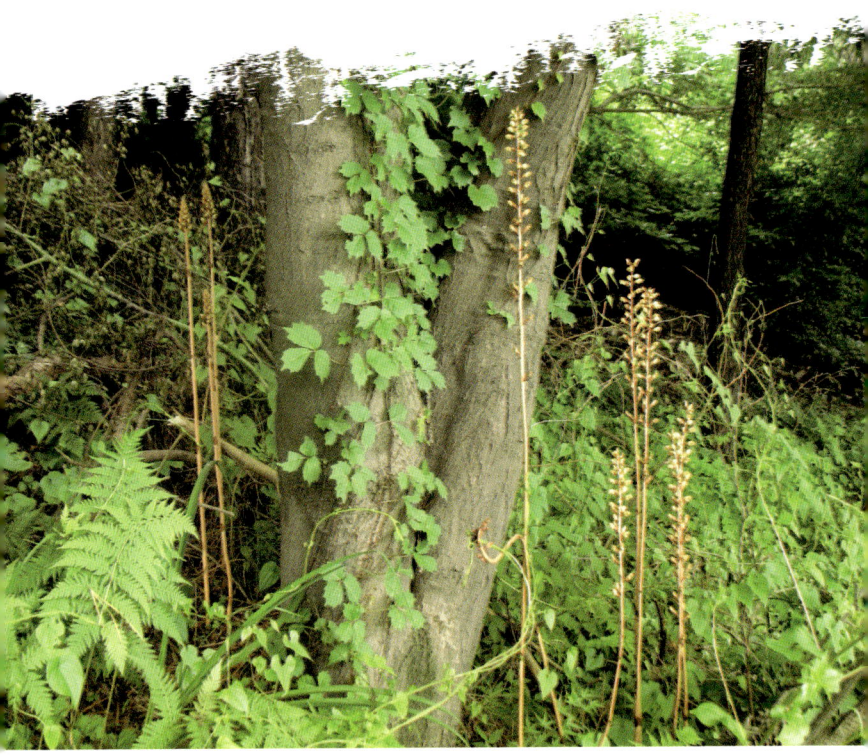

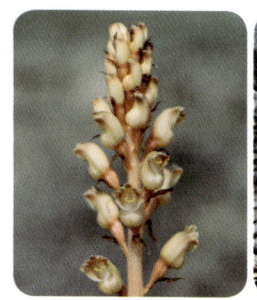 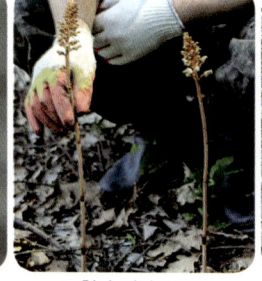 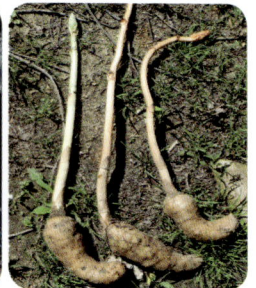

▲ 천마 꽃　　▲ 천마 지상부(야생)　　▲ 채취한 천마

자생지 및 생태　천마는 참나무류의 썩은 그루터기에서 자라는 뽕나무버섯 균사에 기생하는 다년생 식물이다. 제주도를 포함한 전국에 분포하며 다소 깊은 산의 숲속에서 자란다. 습기가 많은 돌 틈과 음지 또는 반그늘에 참나무류가 쓰러져서 썩은 곳은 천마가 가장 좋아하는 서식지이다. 높이는 60~90cm이며 황갈색 줄기에는 잎이 없고, 긴 타원형의 뿌리에는 잔뿌리가 없다. 즉 천마는 광합성은 물론 토양으로부터 영양분 흡수를 하지 않는 완전기생식물이다. 천마의 꽃은 황갈색이며 길이 10~30cm의 꽃차례에 붙어 층층이 많은 꽃이 달린다. 열매는 9~10월에 달리고, 검은 씨방 안에 먼지처럼 작은 씨앗이 많이 들어 있다.

채취 및 건조　천마는 겨울과 봄에 캐야 한다. 겨울에 채취한 것을 동마(冬麻), 봄에 채취한 것을 춘마(春麻)라고 하는데, 동마의 품질이 더 좋다. 캐낸 후에 지상의 줄기와 흙을 깨끗이 제거히고 맑은 눌에 담갔다가 거친 껍질을 벗긴다. 이어서 맑은 물이나 백반(白礬)을 녹인 물에 담갔다가 천마의 중심에 흰 점이 없어질 때까지 다시 물에 삶거나 쪄낸 다음 꺼내어 햇볕에 말린다.

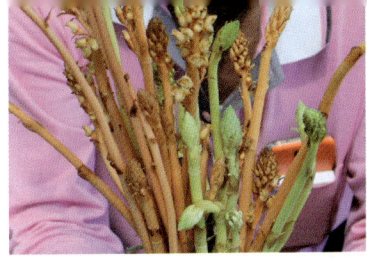
▲ 천마의 줄기를 정풍초(定風草) 또는 적전(赤箭)이라고 하는데, 효능은 천마와 같다.

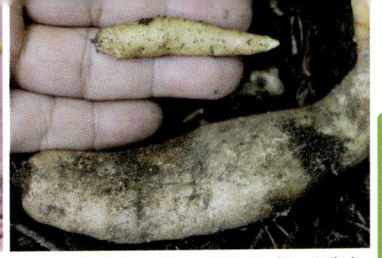
▲ 큰 뿌리 위에 있는 작은 뿌리(종근)에서 이듬해에 싹이 나온다.

약초 이야기 만성두통으로 고생하는 50대 남성이 있었다. 정밀 검사에서 뇌의 문제는 발견되지 않았고, 두통약은 통증을 잠시 멈추게 할 뿐이었다. 필자는 그에게 천마를 권했고, 그는 밑져야 본전이라는 생각으로 천마를 복용했다. 얼마 후 그의 두통은 사라졌다.

천마는 두통과 어지럼증을 치료하는 효과가 좋다. 천마를 사용해야 할 두통은 깨질듯이 아픈 통증이 아니라 머리가 무겁고 안개가 낀 듯이 멍멍한 두통이다. 이러한 두통은 뇌의 혈액순환이 잘되지 않기 때문에 생기는데, 만성적인 경우가 대부분이다. 천마는 뇌의 혈액순환을 촉진하고 신경전달을 원활하게 하여 두통과 어지럼증을 치료하는데, 선현들은 이러한 효능을 건뇌(健腦, 뇌를 튼튼하게 만듦)라고 하였다. 뇌가 노화되는 과정에서 혈액순환이 불량해지고 신경전달이 잘되지 않을 수 있지만 그 정도가 심하지 않으면 검사에서는 정상으로 나온다. 이럴 때 천마를 활용하면 약해진 뇌의 기능이 강화되어 두통과 어지럼증이 치료된다.

뇌를 튼튼하게 하는 천마는 건망증, 판단력 저하, 기억력 저하, 노인성 치매 등에도 효과를 발휘한다. 나이가 들면 누구나 뇌의 기능이 저하되므로 위의 증상이 나타날 수 있지만, 유독 심한 경우에는 천마가 좋은 약이 된다. 단, 천마는 전체적으로 마른 체형에 잘 맞는 편이고, CT나 MRI 검사상 뇌 조직의 위축 소견이 보이는 사람에게 보다 적합하다.

천마의 효능

○ 건망증과 치매를 치료한다

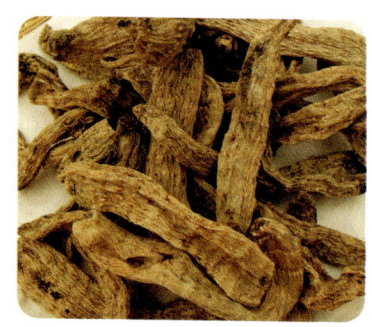
▲ 천마(천마 뿌리)

천마는 뇌혈관을 통과하는 콜린이라는 성분을 비롯해 대량의 신경전달물질을 함유하고 있어 뇌혈류의 흐름을 돕고 신경전달을 원활하게 한다. 따라서 천마를 복용하면 건망증과 치매를 예방하고 치료하는 데 도움이 된다. 동물실험에서도 기억력장애를 개선하는 효능이 확인되었다. 석창포, 원지, 복령과 함께 복용하면 좋은데, 예를 들어 천마 15g, 석창포 12g, 원지 12g, 복령 12g이 하루 분량이다. 물 1.5L에 이들 약초를 넣고 중불로 1~2시간 달여서 두 번에 나누어 복용한다.

○ 중풍으로 인한 수족마비를 치료한다

천마는 하늘에서 내려와 마비를 다스렸다고 해서 붙여진 이름이다. 또한 천마의 줄기는 바람에 흔들리지 않아서 '정풍초(定風草)'라고 한다. 이름에서 알 수 있듯이 천마는 중풍을 치료하는 효능이 있는데, 실제로 천마에 다량 함유된 가스트로딘(gastrodin) 성분은 뇌혈관을 튼튼하게 만드는 데 기여한다. 중풍에 효과가 좋은 가미대보탕(加味大補湯)에 천마를 넣어서 복용하면 더욱 좋다. 가미대보탕은 중풍에 걸려 수족(手足)이 마비되고 기력이 약해진 것을 치료하는 처방이다. 황기, 인삼, 백출, 복령, 당귀, 천궁, 작약, 오약, 우슬, 두충, 모과, 방풍, 강활, 의이인, 목향, 육계, 감초 등으로 이루어져 있다.

○ 고혈압을 치료한다

천마는 혈압을 낮추는 효능이 신속하게 나타나는 편이고 지속 시간도 길다. 동물실험에서 혈압을 낮추는 효능이 확인되었다. 갑자기 혈압이 오르고 증상이 심할 때는 조구등, 석결명과 함께 복용하면 좋고, 고지혈증이 있으면서 혈압이 높은 경우에는 산사, 단삼, 구기자와 함께 복용하면 좋다.

○ 만성적인 두통과 어지럼증을 치료한다

천마는 만성적인 두통과 어지럼증을 치료하는 효능이 좋다. 《동의보감》에서는 '여러 가지로 허(虛)하여 생긴 어지럼증은 천마가 아니면 없앨 수 없다.'고 하였는데, 이는 노화로 인해 뇌 조직이 위축되면서 생긴 어지럼증을 의미한다. 따라서 몸 상태에 맞는 보약과 함께 천마를 복용하면 만성적인 두통과 어지럼증을 치료하는 데 도움이 된다.

활용법 및 참고사항

- 천마의 1회 복용량은 건조된 것으로 4~12g이다. 달여서 복용해도 되고, 가루 내어 분말이나 환을 만들어 복용해도 된다.
- 천마를 물에 달이면 특유의 냄새가 강하여 먹기 불편하다. 따라서 분말이나 환을 만들어 복용하는 것을 추천한다.
- 물에 달일 때 적당량의 술을 섞어서 달이면 천마 특유의 냄새가 약해져서 복용하기 쉽다.
- 천마의 줄기를 정풍초(定風草) 또는 적전(赤箭)이라고 하는데, 효능은 천마와 같다.
- 일본에서는 천마의 뿌리와 줄기(적전)를 같은 목적으로 쓰고 있으며 달여서 복용하면 강장약으로서도 효과가 있고 신경쇠약에도 좋다고 한다.

안구건조증에 좋은
감국

- **식물 이름** : 국화과에 속한 다년생 식물인 **감국**
- **사용 부위** : 꽃
- **약초 이름** : 감국(甘菊)
- **맛과 성질** : 맛은 달면서 약간 쓰고, 성질은 약간 차갑다.

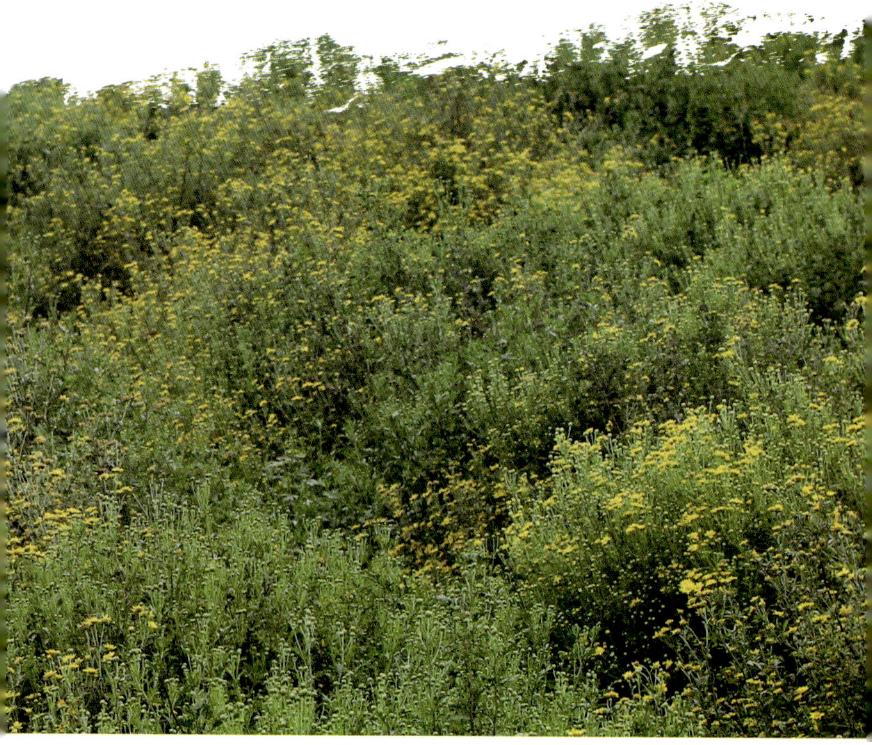

자생지 및 생태 감국은 가을을 대표하는 식물로 우리나라 각처에서 볼 수 있으나 흔하지는 않다. 씨앗으로 번식을 하며 비옥하고 배수가 잘되는 양지바른 곳에서 잘 자란다. 산국(山菊)과 비슷하지만 산국과 달리 바닷가에서 흔하게 볼 수 있으며, 꽃의 크기가 산국보다 약 2배 가까이 크고 줄기의 아래쪽이 땅에 누우므로 구분된다. 꽃은 9~10월에 황색 또는 흰색으로 줄기와 가지 끝에 뭉쳐서 피며, 지름은 2.5cm 정도이다. 꽃향기가 좋아서 관상용으로도 심는데, 영양 관리를 잘하면 꽃이 풍성하게 핀다. 꽃이 진 후에 꽃대를 잘라주면 예쁜 새싹을 볼 수 있다.

채취 및 건조 종류마다 다르지만 꽃을 사용하는 약초는 꽃봉오리가 맺혔을 때 또는 꽃이 막 피었을 때 채취해야 한다. 감국은 꽃이 반쯤 피었을 때 채취하는 것이 좋은데, 가지와 잎, 불순물을 제거한 후에 그늘에 말리거나 불에 쬐어 말린다. 또는 증기로 찐 후에 다시 햇볕에 말려서 약으로 사용한다.

약초 이야기 도축장. 여기 끌려온 소들을 기다리는 건 죽음뿐

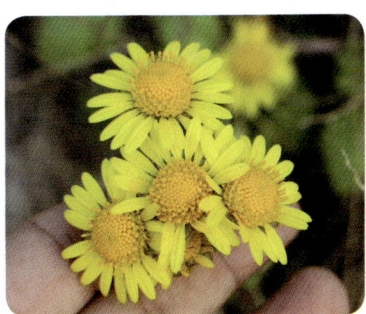
▲ 감국의 꽃은 비슷한 시기에 피는 산국의 꽃보다 크다.

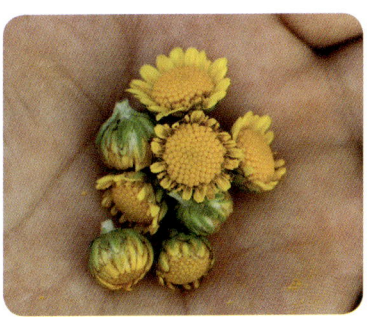
▲ 꽃이 만개하면 약효 성분이 줄어들기 때문에 꽃이 완전히 피지 않은 상태에서 채취하는 것이 좋다.

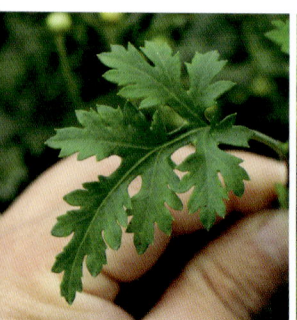 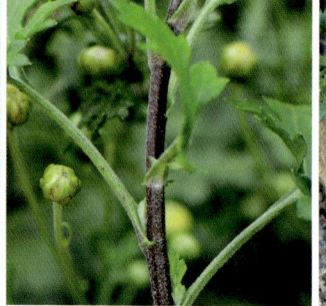 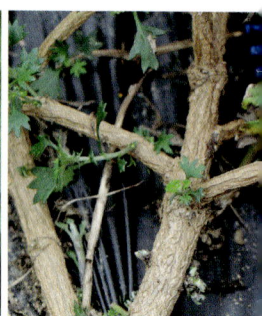

▲ 감국 잎 ▲ 감국 줄기 ▲ 목질화된 감국 줄기

이었다. 그중에는 갓 두 살이 된 칡소도 끼어 있었다. 우는 게 무엇인지도 몰랐던 어린 칡소의 두 눈에 핏발이 서고 눈물이 흘러내렸다. 아무것도 모르는 채 끌려왔지만 칡소는 금방 깨달았다. 죽음이 눈앞에 있다는 것을.

황선미 작가의 〈칠성이〉라는 동화에 나오는 대목이다. 어린 칡소에게 닥친 상황처럼 절박하지는 않지만 우리도 눈에 핏발을 세워야 하는 일을 자주 만난다. 돈을 떼먹은 이가 배 째라는 식으로 달려들면 어안이 벙벙하고 화가 난다. 시어머니의 구박을 참기 힘들 때가 있고, 공부는커녕 사고만 치는 아들도 속을 타게 한다. 이렇게 화(火)가 만들어낸 열은 눈에 핏발을 세우고, 시간이 지나면 시력을 약화시키는 원인이 된다.

《동의보감》에 '目不因火則不病'이라는 구절이 있다. 눈병은 화(火)가 없으면 생기지 않는다는 뜻이다. 그렇다. 교과서이건 만화책이건 집중해서 글을 읽으면 눈에 열이 몰리고 시력이 떨어진다. 그래서 선현들은 밤에 작은 글씨를 읽거나 멀리 있는 산천초목을 애써 보는 행위를 삼가라고 하였다. 하지만 살면서 눈에 힘을 줘야 하는 일이 없을 수 있겠는가. 그럴 수 있으면 좋겠으나 현실적이지 않으니 차선책으로 눈에 몰린 열을 급히 빼주는 방법을 써야 한다.

청명한 가을 하늘 아래서 꽃을 피우는 감국은 눈에 몰린 열을 빼준다. 맑은 하늘을 보기 위해 창문을 열면 시원한 바람이 들어와 기분을 좋게 하는 것처럼 감국은 얼굴에 몰린 열을 해소해주기 때문에 눈병에도 좋고 두통과 어지럼증, 울화병, 고혈압에도 제격이다.

감국의 효능

ㅇ 시력저하와 눈물이 나는 증상을 치료한다

감국은 가벼운 약초라서 눈에 몰린 열을 발산(發散)시키는 작용을 한다. 스트레스나 과로로 인하여 눈에 열이 몰리면 시력이 떨어지고 어떤 경우에는 눈물이 나기도 한다.

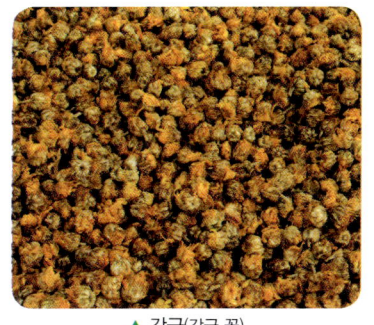
▲ 감국(감국 꽃)

감국은 단맛이 나고 향기가 있어 평소 몸이 약하고 소심한 여성에게 보다 적합하다. 이러한 여성이 스트레스를 받아 시력이 약해지고 햇빛이나 바람에 눈물이 나는 경우(안구건조증)에 감국을 복용하면 좋다. 감국과 잘 어울리는 약초는 구기자이다. 예를 들어 감국 20g, 구기자 30g이 하루 분량이며, 물 1.5L에 이들 약초를 넣고 중불로 1~2시간 달여서 두 번에 나누어 복용하면 된다.

ㅇ 신경성 고혈압을 치료한다

혈압(血壓)이라고 표현하지만 사실은 신압(身壓), 즉 몸에 압력이 형성된 것으로 보는 것이 맞다. 특히 스트레스 때문에 몸에 압력이 올라가고 혈압이 높아졌을 때 감국을 복용하면 도움이 된다. 감국이 열을 발산(發散)시켜 몸에 형성된 압력을 낮추기 때문이다. 신경성 고혈압이 있는 사람은 하고초, 조구등과 함께 감국을 수시로 복용하면 좋은 효과를 얻는다. 예를 들어 감국 20g, 하고초 15g, 조구등 20g이 하루 분량이며, 물 1L에 이들 약초를 넣고 15분 이내로 달여서 수시로 마신다.

○ 울화병을 치료한다

감국은 울화병으로 열이 얼굴과 머리로 몰려 두통이나 어지럼증이 생겼을 때 그 열을 해소시키는 작용을 한다. 울화병이 아니라도 머리를 많이 쓰는 수험생의 과열된 뇌를 맑게 하는 효능이 있어 수험생에게도 좋은 약초이다. 이들에게는 감국차를 음료수 대용으로 마시게 하는 것이 좋다.

활용법 및 참고사항

- 감국의 1회 복용량은 건조된 것으로 6~12g이다. 달여서 복용해도 되고, 가루 내어 분말이나 환을 만들어 복용해도 된다.
- 감국처럼 꽃을 사용하는 약초를 너무 오래 달이면 약효가 떨어지므로 15분 이내로 달여야 한다.
- 고운 노란색이면서 향기가 강하고 쓴맛이 적어야 상품(上品)이다.
- 의서(醫書)에 감국을 오래 복용하면 위장이 편안해지고 수명이 늘어난다는 말이 있는데, 이는 신경을 안정시켜주는 감국의 효능 때문이다.
- 감국의 연한 줄기나 잎은 국에 넣거나 나물로 먹는다. 감국은 꽃을 비롯하여 싹, 잎, 뿌리를 먹을 수 있고, 장수(長壽)에 도움이 되는 약초이므로 장기간 복용해도 탈이 없다.
- 베개 속에 말린 감국을 넣고 잠을 자면 두통이 사라진다.
- 분말한 감국을 한 숟가락씩 먹으면 술이 빨리 깨고 과음으로 인한 두통이 신속하게 사라진다.

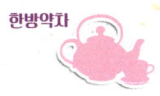

감국차

색은 노란색이고, 맛은 처음에는 달고 끝맛은 약간 쓰다.

| 채취 방법 | 9~10월에 바로 핀 꽃을 채취한다.

| 만드는 방법 |

❶ 적당량의 소금, 감초, 대추를 넣고 물을 끓인다.
❷ 김이 올라오면 면포를 깐 찜망에 감국을 올려놓고 2분 정도 증제(蒸製)한다.
❸ 증제가 끝나면 감국을 신속하게 식히면서 수분을 제거한다.
❹ 이후 8~10시간 정도 음건(陰乾)[1]한다.
❺ 건조[2]된 감국을 직화(저온)로 덖은 후에 식힌다.
❻ 위의 과정이 끝나면 다시 직화(고온)로 덖은 후에 식힌다.
❼ 완전 건조[3]된 감국을 숙성하고 습기를 확인한 후에 병에 담아서 보관한다.

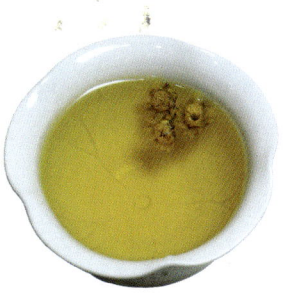

| 음용법 |

❶ 90~100℃의 뜨거운 물을 찻잔에 붓는다.
❷ 제다(製茶)한 감국을 넣고 1~2분 정도 우린다.
❸ 처음 우린 찻물은 가볍게 헹구어 버리고, 이후부터 연속해서 두세 번 우려 마시면 좋다.

1_ 바람이 잘 통하는 음지에서 자연 건조하는 것을 말한다.
2_ 손으로 만졌을 때 마른 느낌이다.
3_ 손으로 만졌을 때 바삭한 느낌이다.

시력을 강화하는
결명자

- **식물 이름** : 콩과에 속한 일년생 식물인 **결명**
- **사용 부위** : 성숙한 씨앗
- **약초 이름** : 결명자(決明子)
- **맛과 성질** : 맛은 쓰고 달고 짜다. 성질은 약간 차갑다.

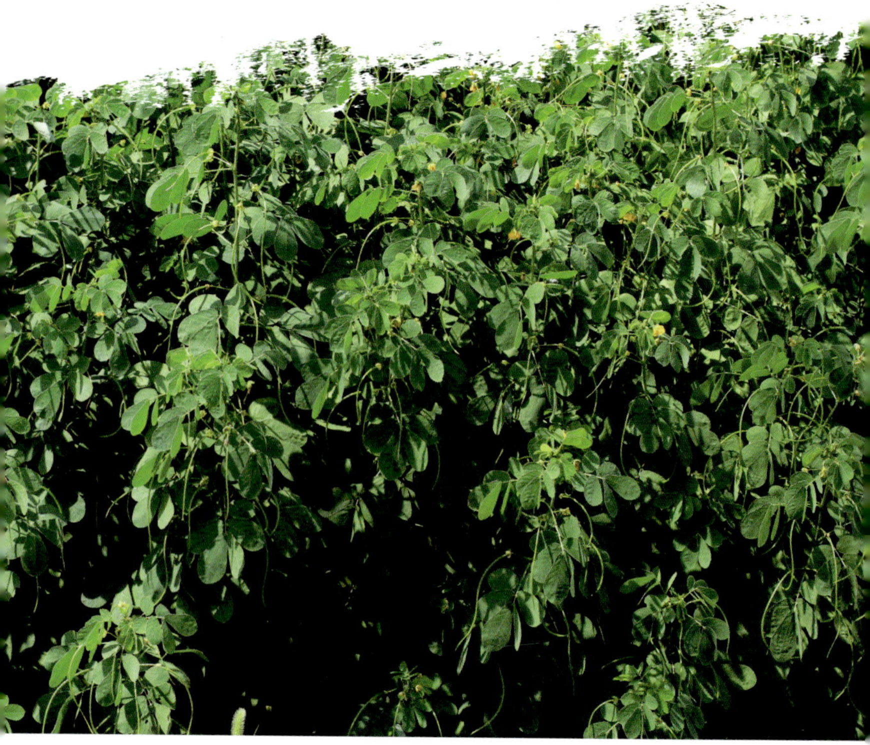

자생지 및 생태   원산지는 북아메리카로 우리나라, 일본, 중국 등지에 분포한다. 전국 각처에 자생하며 약용으로 재배하기도 한다. 결명은 서북향의 음습한 곳보다는 따뜻하고 햇볕이 잘 드는 곳에서 잘 자란다. 완전히 성장한 결명은 어른의 허리 높이 정도로 자라고, 큰 것은 어깨 높이까지 자란다. 꽃은 잎겨드랑이에 1~2개씩 달려 6~8월에 노란색으로 핀다. 9~10월에 활처럼 굽은 기다란 열매가 익는데, 꼬투리 속에 윤기가 나는 씨앗이 한 줄로 들어 있고, 이것을 결명자(決明子)라고 한다.

채취 및 건조   씨앗을 사용하는 약초는 가을이 되어 잎이 시들고 약의 기운(氣運)이 씨앗에 충만해졌을 때 채취한다. 결명자도 가을에 채취하는데, 전초(全草)를 베거나 열매꼬투리를 따서 햇볕에 말린 다음 씨앗을 턴다. 그리고 키로 꼬투리 껍질과 불순물을 쳐내고 다시 햇볕에 말린 후에 사용한다.

약초 이야기   선남선녀가 데이트를 한다. 오래 사귀지 않은 탓

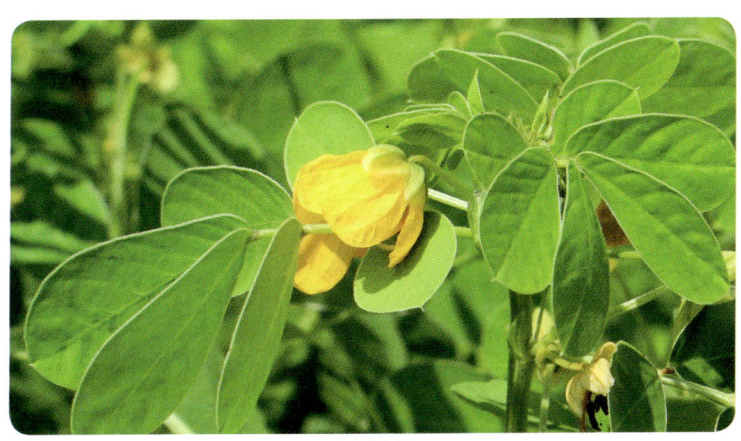

▲ 결명 꽃

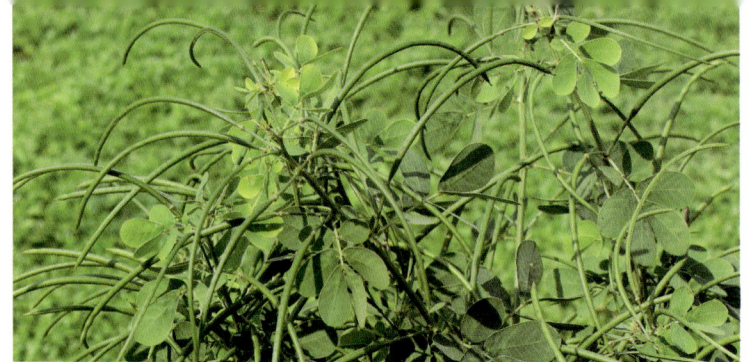

▲ 결명 꼬투리 달린 모습

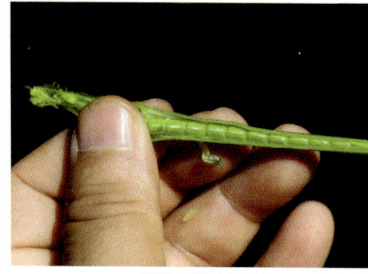

▲ 결명 씨앗(미성숙)

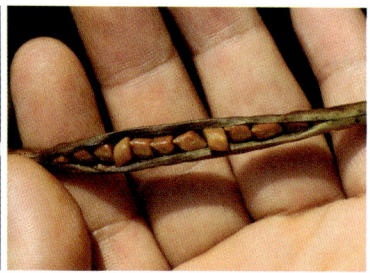

▲ 결명 씨앗(성숙)

일까, 만날 때마다 어색하다. 어느 날 서로의 눈에서 마음을 읽고 첫키스를 한다. 손발에 힘이 빠지고 온몸을 감싼 말초신경이 입술로 집중된다. 이러한 현상은 무언가에 몰두했을 때 나타나기 때문에 일상에서는 벌어지지 않는다. 하지만 일상에서 온몸의 신경에너지가 몰두하는 곳이 있는데, 바로 눈이다.

《동의보감》에는 '오장육부(五臟六腑)의 정기(精氣)가 모두 눈으로 올라가 그 정(精)이 눈에 드러난다.'는 말이 있다. 오장육부가 눈에 연결되어 있고, 또한 오장육부의 건강상태가 눈에 나타난다는 뜻이다. 그래서 시력이 나빠졌을 때는 눈 자체의 문제로만 생각하면 안 된다. 오장육부 중에서 어느 장부가 약해졌는지를 따져서 약해진 곳을 회복시키면 시력은 자연스럽게 좋아진다.

오장육부 중 눈과 각별한 사이를 꼽으라면 간이다. 그래서 간에 좋은 음식과 약초는 눈에도 좋다. 결명자가 대표적인데, 선현들은 간의 풍열(風熱)로 인해 독(毒)이 눈으로 치받아서 시력이 약해진 증상, 눈이 충혈되는 증상, 눈이 아픈 증상, 눈물이 나는 증상에 모두 결명자를 사용했다. '몸이 천 냥이면 눈이 구백 냥'이라는 속담이 몸으로 느껴지는 나이가 되면 반짝거리는 결명자를 곁에 두고 자주 음용하기 바란다.

결명자의 효능

○ 안구충혈과 시력저하를 치료한다

결명자에는 비타민 A와 미네랄 등 눈에 좋은 영양소가 풍부하여 과로와 신경과다에 의한 시력저하를 개선하는 효과가 있다. 단, 장기간 복용해야 하며 감국, 구기자, 숙지황 등과 함께 복용하는 것이 좋다.

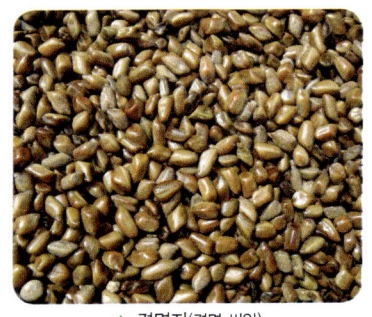
▲ 결명자(결명 씨앗)

예를 들어 결명자 20g, 감국 10g, 구기자 30g, 숙지황 20g이 하루 분량이며, 물 1.5L에 이들 약초를 넣고 중불로 1~2시간 달여서 두 번에 나누어 복용하면 된다. 또는 이들 약초를 분말한 뒤 환으로 만들어 먹어도 좋다.

○ 혈압을 낮춘다

의서(醫書)에는 머리가 아프고 어질어질한 증상이 있을 때 결명자를 사용한다고 했다. 아마도 고혈압 증상을 표현한 것으로 보인다. 실제로 결명자는 혈압을 낮추는 효능이 입증되었으므로 고혈압이 있으면서 시력이 약해진 경우에 복용하면 매우 좋다. 결명자를 매일 복용하면 뇌졸중을 예방하는 효과도 있다. 물론 장기간 복용해야 하는데, 장기간 복용하더라도 해가 없고 오히려 몸에 더 좋다. 《의학입문》에 '결명자를 오래 복용하면 정(精)을 더해주고 잠을 안 자도 될 정도가 된다.'는 구절이 있다. 고혈압에는 조구등, 두충, 여정자 등과 함께 복용하는 것이 좋다. 예를 들어 결명자 30g, 조구등 20g, 두충 20g, 여정자 20g이 하루 분량이며, 물 1.5L에 이들 약초를 넣고 중불로 1~2시간 달여서 두 번에 나누어 복용하면 된다.

○ 콜레스테롤 수치를 낮춘다

결명자는 콜레스테롤 수치를 낮추는 효능이 있으며 단삼, 구기자, 산사와 함께 복용하면 효과적이다. 예를 들어 결명자 15g, 단삼 30g, 구기자 15g, 산사 25g이 하루 분량이며, 물 1.5L에 이들 약초를 넣고 중불로 1~2시간 달여서 두 번에 나누어 복용하면 된다.

활용법 및 참고사항

- 결명자의 1회 복용량은 건조된 것으로 12~20g이다. 달여서 복용해도 되고, 가루내어 분말이나 환을 만들어 복용해도 된다.
- 씨앗을 사용하는 약초는 약한 불에 볶아서 사용해야 한다. 그렇지 않으면 단단한 씨앗의 외피(外皮) 때문에 약효 성분이 충분히 추출되지 않는다. 결명자를 약으로 사용할 때도 볶아서 사용해야 한다.
- 결명자를 베개 속에 넣어서 베면 두통과 어지럼증, 시력저하를 개선하는 데 도움이 된다.
- 연한 결명의 순을 채취하여 나물로 먹으면 눈을 밝게 하는 데 좋다.

함께 알아두면 좋은 약초

석결명 石決明

전복 껍데기를 석결명이라고 한다. 돌[石]처럼 딱딱하면서 시야를 밝게 하는[決明] 효능이 있어서 석결명이라고 하는데, 석결명으로 세숫대야를 만들어 사용했다는 기록이 있고, 안질(眼疾)이 있었던 추사 김정희는 제주도 유배 시절에 석결명으로 그의 안질을 완화시켰다고 한다. 따라서 결명자와 석결명을 함께 사용하면 시력을 강화하는 효과가 더욱 좋아진다.

석결명 효능

• **시력약화와 눈에 막이 끼는 증상을 치료한다**

석결명은 눈의 충혈을 없애는 효능이 좋다. 안구충혈이 지속되면 시력이 떨어지고 눈에 막이 낀 것처럼 사물이 흐릿하게 보이는데, 이 증상을 치료하기 위해서는 숙지황, 산수유처럼 영양분을 보충하는 약초와 더불어 석결명, 결명자처럼 눈의 충혈을 없애는 약초를 함께 복용해야 한다.

• **고혈압을 치료한다**

석결명은 혈압을 낮추는 효능이 좋다. 의서(醫書)에서는 머리가 아프고 정신이 어질어질할 때 석결명을 사용한다고 했는데, 이러한 증상은 고혈압이 있을 때 나타난다. 고혈압이 있을 때 조구등과 함께 복용하면 더욱 좋다.

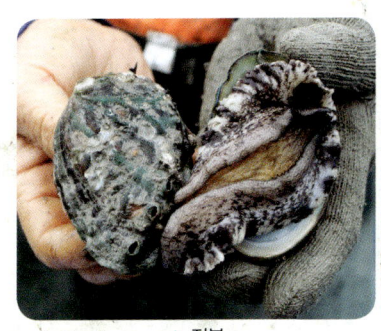

▲ 전복

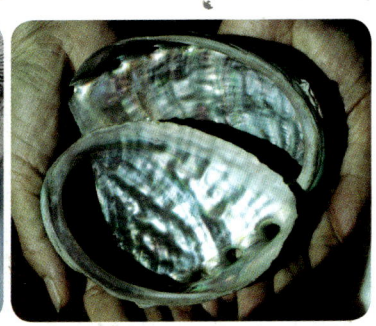

▲ 석결명(전복·껍데기)

눈이 침침할 때 사용하는
목적

- **식물 이름** : 속새과에 속한 다년생 식물인 **속새**
- **사용 부위** : 지상부
- **약초 이름** : 목적(木賊)
- **맛과 성질** : 맛은 달면서 약간 쓰고, 성질은 평(平)하다.

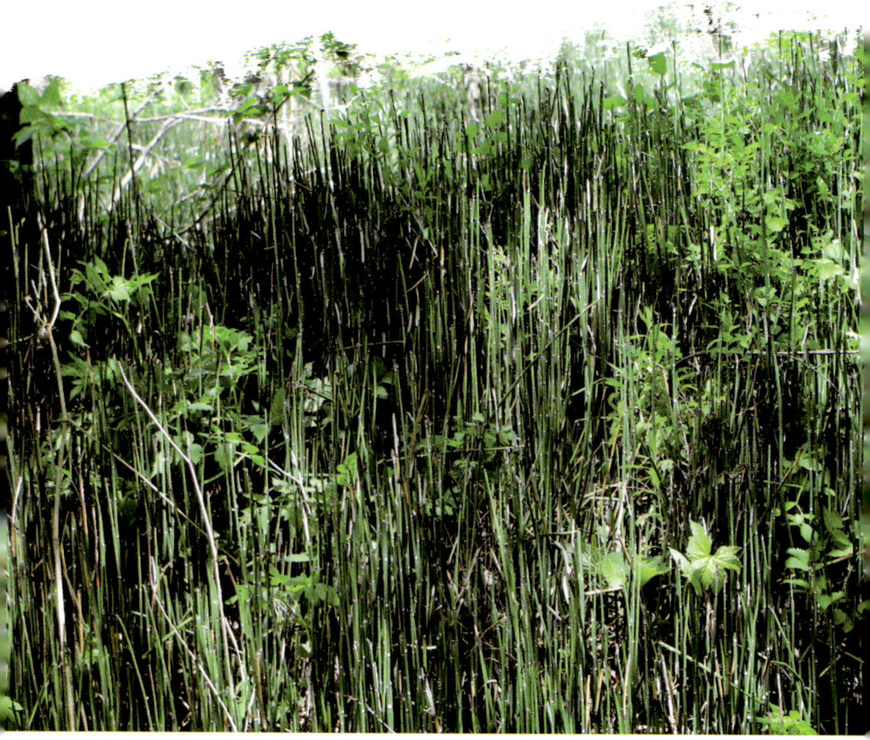

자생지 및 생태 속새는 제주도와 강원도 이북의 산지에 분포하는 상록성의 다년생 식물로, 햇볕이 잘 들어오지 않고 부엽질이 풍부한 습지에서 자란다. 키는 30~60cm이고, 퇴화된 비늘 같은 잎이 서로 붙어 마디 부분을 완전히 둘러싸서 엽초로 되며, 끝이 톱니 모양이고 각 능선과 교대로 달린다. 상록이므로 정원이나 실내에서 키울 수 있는데, 실내에서 키울 때는 수련을 키우는 화분처럼 물 빠짐이 좋지 않은 화분에서 키워야 한다.

채취 및 건조 목적은 여름과 가을에 채취해야 한다. 지상부를 베어서 굵기에 따라 작은 단으로 묶은 다음 그늘이나 햇볕에서 말린다. 또는 깨끗하게 씻어서 약간 축축할 때 뿌리 부분을 잘라내고 썰어서 바람이 잘 통하는 곳에서 말린 다음 약으로 사용한다.

약초 이야기 유년 시절, 만들기를 좋아했던 필자는 바닷가에서 주워온 나무토막에 조각칼을 대어가며 열심히 깎았다. 어

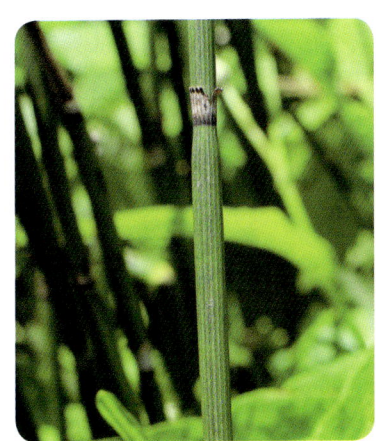
▲ 속새 잎

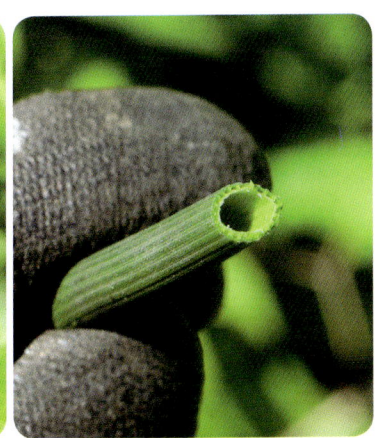
▲ 속새 잎은 속이 비어 있다.

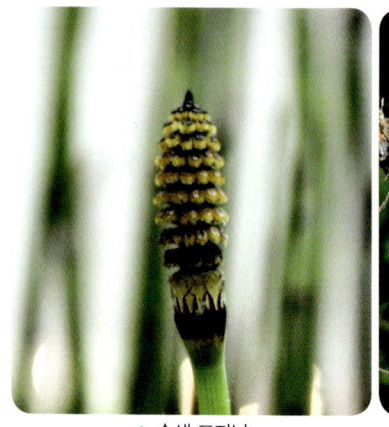 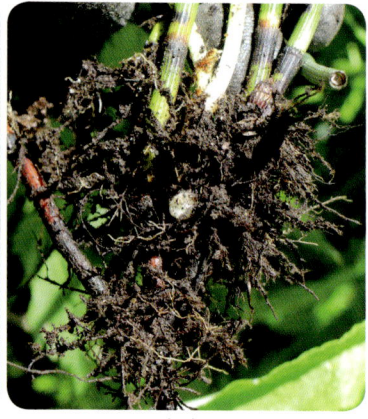

▲ 속새 포자낭   ▲ 속새 뿌리

느새 모양이 드러나면 사포로 반들반들 윤이 날 때까지 문질렀다. 습지에서 자라는 속새라는 풀이 사포로 쓰였다는 것을 아는 이들은 많지 않다. 속새에는 규소 성분이 많다. 그래서 나무를 연마할 때 사용했고 손톱이나 연필심을 다듬을 때도 사용했다. 속새를 목적(木賊)이라고 부르는 것도 이유가 있다. 나무그릇[木器]을 만들 때 속새를 사용해서 문지르면 광택이 나고 부스러기가 떨어지므로 적(賊, 무찌르다)이라는 말을 붙인 것이다. 지금 속새를 이런 용도로 사용하는 사람은 없겠지만 여전히 사람에게 유익한 존재이다. 눈에 막이 끼는 사람에게 특히 좋다. 눈병에 사용하는 약초 중에서 눈에 낀 예막(瞖膜)을 없애주는 데는 속새가 제일이다.

속새를 만져보면 속이 텅 비어 있다. 본디 이렇게 생긴 약초는 막힌 것을 뚫어주는 힘이 좋다. 나이가 들면 근육이 위축되고 혈관도 좁아져 물질 이동이 어려워지는데, 만약 이러한 현상이 눈 주변에 생기면 눈에 영양공급이 충분하게 이루어지지 않아서 눈이 침침해지고 막이 끼는 증상이 나타난다. 이때 속새를 복용하면 나무를 연마하여 광택을 내는 것처럼 막힌 것을 뚫어서 눈에 낀 막을 없애준다.

목적의 효능

○ 눈에 막이 끼는 증상(각막혼탁)을 치료한다

각막은 눈에서 창문에 해당한다. 창문에 성에가 끼거나 상처가 나면 창문 반대쪽이 흐리게 보이듯이 각막이 혼탁해지면 눈에 막이 낀 것처럼 뿌옇게 보이고 시력이 떨어진다. 각막에 충격이 가해지거나 여러 차례 수술을 한 경우, 또는 눈에 염증이 생겼을 때도 각막혼탁이 생길 수 있다. 목적은 예로부터 각막혼탁에 가장 많이 사용했던 약초이며 구기자, 결명자와 함께 사용하면 효과가 좋다. 예를 들어 목적 20g, 구기자 30g, 결명자 20g이 하루 분량이며, 물 1.5L에 이들 약초를 넣고 중불로 1~2시간 달여서 두 번에 나누어 마신다.

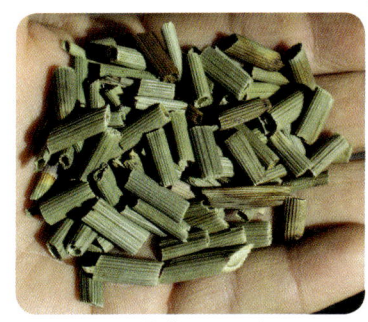

▲ 목적(속새 지상부)

○ 바람을 쏘일 때 눈물이 나는 증상(안구건조증)을 치료한다

안구건조증은 현대인에게 흔한 증상이다. 환경적으로 눈에 피로감을 주는 것들이 많은 데다가 노화가 진행되면 눈물샘의 기능이 떨어지기 때문이다. 목적은 눈에 영양분이 공급되는 통로를 열어주는 역할을 하여 비정상적으로 눈물이 나는 것을 치료한다. 구기자와 감국을 함께 사용하는 것이 좋고, 장기간 복용해도 해가 없다. 예를 들어 목적 20g, 구기자 30g, 감국 20g이 하루 분량이며, 물 1.5L에 이들 약초를 넣고 중불로 1~2시간 달여서 두 번에 나누어 마신다.

○ 치질로 인한 출혈을 멎게 한다

치질은 직장(直腸) 부위의 순환장애에 기인한 것으로 순환을 촉진하는 운동과 좌욕이 치료에 도움이 된다. 목적은 막힌 것을 소통시키고 직장 부위의 순환을 촉진하기 때문에 치질과 치질로 인한 출혈을 멎게 하는 데 사용된다. 출혈이 있을 때는 괴화 또는 괴각과 함께 사용하는 것이 좋다. 예를 들어 목적 30g, 괴화 12g, 괴각 10g이 하루 분량이며, 물 1.5L에 이들 약초를 넣고 중불로 1~2시간 달여서 두 번에 나누어 마신다.

 활용법 및 참고사항

- 목적의 1회 복용량은 6~15g이다. 달여서 복용해도 되고 분말로 복용해도 된다.
- 막힌 것을 뚫어주고 땀을 빼는 효능이 있으므로 기력이 없는 사람이 복용할 때는 주의해야 한다.
- 목적을 달이면 맛이 쓰지 않고 단맛이 나므로 단독으로 달여서 음료수처럼 마시는 것도 좋은 방법이다.
- 목적을 달여서 국을 끓일 때 육수로 사용하면 눈이 좋지 않은 사람에게 좋은 음식이 된다.

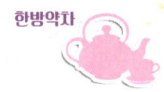

속새차

색은 연한 녹색이고, 맛은 상큼한 향이 있고 담백하다.

| 채취 방법 | 여름과 가을에 신선한 잎을 채취한다.

| 만드는 방법 |

① 채취한 속새에서 엽초(葉鞘)[1]를 제거한다.

② 속새를 1cm 크기로 자른다.

③ 적당량의 소금, 감초, 대추를 넣고 물을 끓인다.

④ 김이 올라오면 면포를 깐 찜망에 속새를 올려놓고 2분 정도 증제(蒸製)한다.

⑤ 증제가 끝나면 속새를 신속하게 식히면서 수분을 제거하고, 5~6시간 정도 음건(陰乾)[2]한다.

⑥ 건조[3]된 속새를 직화(저온)로 덖은 후에 식힌다.

⑦ 위의 과정이 끝나면 다시 직화(고온)로 덖은 후에 식힌다.

⑧ 완전 건조[4]된 속새를 숙성시키고 습기를 확인한 후에 병에 넣어 보관한다.

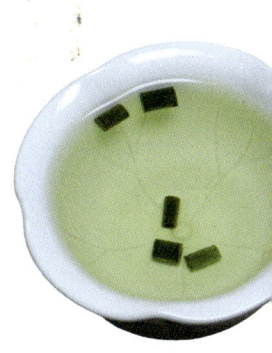

| 음용법 |

① 90~100℃의 뜨거운 물을 찻잔에 붓는다.

② 제다(製茶)한 속새를 1~2분 정도 우린다.

③ 처음 우린 찻물은 가볍게 헹구어 버리고, 이후부터 연속해서 두세 번 우려 마시면 좋다.

1_ 잎이 퇴화하여 줄기 마디마디에 갈색 또는 검은색의 톱니 모양으로 붙어 있는 것을 말한다.
2_ 바람이 잘 통하는 음지에서 자연 건조하는 것을 말한다.
3_ 손으로 만졌을 때 마른 느낌이다.
4_ 손으로 만졌을 때 바삭한 느낌이다.

만형자 蔓荊子

만형자는 순비기나무의 열매이다. 제주도에서는 순비기나무를 숨비기나무라고 하는데, 장시간 물질을 한 해녀들이 물 밖으로 나오면서 참았던 숨을 몰아쉬는 모습에서 '숨비기'라는 말이 유래한 것으로 보인다. 순비기나무의 열매는 해녀들의 숨비기를 도와 그녀들의 고질병인 두통을 치료하는 데 쓰이는데, 두통뿐 아니라 눈물이 나는 증상과 탈모에도 효과가 있다.

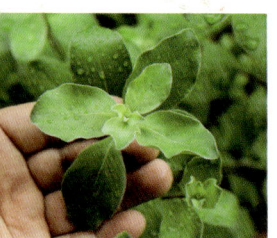

▲ 순비기나무 잎

만형자 효능

• 눈이 충혈되고 눈물이 많이 나는 증상을 치료한다

만형자는 눈에 생긴 염증을 치료한다. 특히 눈물이 많이 나는 경우에 사용하면 좋은데,《동의보감》에서도 '누안감제(淚眼堪除)'라는 말을 사용하면서 눈물이 날 때 만형자를 사용하라고 하였다. 따라서 이 증상이 있을 때 만형자와 목적을 함께 사용하면 더욱 좋다.

• 두통을 치료한다

만형자는 두통을 치료하는 효능이 있다. 감기로 인한 두통, 신경성 두통, 신경쇠약으로 인한 두통에 모두 사용할 수 있고, 많은 양(40g)을 복용하면 삼차신경통을 치료하는 데도 도움이 된다. 또한 만형자를 베개 속에 넣고 잠을 자면 머리가 맑아진다.

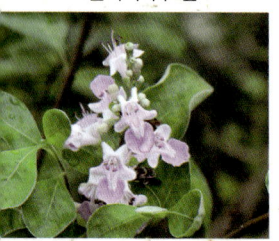

▲ 순비기나무 꽃

• 머리카락을 검게 하고 탈모를 치료한다

만형자와 하수오, 숙지황, 여정자 등을 함께 복용하면 모발이 검어지고 광택이 난다. 또한 탈모가 심하게 진행되고 있지만 아직 모공이 닫히지 않았을 때 만형자를 복용하면 완전탈모가 되는 것을 예방할 수 있다.《동의보감》에는 만형자가 '수염과 머리털을 잘 자라게 한다.'라고 하였는데, 실제로 몸이 약하여 머리카락이 잘 나지 않는 어린아이에게 만형자를 진하게 달여 먹이면 머리카락이 잘 난다.

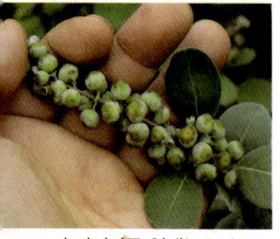

▲ 순비기나무 열매(만형자)

유튜브(youtube) 동영상 강의

잇몸 염증을 치료하는
백지

구강질환에 좋은 약초

- **식물 이름** : 산형과에 속한 2~3년생 식물인 **구릿대**
- **사용 부위** : 뿌리
- **약초 이름** : 백지(白芷)
- **맛과 성질** : 맛은 맵고 성질은 따뜻하다.

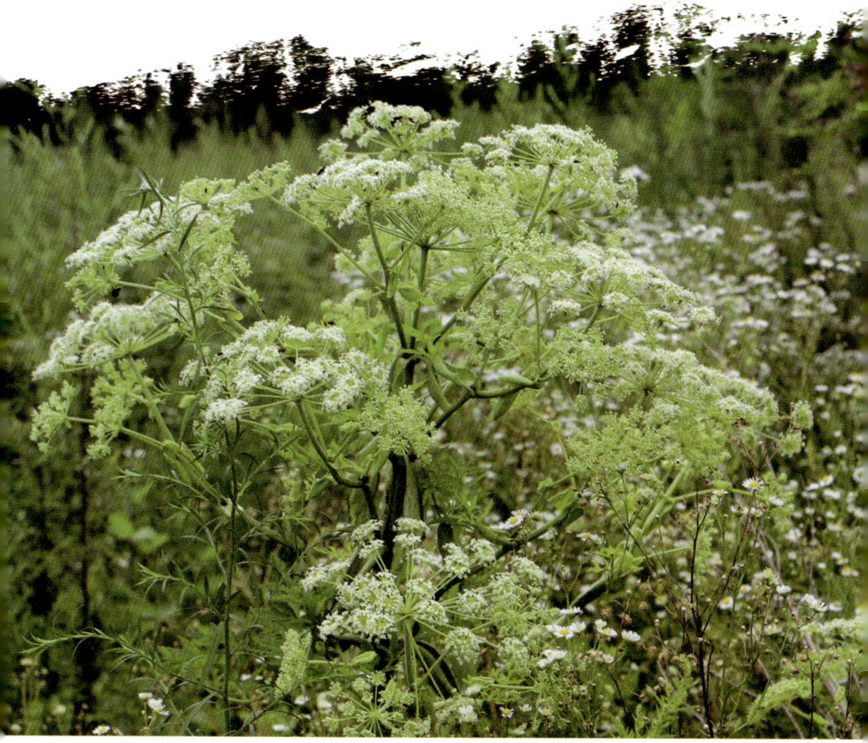

자생지 및 생태 구릿대는 우리나라 각처의 산야에 자생하는 2~3년생 식물이다. 산골짜기 냇가에서 흔히 보이며 햇빛을 좋아하여 탁 트인 곳에서 잘 자란다. 구릿대의 원줄기는 위로 곧게 뻗는 특징이 있어 완전히 성장하면 옥수수의 원줄기처럼 보인다. 키가 1.5m 정도로 자라기 때문에 멀리서도 쉽게 알아볼 수 있고 산행을 하면서 종종 볼 수 있다. 꽃은 6~8월에 흰색으로 핀다. 추위에 강하고 생장력이 좋아서 우리나라 어느 곳에서나 재배할 수 있으나 서늘한 기후를 좋아하므로 중북부 지역에서의 재배가 유리하다. 토질이 좋은 곳에서 자

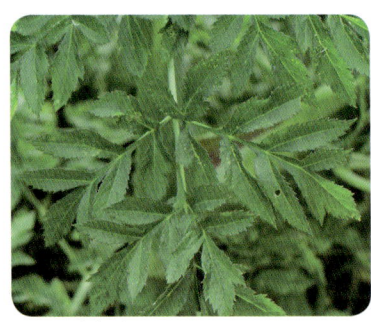
▲ 구릿대 잎

▲ 구릿대 열매

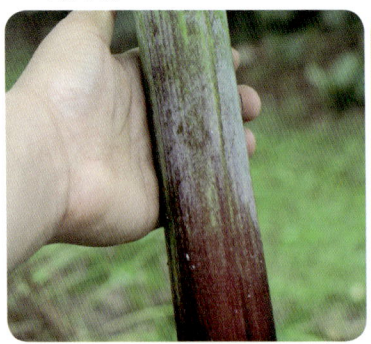
▲ 구릿대의 원줄기는 위로 곧게 자라는 특징이 있다.

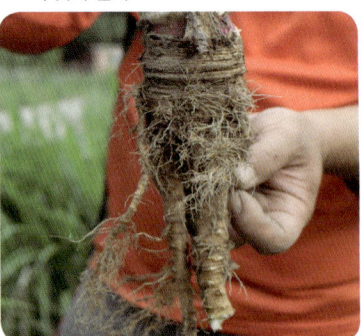
▲ 토질이 좋은 곳에서는 구릿대의 뿌리가 아래로 곧게 뻗는다.

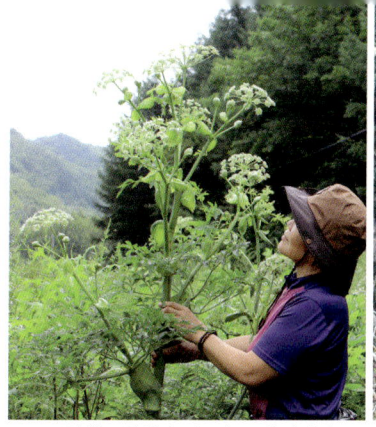
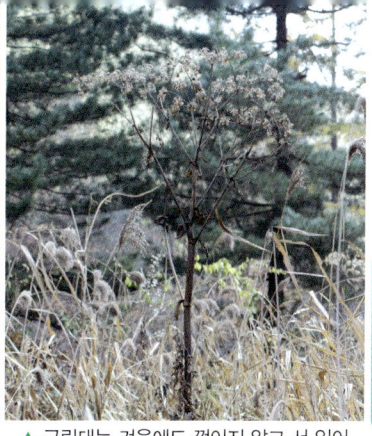

▲ 구릿대는 성인의 키보다 크게 자라기도 한다.
▲ 구릿대는 겨울에도 꺾이지 않고 서 있어 멀리서도 알아볼 수 있다.

라는 구릿대는 원뿌리가 수직으로 곧게 뻗는 특징이 있다. 따라서 재배할 때도 토심(土深)이 깊어야 한다.

채취 및 건조   뿌리를 사용하는 약초는 잎이 지고 난 이후에 채취해야 한다. 약의 기운(氣運)이 뿌리로 내려와야 하기 때문이다. 구릿대는 6~8월에 꽃이 피고, 9~10월에 열매가 맺히는데, 채취의 적기는 잎이 누렇게 되었을 때(11월경)이다. 캐낸 뿌리에서 흙과 불순물을 제거하고 햇볕에 말린다.

약초 이야기   중국의 4대 미녀 중 서시(西施)의 이야기이다. 서시는 아름다운 미모와 어울리지 않게 위장병이 있었고, 복통이 잦았다. 복통이 일어나면 손으로 심장 근처를 누르고 눈살을 찌푸리곤 했는데, 그 모습까지도 세인들의 눈에는 아름답게 보였다. 인근 마을의 못생긴 여인이 이것을 흉내 내어 눈을 찡그리며[嚬] 몸을 쭈그린[蹙] 채 마을을 돌아다녔는데, 사람들은 여인의 행동에 눈살을 찌푸리고 못마땅히 여겼다. 훗날 '빈축(嚬蹙)을 사다'라는 표현이 여기서 유래되었다.

한의서에 서시의 얼굴을 만들어주는 약으로 일컫는 처방이 있다. 바로 '서시옥용산(西施玉容散)'이다. 말 그대로 서시의 옥(玉) 같은 얼굴로 만들어준다는 의미로, 이 처방의 중심이 되는 약초가 백지이다. 백지는 얼굴에 생긴 염증이나 기미를 없애는 효능이 있어서 서시옥용산의 중심이 되는 것인데, 염증뿐 아니라 통증을 감소시키는 효능 또한 탁월하다. 그렇기 때문에 잇몸 염증에 의한 치통을 치료하는 데에도 자주 이용된다. 민간에서는 풍치가 심할 때 구릿대의 잔뿌리를 아픈 치아로 물고 있게 해서 통증을 가라앉혔다.

백지의 효능

○ 치주질환과 치통을 치료한다

백지는 염증과 농(膿)을 제거하는 효능이 좋아서 치주질환에 활용하면 좋다. 치주질환이 심할 때는 백지 4g, 세신 4g, 황련 4g을 달여서 뜨거울 때 입에 머금고 있다가 식으면 뱉는다. 하루에 여러 번 이렇게 하면 치은염과 치주염 치료에 효과적이다.

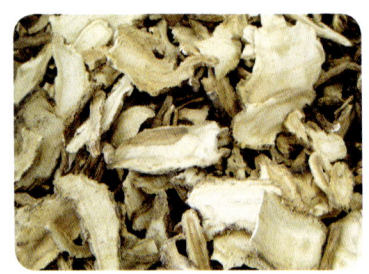
▲ 백지(구릿대 뿌리)

○ 비염을 치료한다

백지는 염증을 치료하는 효능이 좋아서 비염에도 자주 활용된다. 비염으로 콧물이 나오는 경우에는 창이자(볶은 것), 신이, 박하와 함께 사용하면 좋다. 예를 들어 백지 15g, 창이자 15g, 신이 10g, 박하 6g이 하루 분량이며, 물 1.5L에 이들 약초를 넣고 중불로 1~2시간 달여서 두 번에 나누어 복용하면 된다.

여기에 소량의 대파와 생강을 넣고 달이면 더욱 좋다.

○ 두통을 치료한다

백지는 두통을 치료하는 효과가 좋은 약초이며, 특히 이마 부위가 아플 때 효과가 뛰어나다. 천궁과 함께 사용하면 좋은데, 천궁과 백지를 같은 비율로 분말한 다음 1회에 4g씩, 하루에 3회 복용한다. 이 처방을 궁지산이라고 한다. 또는 백지 10g, 천궁 10g을 물 1L에 넣고 1시간 정도 달인 후에 수시로 마시는 방법도 있다. 이 경우 약초 달인 물에 녹차 티백을 넣어서 마시면 더욱 좋다.

○ 기미와 주근깨, 흉터를 없애준다

옛날 사람들은 미백 효과를 얻기 위해 백지를 활용하였다. 얼굴에 생긴 잡티를 없애는 효과가 있기 때문인데, 연고로 만들어 사용하면 편리하다. 예를 들어 적당량의 올리브유와 밀랍을 녹인 것에 약초 분말(백지 8g, 당귀 4g, 자초 4g)을 섞어 연고를 만들어서 매일 바르면 얼굴이 희어지고 잡티가 없어진다.

활용법 및 참고사항

- 백지의 1회 복용량은 건조된 것으로 4~12g이다. 달여서 복용해도 되고, 가루 내어 분말이나 환을 만들어 복용해도 된다.
- 백지처럼 맛이 맵고 발한(發汗)시키는 약초는 기(氣)를 소모시키는 작용을 하기 때문에 몸이 약하여 식은땀이나 허열(虛熱)이 나는 사람은 사용하지 말아야 한다.
- 옛날 민간에서는 매년 5월에 집의 방을 밀폐하고 백지, 창출, 쑥을 태워 강한 연기로 실내를 소독하여 모든 충(蟲)의 박멸을 시도하였다. 이는 이들 약초에 균이나 충을 죽이는 작용이 있기 때문이다.
- 봄에 연한 구릿대 새순을 채취해서 살짝 데치면 쌈으로 먹을 수 있고, 양념에 무쳐 나물로 먹기도 하며 장아찌를 담그기도 한다. 생선찌개나 조림에 넣으면 비린내를 없앨 수 있다.

유튜브(youtube) 동영상 강의

치통을 치료하는

세신

- **식물 이름** : 쥐방울덩굴과에 속한 다년생 식물인 **족도리풀**
- **사용 부위** : 뿌리
- **약초 이름** : 세신(細辛)
- **맛과 성질** : 맛은 맵고 성질은 따뜻하다.

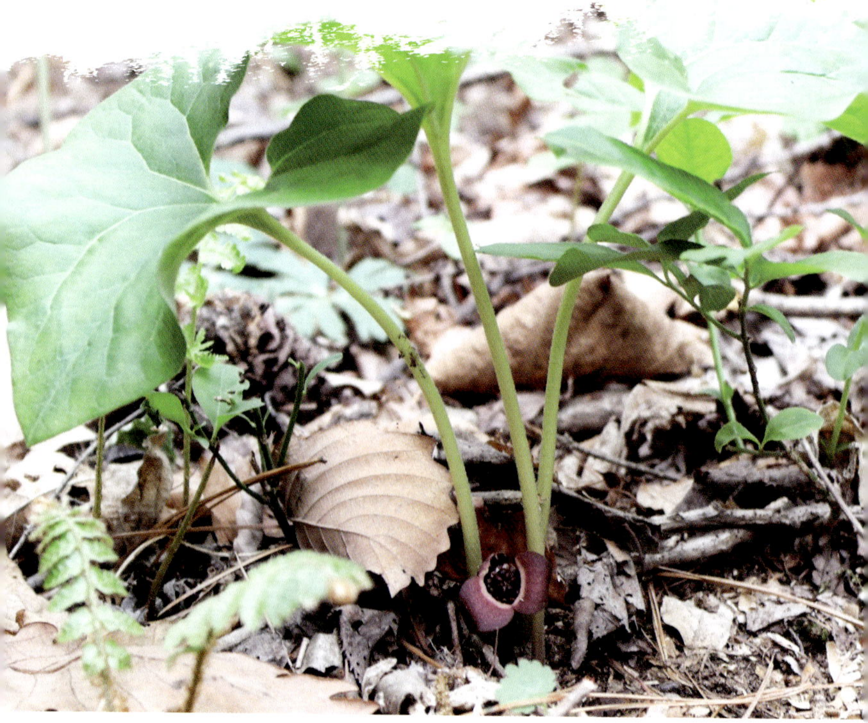

자생지 및 생태 족도리풀은 우리나라 각처의 산지에서 자라는 다년생 초본이다. 반그늘 또는 양지의 토양이 비옥한 곳에서 잘 자란다. 키는 성인의 손 한 뼘 정도 크기로 자라고, 너비 5~10cm의 잎이 뿌리줄기 끝에서 1~2장 나온다. 잎의 표면은 녹색이고 뒷면에 잔털이 많으며, 잎자루는 자줏빛을 띤다. 꽃은 자주색이며 끝이 3갈래로 갈라진 항아리 모양이다. 꽃은 잎 아래쪽의 땅 가까이에서 피기 때문에 위에서는 잘 보이지 않는다. 따라서 날아다니는 곤충이 아니라 땅에 사는 곤충에 의해 수정된다. 관상용으로도 키울 수 있는데, 늦가을이나 이른 봄에 포기나누기를 하거나 9월경에 씨앗을 받아서 바로 뿌리면 된다.

채취 및 건조 족도리풀의 뿌리는 파뿌리처럼 가늘고 매운맛이 강해서 먹어보면 혀가 얼얼하게 느껴질 정도이다. 그래서 세신(細辛)이라는 이름을 갖게 되었다. 세신은 5~7월 사이에 뿌리째 캐서 흙을 깨끗이 제거하고 그늘에서 말린다. 햇볕에 말리

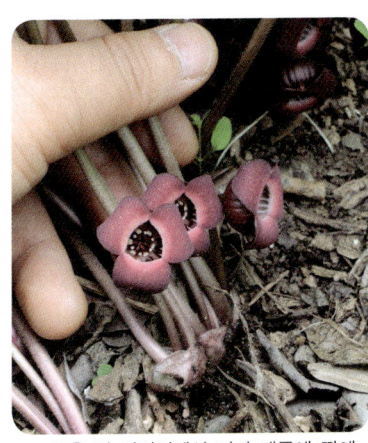

▲ 꽃은 땅 가까이에서 피기 때문에 땅에 사는 곤충에 의해서 수정이 된다.

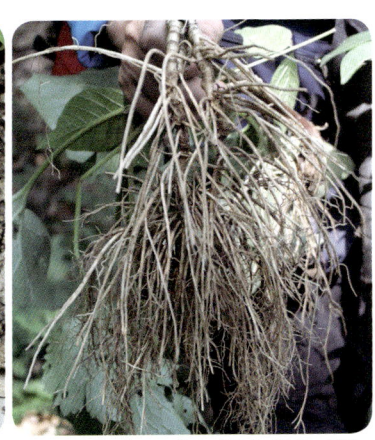

▲ 뿌리가 가늘고 맵기 때문에 세신(細辛)이라고 하였다.

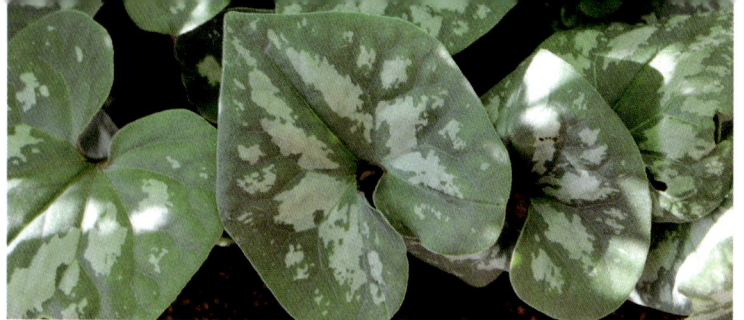

▲ 개족도리풀은 한라산과 남해안 섬 지방의 산지 숲속에서 자라며 섬족도리풀이라고도 한다. 뿌리를 세신 대용으로 사용한다.

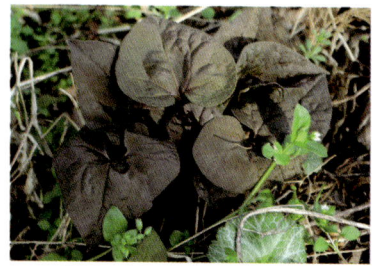

▲ 자주족도리풀 잎

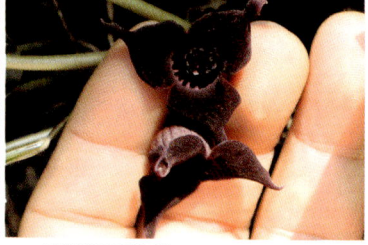

▲ 자주족도리풀 꽃

거나 물로 씻으면 향기가 약해지고 뿌리가 검게 변하여 품질이 떨어지므로 주의한다.

약초 이야기 조선 성종 때의 일이다. 성종은 젊어서 극심한 치통에 시달렸다. 치통을 치료하려고 1년이나 노력했지만 허사였다. 성종 11년(1480) 마침 조선을 찾은 명나라 사신에게서 치료약을 구할 생각을 한 왕은 승정원에 지시한다.

"치통을 앓은 지 1년이 넘었다. 여러 가지 방법을 동원했으나 효험이 없다. 명나라 사신에게 말하면 저들이 마음을 다하여 약을 구할 것이다. 그대들은 어떻게 생각하는가?"

도승지 김계창이 대답한다.

"아니 되옵니다. 전하의 치통을 다른 나라 사람이 알게 할 수 없습니다."

그러나 왕의 고민을 알게 된 명나라 사신은 '곡래소거산(哭來笑去散)'이라는 처방을 올렸고, 약을 복용한 뒤에 왕의 통증은 경감되었다. 이 처방에 세신이 포함되어 있는데, 세신을 복용하면 국소마취 효과가 나타나기 때문에 치통이 있을 때 자주 활용된다. 또한 입냄새를 없애는 효과가 있어서 은단과 박하사탕의 원료로도 사용된다.

세신의 효능

○ 잇몸 염증과 치통을 치료한다

세신은 치통을 없애는 효능이 좋고 잇몸의 염증을 가라앉히는 효능이 있다. 따라서 잇몸에 염증이 자주 생기는 경우, 보철(補綴) 때문에 잇몸 염증이 생기는 경우, 임

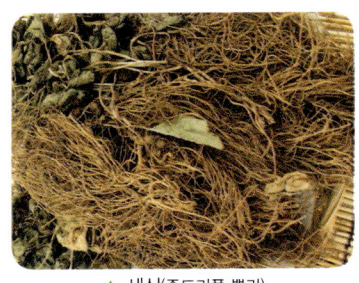
▲ 세신(족도리풀 뿌리)

플란트 시술 이후에 염증이 생기는 경우에 세신을 활용하면 도움이 된다. 잇몸 염증과 치통이 있을 때 세신 분말 2g을 입에 넣고 10분 정도 머금고 있으면 치통이 사라진다. 또한 세신을 물에 달여서 여러 번 입안을 헹구어도 효과가 있다. 백지와 함께 사용하면 효과가 더욱 좋다.

○ 입냄새를 치료한다

세신은 은단과 박하사탕의 원료로 사용될 정도로 입냄새를 제거하는 효능이 좋다. 진하게 달인 세신 5g을 뜨거울 때 입에 머금고 있다가 식은 다음 뱉으면 입냄새를 없애는 데 도움이 된다. 참고로 옛날 의서(醫書)에 입냄새는 위(胃)의 염증과 관련

이 있고, 마음이 편하지 않거나 육류를 많이 섭취했을 때 생긴다고 하였다. 따라서 입냄새가 심한 사람은 마음을 편하게 하고 소화가 잘되는 채식 위주의 식사를 해야 한다.

O 신경통을 치료한다

세신은 신경통을 치료하는 효능이 있다. 단, 열이 많은 약초이기 때문에 몸이 냉한 사람에게 사용해야 한다. 신경통이 있을 때는 강활, 방풍, 오가피와 함께 사용하면 더 좋다. 세신 4g, 강활 8g, 방풍 8g, 오가피 12g이 하루 분량이며, 물 1.5L에 이 약초들을 넣고 중불로 1~2시간 달여서 두 번에 나누어 복용하면 된다. 여기에 소량의 대추와 생강을 넣어서 달이면 더욱 좋다.

O 비염으로 인한 코막힘을 치료한다

세신은 비염으로 코막힘과 콧물이 있을 때 자주 사용되는 약초이다. 백지, 박하, 신이와 함께 사용하면 좋고 연고로 만들어 사용할 수도 있다. 적당량의 올리브유와 밀랍을 녹인 것에 약초 분말(세신 4g, 백지 8g, 박하 8g, 신이 8g)을 섞어 연고를 만들고, 면봉을 이용하여 콧속에 바르면 코막힘이 해소된다.

활용법 및 참고사항

- 세신의 1회 복용량은 1.5~5g이다. 달여서 복용해도 되고, 가루 내어 분말이나 환을 만들어 복용해도 된다.
- 세신은 약성이 강하기 때문에 한 번에 많은 양을 사용하지 말아야 한다. 달여서 복용할 때는 1회에 1.5g에서 시작하여 5g까지 조금씩 양을 늘리면서 사용하는 것이 좋다.
- 세신을 달여서 복용할 경우 과량 사용하면 기운이 빠질 수 있다. 따라서 몸이 약한 사람이 복용할 때는 주의해야 한다.
- 세신은 통증을 멎게 하는 효능이 있어 신경통과 근육통, 관절통에 외용제로 활용할 수 있다. 세신과 강활, 박하를 진하게 달이고, 여기에 알코올을 섞어서 통증 부위에 바르면 신기하게 통증이 멎는다.

천초 川椒

천초는 초피나무의 열매껍질이다. 초피나무의 열매가 성숙하면 햇볕에 말린 다음 씨앗을 제거하고 열매껍질만 약으로 사용한다. 천초는 맛이 맵고 혀를 마비시킬 정도로 자극성이 강하기 때문에 치통이 있을 때 사용된다.

천초 효능

• 치통을 치료한다

《동의보감》에서는 천초가 치아를 충실하게 하고 치통을 없애준다고 하였고, 치통이 있을 때는 식초에 달여 양치한 다음 뱉으라고 하였다.

• 위장을 따뜻하게 하고 통증을 멎게 한다

천초는 식욕을 촉진하고 위장의 운동을 증가시키는 효능이 있어 위장이 약하고 속이 냉한 사람의 식욕부진과 복통에 사용하면 좋다.

• 신물이 올라오는 증상을 치료한다

위산과다로 인해 신물이 올라오는 경우에 천초를 볶아서 조금씩 복용하면 위장 운동이 활발해져서 신물 올라오는 증상이 개선된다. 신경성 식욕부진에도 이 방법을 활용하면 좋다.

• 과민성 장염을 치료한다

천초와 조출을 환으로 만들어 복용하면 과민성 장염을 치료하는 데 효과가 있다.

• 탈모를 치료한다

《동의보감》에서는 천초가 모발을 충실하게 한다고 하였다. 천초 달인 물을 두피에 바르면 두피의 혈액순환이 좋아져서 모근(毛根)이 튼튼해지므로 탈모를 예방하고 치료하는 데 도움이 된다.

※ 초피나무 열매가 익을 무렵 나무 주변에는 독사가 많으므로 주의한다.

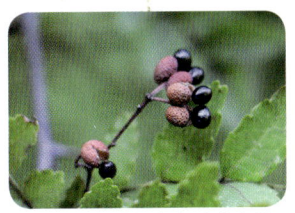

▲ 열매가 성숙하면 껍질이 벌어지면서 씨앗이 노출된다.

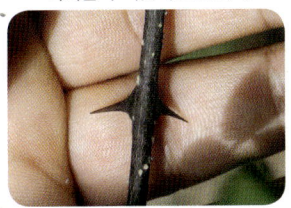

▲ 초피나무의 가시는 마주나는 특징이 있다.

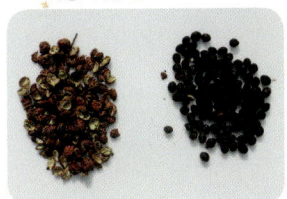

▲ 열매껍질만 약으로 사용하고, 씨앗은 사용하지 않는다.

유튜브(youtube) 동영상 강의

구내염을 치료하는
오배자

- **식물 이름** : 옻나무과에 속한 낙엽소교목인 **붉나무**
- **사용 부위** : 잎에 달린 벌레집
- **약초 이름** : 오배자(五倍子)
- **맛과 성질** : 맛은 시면서 떫고 쓰다. 성질은 차갑다.

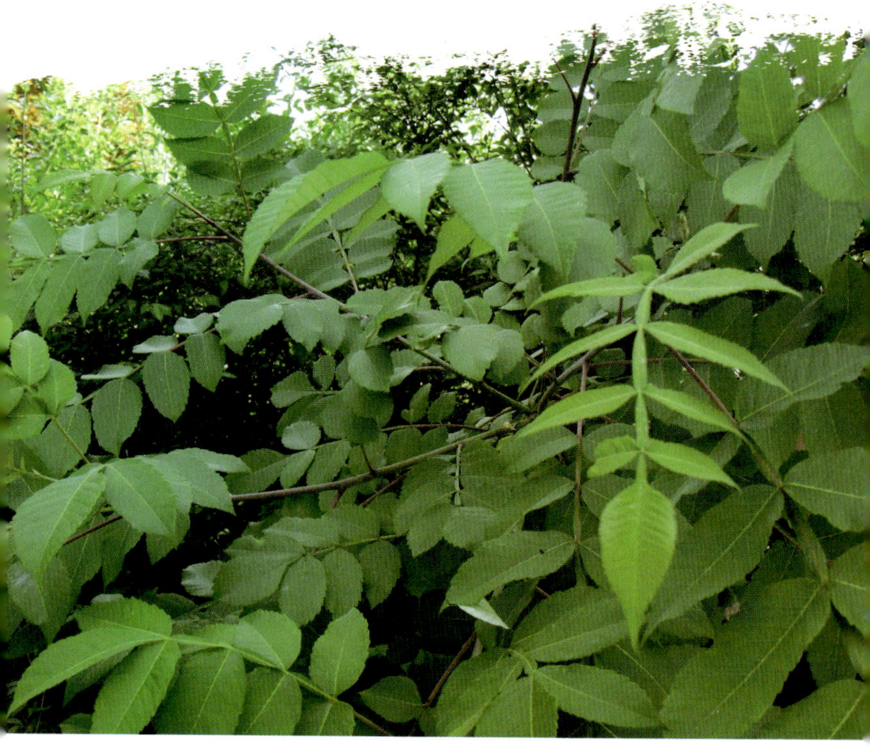

자생지 및 생태 붉나무는 산속의 척박하고 양지바른 너덜바위 지역이나 들판에 주로 서식한다. 어느 지역에서나 볼 수 있는 흔한 나무이며, 가을에는 붉고 아름다운 단풍이 들어 쉽게 알아볼 수 있다. 성숙한 열매에서 짠맛이 나고 나무에서도 약간의 짠맛이 나기 때문에 염부목(鹽膚木)이라는 별칭이 붙었다. 오배자는 붉나무의 잎자루 날개에 달린 벌레집으로 도심보다는 물과 공기가 좋은 청정 지역에서 볼 수 있다. 오배자 안에는 날개가 달린 암벌레가 1만 마리 내외 들어 있으며, 이 벌레는 근처의 이끼 틈에서 겨울을 지낸다.

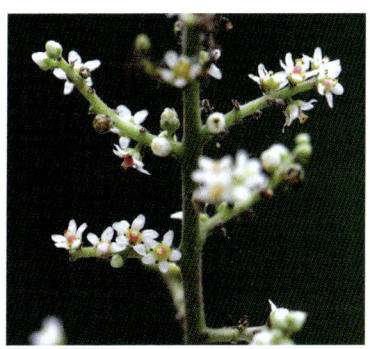
▲ 붉나무 암꽃

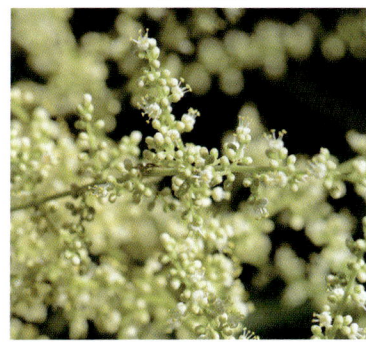
▲ 붉나무 수꽃

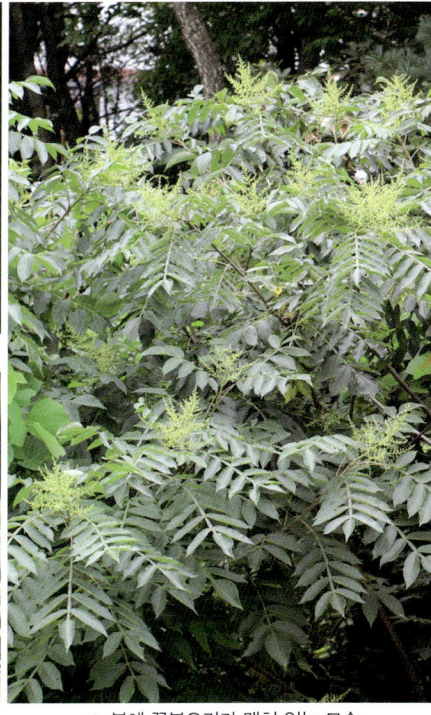
▲ 봄에 꽃봉오리가 맺혀 있는 모습

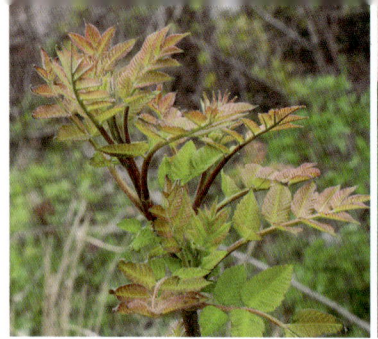
▲ 봄에 새순을 채취해서 나물로 먹을 수 있다.

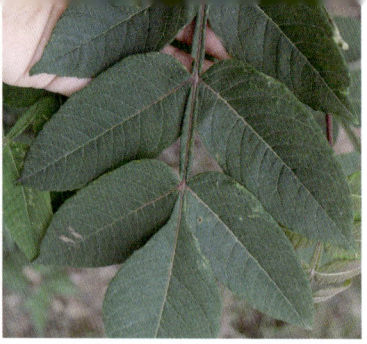
▲ 화살 깃 모양의 잎자루 날개가 특징적이다.

채취 및 건조 가을철에 벌레집이 녹색에서 황갈색으로 변할 때, 그리고 벌레가 벌레집에 있을 때 채취해야 한다. 채취 시기가 지나면 벌레가 벌레집을 뚫고 나가는데, 이때 채취하면 벌레집의 타닌(tannin) 성분이 줄어들어 약효가 떨어진다. 채취한 것을 3~5분 정도 끓는 물에 넣어 벌레집에 들어 있는 유충을 죽이고 햇볕이나 그늘에서 말린다. 그런 다음 쪼개서 벌레와 불순물을 제거한 후에 사용한다.

약초 이야기 옛날 시골에서는 약국이 멀리 있어 아플 때마다 약을 사 먹는 것이 쉽지 않았다. 그래서 참을 만한 통증이면 '시간이 약'이라는 말로 인내하며 지내야 했다. 하물며 1년에 몇 차례씩 생기는 입병(구내염)에는 오죽했겠는가. 그러나 입병이 생기면 음식을 양껏 먹을 수 없어 영양이 고루 섭취되지 않으니 기운이 없고 일상이 괴롭고 힘들었다.

한 농부에게 생긴 입병은 시간이 지나도 나을 기미가 보이지 않았다. 참다못한 농부는 논에 모 놓을 기운이 없어서 약국을 찾게 되었다. 농부는 약사가 주는 약을 닥치는 대로 먹었다. 그러나 입병은 잡히지 않았다. "신약(新藥)으로 안 되는 것도 있구먼." 아픈 입으로 농부는 투덜거렸다. 그 모습을 보고 있던 동

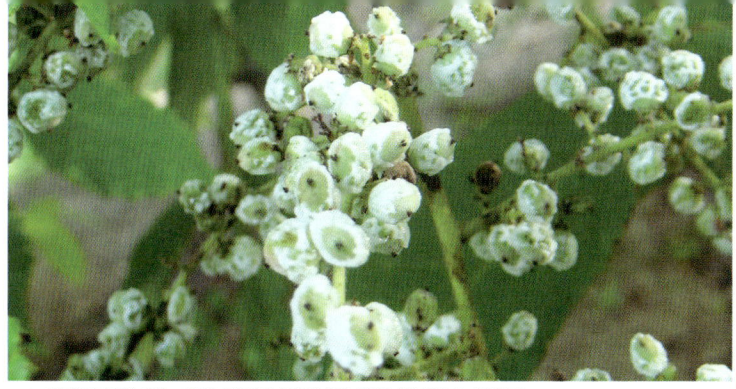
▲ 열매에 묻어 있는 흰색 가루를 먹어보면 강한 짠맛이 느껴진다.

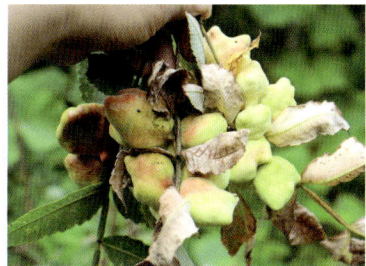
▲ 오배자는 가을에 녹색에서 붉은색으로 변할 때 채취해서 약으로 사용한다.

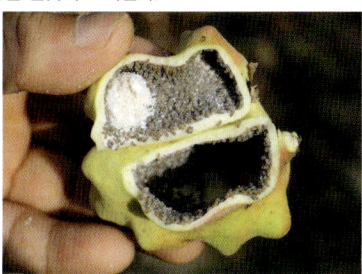
▲ 오배자 속에는 암벌레 1만 마리 정도가 서식하고 있다.

네 할배가 산 밑에 있는 나무에서 뭔가를 따다가 달여 먹어보라고 했다. 나중에 알고 보니 그것은 오배자라는 벌레집이었는데, 그것을 달여 먹고 질기게 붙어 있던 입병은 감쪽같이 사라졌다. 입병에는 오배자가 신약(神藥)이었다.

오배자의 효능

○ 구내염을 치료한다

오배자는 구내염을 치료하는 효능이 아주 좋다. 오배자 달인 물을 입에 머금고 가글을 하거나 오배자 분말을 염증 부위에 붙이면 구내염이 신기하게 치료된다. 염증이 심할 때는 오배자와 황백을 2:1 비율로 가루 낸 다음 염증 부위에 붙인다. 옛

의서(醫書)에서는 이렇게 하면 바로 음식을 먹을 수 있다고 하였다.

○ 피부가 헐고 손발이 트는 증상을 치료한다

피부가 헐고 진물이 나오는 경우에는 오배자 분말과 황련 분말을 피부에 발라주고, 손발이 트는 증상에는 오배자 분말과 황련 분말을 바셀린에 잘 섞어서 환부(患部)에 발라준다. 이때 약초 분말과 바셀린의 비율은 1:8 정도로 한다.

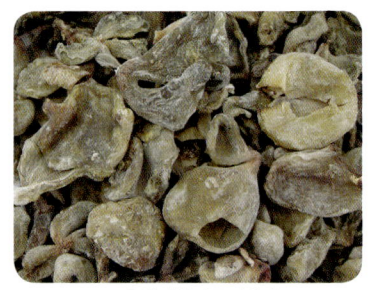

▲ 오배자(붉나무 벌레집)

○ 만성설사와 과민성 대장증후군을 치료한다

만성설사에는 분말한 오배자를 한 번에 8g씩 물에 타서 먹거나 환을 만들어 먹으면 효과가 좋다. 과민성 대장증후군에는 오배자 80g, 인삼 80g, 산약 200g, 복령 100g, 연자육 100g을 가루 내어 한 번에 8g씩 하루에 2번 복용한다.

○ 치질을 치료한다

장시간 앉아 있는 생활 때문에 치질이 생겼을 때 오배자를 활용하면 좋다. 이 경우 오배자, 지각, 조각자를 함께 사용하는데, 이들 약초를 모두 같은 양으로 분말한 뒤에 꿀로 반죽하여 녹두 크기의 환을 만들어서 따뜻한 물로 70개씩 공복에 복용한다. 《동의보감》에서는 스님이나 도사가 오래 앉아 있거나 배불리 먹어서 치질이 생겼을 때 위의 처방을 사용한다고 하였는데, 현대인의 생활습관도 이와 같으므로 활용도가 높은 처방이다.

○ 만성기침을 치료한다

오배자는 약해진 폐를 수축시키는 효능이 있어 폐가 약한 사람의 만성기침을 치료할 때 활용하면 아주 좋다. 이 경우 오미자와 함께 사용하면 좋다. 오배자 12g, 오미자 6g이 하루 분량이며, 물 1L에 이들 약초를 넣고 중불로 1~2시간 달여서 두 번에 나누어 복용하면 된다.

활용법 및 참고사항

- 오배자의 1회 복용량은 건조된 것으로 4~8g이다. 달여서 복용해도 되고, 가루 내어 분말이나 환을 만들어 복용해도 된다.
- 오배자는 예로부터 천을 검게 물들이는 염료로 사용되었고, 검정 잉크를 만드는 원료로도 쓰였다.
- 신선한 붉나무 잎을 달여서 복용하면 기침, 혈변, 피부염 등에 효과가 있다. 하루에 40~80g 정도 사용한다.
- 붉나무 껍질을 달여서 복용하거나 피부에 바르면 무좀 등 피부질환을 치료하는 데 도움이 된다.
- 봄에 연한 붉나무 새순을 채취해서 나물이나 묵나물로 활용한다.
- 가을에 채취한 붉나무 열매를 분말해서 피부에 바르면 피부질환에 효과가 있다.
- 가을이 되면 단단한 붉나무 열매는 하얗게 소금을 뿌려놓은 것처럼 변한다. 실제로 소금이 귀했던 옛날에는 두부를 만들 때 이것으로 간수를 만들었다.
- 붉나무 가지에도 염분이 있어서 동치미를 담글 때 붉나무 가지를 넣어서 그 염분으로 간을 맞추기도 한다.
- 오배자를 이용하여 비누를 만들면 모공을 수축시키는 효과가 있다.
- 옛날에는 흰 수염을 염색할 때 오배자를 활용했다.

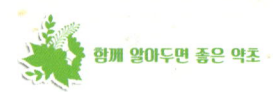

감초 甘草

'약방의 감초'라는 말이 있듯이 감초는 보조약으로 흔히 활용되는 약초이다. 그런데 구내염을 비롯하여 잘 낫지 않는 만성염증에는 감초가 주약(主藥)으로 쓰인다. 따라서 잘 낫지 않는 만성염증과 상처를 치료할 때는 오배자와 감초를 함께 활용해야 한다.

감초 효능

• 구내염을 치료한다

감초는 염증을 치료하는 대표적인 약초이며, 특히 몸이 허약한 사람의 만성염증에 효과가 좋다. 구내염이 잘 낫지 않고 자주 반복되는 경우에는 황기와 함께 달여서 복용하면 좋다.

• 위궤양을 치료한다

감초는 위궤양을 치료하는 효능이 뛰어나다. 이 경우 오적골(갑오징어 뼈)과 함께 사용하며, 궤양으로 통증이 심한 경우에는 작약을 추가해서 가루나 환을 만들어 복용하면 좋다.

• 발바닥이 갈라지는 것을 치료한다

감초 50g과 글리세린 50g을 소독용 알코올 100mL에 하루 동안 담갔다가 갈라진 발바닥에 바르면 통증이 줄어들고 회복이 촉진된다.

• 근육에 쥐가 나는 증상을 치료한다

감초는 근육을 이완시키는 효능이 있어서 종아리에 쥐가 나는 증상을 비롯하여 몸에 마비감이 있거나 뒤틀리는 증상이 나타날 때, 이갈이가 심할 때 작약과 함께 사용하면 좋다.

• 부정맥을 치료한다

감초는 심장의 박동이 비정상적으로 빨라지거나 늦어지거나 혹은 불규칙하게 되는 부정맥을 치료한다. 이 경우에는 밀감초(蜜甘草)를 사용하면 효과가 더 좋아진다.

• 식중독, 약물 중독, 농약 중독을 치료한다

녹두와 함께 달여서 복용하면 중독 증상을 개선하는 효과가 있다.

※ 많은 양의 감초를 장기간 복용하면 부종이 생기므로 주의해야 한다.

유튜브(youtube)
동영상 강의

비염을 치료하는
신이

비염·축농증에 좋은 약초

- **식물 이름** : 목련과에 속한 낙엽교목인 **목련**
- **사용 부위** : 꽃봉오리
- **약초 이름** : 신이(辛夷)
- **맛과 성질** : 맛은 맵고 약간 쓰다. 성질은 따뜻하다.

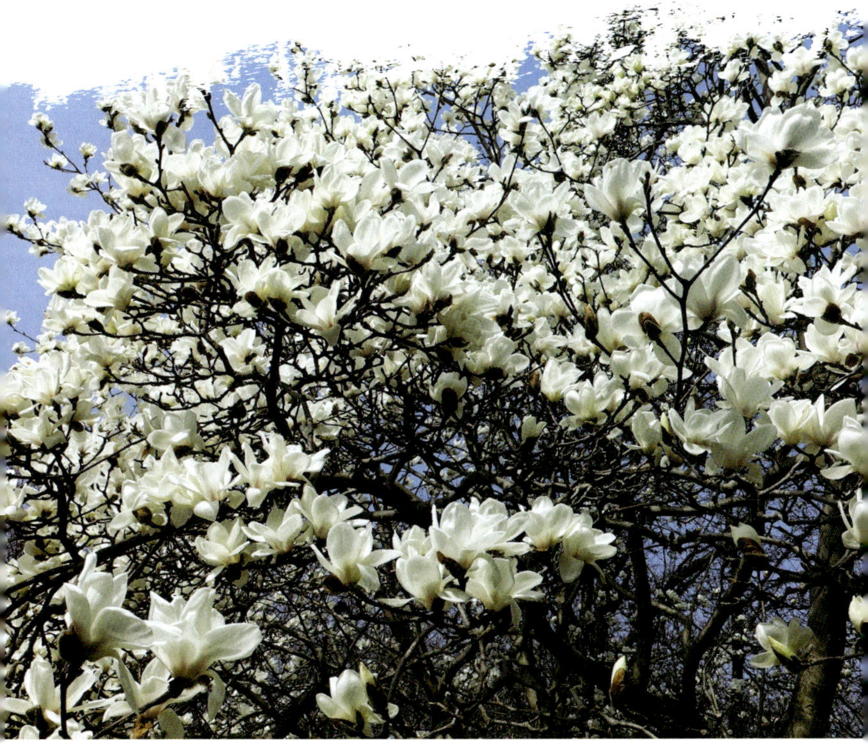

자생지 및 생태   목련은 제주도 한라산의 개미목(해발 1,200m) 부근에 자생하는데, 우리나라 전 지역에서 월동이 가능하다. 높이가 10m에 이를 정도로 크고 가지를 많이 친다. 물기가 있는 땅을 좋아하지만 음지에서는 꽃이 피지 않고 햇빛을 충분히 받아야 꽃이 잘 핀다. 백목련은 내한성과 내염성이 강하여 해안 지방에서도 잘 자라는 반면, 자목련은 내한성이 약하여 중부 이북이나 해안 지방에서는 적응하기 힘들다. 목련의 겨울눈에는 털이 없으나 꽃눈은 많은 잔털로 덮여 있다. 약으로 사용하는 것은 꽃눈(꽃봉오리)이다.

채취 및 건조   목련의 꽃은 봄의 전령이지만 약으로 사용하는 꽃봉오리는 봄이 오는 소식을 전하지 못한다. 꽃봉오리가 터져서 꽃잎이 조금이라도 나오면 효과가 떨어지기 때문이다. 따라서 이른 봄 꽃봉오리가 터지지 않았을 때 따서 자루를 잘라버리고 그늘에서 말린 후 꽃봉오리를 분쇄하거나 꽃봉오리의 포편(苞片)을 제거하고 꽃술만 모아서 약으로 사용한다.

약초 이야기   코의 기능은 크게 두 가지이다. 첫째, 코는 흡입

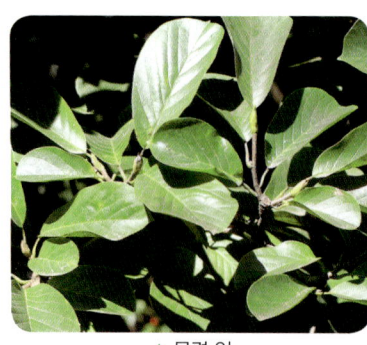
▲ 목련 잎

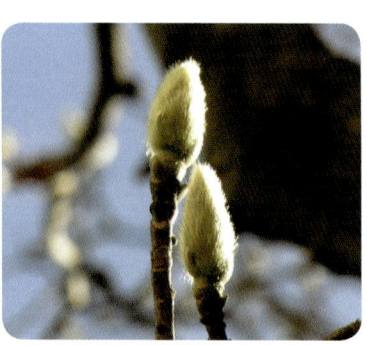
▲ 목련 꽃봉오리

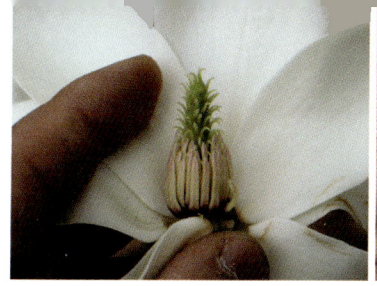
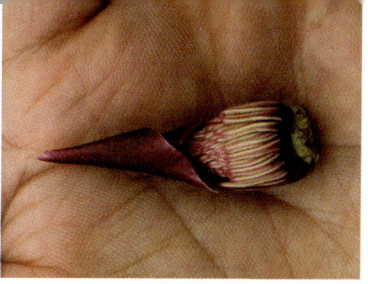

▲ 꽃이 피지 않은 상태에서 안쪽에 있는 꽃술만 채취해 사용하면 효과가 좋다.

▲ 효과 면에서 방향성이 강한 자목련의 꽃봉오리가 더 좋다.

비염·축농증에 좋은 약초

한 공기를 체온에 맞게 데우고 습도를 유지시킨다. 둘째, 코로 냄새를 맡는다. 공기 중을 떠도는 냄새 분자들이 코의 촉촉한 점막에 닿으면 우리는 냄새를 맡을 수 있다.

비염은 코의 첫 번째 기능이 약해졌을 때 생긴다. 몸이 냉하거나 면역력이 떨어지면 온도와 습도를 맞추는 코의 기능이 약해진다. 그런데 공기가 폐에 도달했을 때는 체온과 맞아야 하고 습도도 맞춰져야 하므로 현명한 우리 몸은 이를 맞추기 위해 코점막을 붓게 만들어 차가운 공기가 한꺼번에 들어오는 것을 막는다. 그 결과로 코막힘이 생기고 콧물이 흐른다. 즉, 비염에 걸리는 것이다.

몸이 스스로 대응책을 펼치고 있는 동안 철없는 주인은 코막힘과 콧물을 참지 못하고 시원하게 뚫어주는 비염약을 먹는다. 하지만 이러한 약은 대부분 몸을 차갑게 만들고 면역력을 약화시켜 상황을 더 나쁘게 만들 뿐이다. 도움을 받지 못한 코는 오비삼척(吾鼻三尺, 내 코가 석 자라는 뜻으로, 자기 사정이 급박하여 남을 돌볼 겨를이 없음을 이르는 말)의 심정으로 약의 효능이 약해지기만을 기다렸다가 다시 점막을 붓게 만들어 자신이 최선을 다한다는 것을 증명한다. 비염이 재발한 것이다.

비염은 신호등이다. 몸이 냉하고 면역력이 떨어졌다는 신호를 비염이라는 증상으로 표현하는데 염증을 없애는 차가운 약으로 신호등을 꺼버리면 이후에 벌어질 일은 불 보듯 뻔하다. 신이는 맛이 맵고 따뜻한 성질을 지니고 있어서 막힌 코를 시원하게 뚫어주면서도 몸을 차갑게 만들지 않는다. 따라서 장기간 사용해도 해가 없다. 몸에 온기를 더해주고 면역력을 강화하는 보약인 경옥고(358쪽 참조), 공진단(360쪽 참조), 연령고본단(378쪽 참조) 등과 함께 신이를 사용하면 더욱 효과적이다.

신이의 효능

○ 비염과 축농증을 치료한다

신이는 비염과 축농증을 치료하는 중요한 약초이다. 환절기나 겨울철에 코가 막히고 콧물이 그치지 않는 사람에게 적합하며, 증상이 심해져 냄새를 맡지 못하는 경우에도 사용한다. 비염과

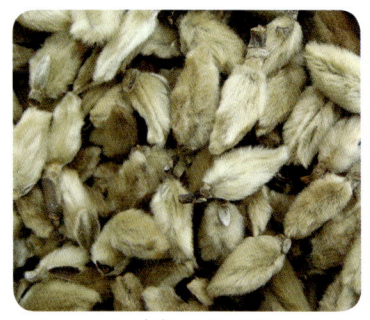
▲ 신이(목련 꽃봉오리)

축농증이 있을 때 백지, 창이자, 박하와 함께 사용하면 좋다. 예를 들어 신이 10g, 백지 20g, 창이자(볶은 것) 15g, 박하 6g이 하루 분량이며, 물 1.5L에 이들 약초를 넣고 중불로 1~2시간 달여서 두 번에 나누어 복용하면 된다.

○ 기미와 주근깨를 없앤다

'신(辛)'은 향기[辛香]를 뜻하고 '이(夷)'는 없앤다[滅]는 뜻으로, 얼굴의 기미를 없애는 효능이 있어 신이라는 이름이 붙여졌다. 《동의보감》에도 '신이로 얼굴에 바르는 기름을 만들어 바르면 광택이 난다.'는 표현이 있다. 신이의 매운맛과 막힌 것을

뚫어주는 효능이 얼굴의 혈액순환을 촉진하여 기미와 주근깨를 없애는 것으로 보인다.

○ 고혈압을 치료한다

의서(醫書)에서 신이는 '두풍(頭風)을 치료하며 어찔하고 눈앞이 안 보여서 배나 수레를 탄 듯한 것을 다스린다.'고 하였다. 이것은 고혈압이 있을 때 동반되는 증상인데, 실제로 신이는 고혈압을 치료하는 효능이 있다. 특히 신경성 고혈압에는 두충, 조구등, 천마, 감국과 함께 사용하면 좋다. 예를 들어 신이 15g, 두충 15g, 조구등 20g, 천마 4g, 감국 12g이 하루 분량이며, 물 1.5L에 이들 약초를 넣고 중불로 1~2시간 달여서 두 번에 나누어 복용하면 된다.

활용법 및 참고사항

- 신이의 1회 복용량은 건조된 것으로 4~12g이다. 달여서 복용해도 되고, 가루 내어 분말이나 환을 만들어 복용해도 된다.
- 꽃봉오리가 터지기 전에 채취해야 효과가 있으며, 활짝 피면 약효가 급격히 떨어진다.
- 건조시킨 꽃봉오리의 포편(苞片)을 제거하고 꽃술을 취한 다음 분쇄해서 사용하면 효과가 더욱 좋아진다.
- 분쇄한 신이를 따뜻한 물에 넣고 차로 마시면 머리가 맑아지고 비염을 치료하는 데 도움이 된다.
- 백지, 박하, 세신, 신이를 가루 내어 여기에 적당량의 식용기름과 밀랍을 넣고 연고를 만들어서 콧속에 바르면 비염과 코골이를 치료하는 데 도움이 된다.
- 백목련보다 방향성이 좋은 자목련의 꽃봉오리가 더 좋다.
- 목련(木蓮)은 '나무의 연(蓮)'이라는 뜻으로, 꽃의 생김새가 연을 닮아서 붙여진 이름이다.
- 목련의 꽃이 피는 모양은 농사에 대한 지표가 되는데, 꽃이 위를 향해 오랫동안 피면 그해는 풍년이 들고, 위로 향하던 꽃이 아래로 향하면 비가 온다고 한다.
- 목련 열매의 붉은 껍질은 맵고 향이 좋아서 요리할 때 향신료로 사용한다.

목련꽃차

색은 노란색이고, **맛**은 맵고 달다.

| 채취 방법 | 3~4월 꽃봉오리가 벌어지기 전에 장갑을 끼고 채취한다.

| 만드는 방법 |

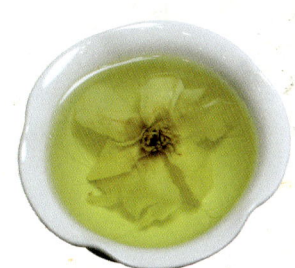

❶ 채취한 꽃을 실온에 12시간 정도 두어 시들게 한다.

❷ 장갑을 끼고 시든 꽃봉오리의 겉면에 있는 털을 벗기고 꽃잎 하나하나를 펴주면서 꽃 모양을 만든다. 이때 속에 있는 암술은 제거한다.

❸ 꽃 모양이 갖춰지면 10~12시간 정도 음건(陰乾)[1]한다. 말리는 동안 온도 변화가 생기거나 손으로 만지면 갈변하므로 주의한다.

❹ 건조[2]된 꽃을 직화(저온)로 덖은 후에 식힌다. 덖을 때 면포나 한지를 깔지 않는다.

❺ 위의 과정이 끝나면 다시 직화(고온)로 덖은 후에 식힌다. 이때 꽃이 타지 않도록 유의해야 한다.

❻ 완전 건조[3]될 꽃을 숙성시키고 습기를 확인한 후에 병에 담아서 보관한다. 일정 기간(6개월~1년 이상) 숙성된 목련꽃차는 깊은 향이 고혹적이면서도 단맛이 풍부해진다.

| 음용법 |

❶ 90~100℃의 뜨거운 물을 찻잔에 붓는다.

❷ 제다(製茶)한 목련꽃을 1~2분 정도 우린다.

❸ 처음 우린 찻물은 가볍게 헹구어 버리고, 이후부터 연속해서 두세 번 우려 마시면 좋다.

---

[1] 바람이 잘 통하는 음지에서 자연 건조하는 것을 말한다.
[2] 손으로 만졌을 때 마른 느낌이다.
[3] 손으로 만졌을 때 바삭한 느낌이다.

유튜브(youtube) 동영상 강의

화농성 질환을 치료하는

어성초

비염·축농증에 좋은 약초

- **식물 이름** : 삼백초과에 속한 다년생 식물인 **약모밀**
- **사용 부위** : 지상부
- **약초 이름** : 어성초(魚腥草)
- **맛과 성질** : 맛은 맵고 성질은 약간 차갑다.

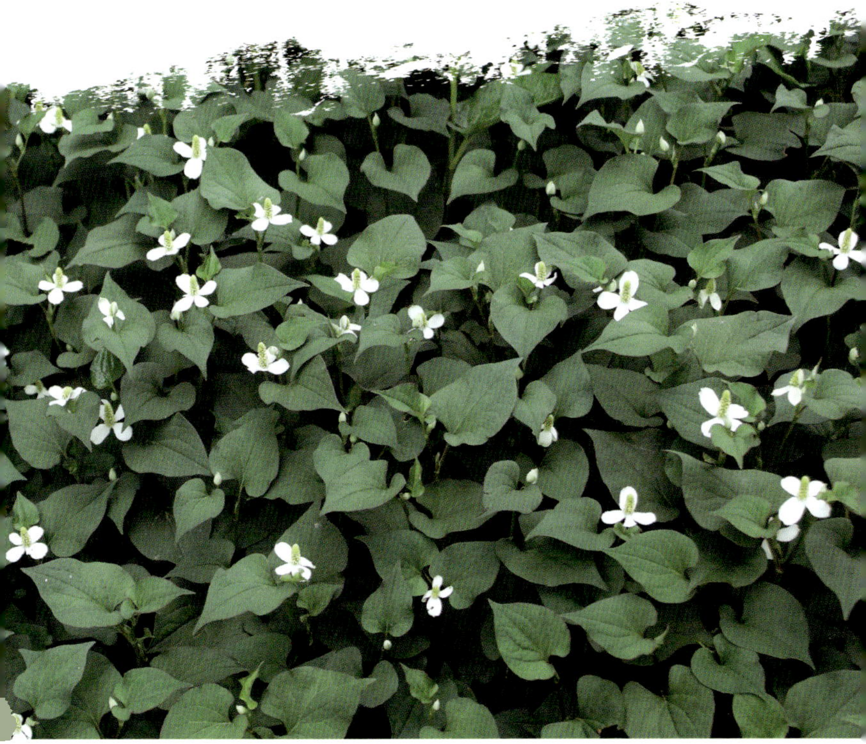

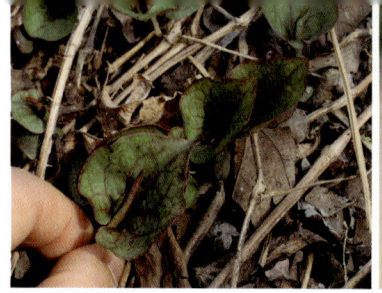 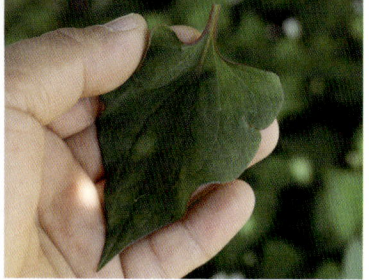

▲ 약모밀 새순　　　　　　　▲ 약모밀 잎

자생지 및 생태　약모밀은 제주도와 울릉도, 그리고 남부 지방의 습지와 중부 지방 일부에 자생한다. 잎의 생김새가 메밀과 비슷하고 약용식물이므로 약모밀이라고 부른다. 약모밀은 그늘진 숲속에서 잘 자라며, 흰색 뿌리는 옆으로 가늘고 길게 뻗는다. 꽃은 5~6월에 피는데, 원줄기 끝에서 짧은 꽃대가 나오고 그 끝에 길이 1~3cm의 이삭꽃차례가 발달하여 흰색의 꽃이 달린다. 약모밀은 번식력이 좋아서 작물을 재배하는 땅까지 점령해 버린다. 재배할 때는 부식질이 풍부하고 보습성이 적당한 토양이 좋고, 중부 지방에서는 내한성이 문제가 될 수 있으므로 겨울철에 짚이나 왕겨 등으로 멀칭을 해주는 것이 안전하다. 가끔 지상부가 동해(凍害)를 입어 봄철에 새싹이 늦게 나오는 경우도 있다.

채취 및 건조　지상부 전체를 사용하는 약초는 잎이 최대로 성장하고 꽃대가 올라왔을 때 채취하는 것이 좋다. 어성초의 꽃은 5~6월에 피기 때문에 이 무렵 꽃대가 많을 때 채취하여 햇볕에 말려서 사용한다.

약초 이야기　충무공이 격전을 벌였던 바닷가에서 태어나 어린 시절을 그곳에서 보낸 필자에게 바다의 향기는 매우 익숙하다. 그럼에도 수산물시장에서 풍기는 생선 비린내가 콧속으로 들어

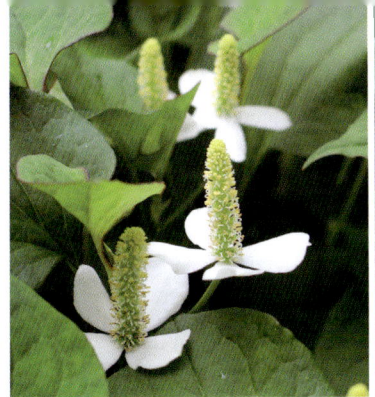
▲ 약모밀 꽃

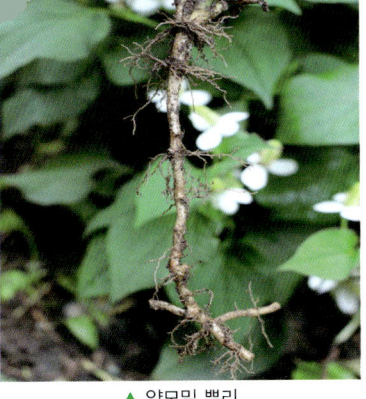
▲ 약모밀 뿌리

오면 얼굴이 찡그려지고 도망치듯 걸음이 빨라진다. 하지만 매일 그곳에서 일하는 사람들은 서로의 몸에서 풍기는 생선 비린내를 맡지 못할 것이다.

신기한 자연의 법칙이 있다. 운동을 하고 난 뒤에는 차가운 물이 당기고, 추운 겨울에는 따끈한 국물이 당긴다. 노역(勞役)을 한 후에는 입에서 단내가 나서 평소보다 단 음식을 더 먹을 수 있고, 열병(熱病)에 걸리면 입이 써지면서 쓴 약을 수월하게 넘길 수 있다. 습도가 높은 장마철에는 습기를 없애는 데 필요한 매콤한 음식이 당긴다. 그렇다. 몸에 필요한 것이 입에서 당긴다. 이것은 자연의 법칙이다.

어성초도 자연의 법칙을 따르고 있다. 생선[魚] 비린내[腥]가 나는 풀[草]이라서 어성초라는 이름이 붙었는데, 수산물시장에서 일하는 사람들이 생선 비린내에 둔감한 것처럼 어성초가 필요한 사람들도 그렇다. 축농증이 있는 사람, 폐에 농양이 있는 사람에게서는 농(膿, 고름) 때문에 악취가 나는데 정작 당사자는 그 냄새에 둔감하다. 그래서 어성초처럼 비린내가 나는 약초를 거부감 없이 복용할 수 있다. 어성초는 농을 제거하는 효능이 좋아서 축농증과 폐농양 치료에 매우 적합하다.

어성초의 효능

○ 축농증을 치료한다

어성초는 농(膿)을 제거하는 효능이 좋아서 축농증(蓄膿症)을 치료할 때 요긴하게 쓰인다. 생것을 채취해서 즙을 내어 콧속에 넣는 방법도 있고, 말린 어성초 20~30g을 달여서 하루

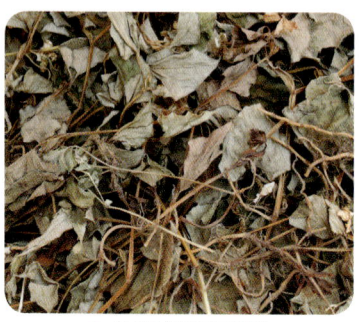
▲ 어성초(약모밀 지상부)

동안 나눠 마시는 방법도 있다. 어성초 즙을 콧속에 넣고 30분 정도 지나면 콧물과 농이 나오는데, 증상이 좋아질 때까지 매일 반복하는 것이 좋다.

○ 폐렴 및 폐농양을 치료한다

가벼운 염증성 질환은 물론 항생제를 사용해도 잘 치료되지 않는 화농성(化膿性) 질환에 이르기까지 어성초가 광범위하게 사용된다. 특히 폐렴이나 폐농양에 매우 효과적이다. 의서(醫書)에서도 어성초는 '폐옹(肺癰)으로 고름을 뱉는 증상에 효과가 있다.'고 하였다. 따라서 이러한 질환이 있을 때 항생제를 투여하면서 어성초를 함께 사용하면 치료 효과를 높일 수 있다. 태평양 전쟁 당시 일본군은 주둔지 주변에 항상 약모밀(어성초)을 재배하여 항생제 대용으로 사용했다는 기록이 있다.

○ 피부염을 치료한다

어성초는 가벼운 피부염은 물론 고름이 생기는 피부질환에도 효과가 있다. 일본에서는 어성초를 먹는 미용제라고 하여 피

부질환이 있을 때 복용할 것을 권하고 있다. 또한 어성초로 비누나 화장수, 연고 등 미용제를 만들어 판매하고 있다. 곪은 여드름처럼 화농성 피부질환이 있을 때는 말린 어성초를 가루 내어 꿀에 개어서 환부(患部)에 붙이면 좋다. 이렇게 하면 곪지 않은 것은 자연히 소실되고 곪은 것은 농이 배출된다.

○ 방광염 및 요도염을 치료한다

생식기에 생긴 화농성 질환에도 어성초를 사용한다. 요도나 방광에 염증이 생겨 소변을 자주 보는 증상과 배뇨통이 있을 때, 또는 임질(淋疾)이나 생식기 주변에 염증성 질환이 생겼을 때 어성초를 응용하는데, 항생제를 사용해도 증상이 호전되지 않는 경우, 또는 항생제 치료의 보조요법으로 사용하면 좋다. 방광염과 요도염에는 차전자, 목통과 함께 사용하면 더욱 좋다.

활용법 및 참고사항

- 어성초의 1회 복용량은 건조된 것으로 12~20g이다. 달여서 복용해도 되고, 가루 내어 분말이나 환을 만들어 복용해도 된다.
- 신선한 어성초에서는 생선 비린내가 강하게 나지만, 말려서 물에 달이면 비린내가 심하게 나지 않아서 복용하는 데 지장이 없다.
- 어성초를 나물로 먹을 수 있다. 《동의보감》을 보면 '사람들이 어성초를 날것으로 먹기를 좋아한다.'는 구절이 있어 예로부터 나물로 먹었음을 알 수 있다. 비린내를 싫어하는 사람은 데친 후 맑은 물에 우려내고 무쳐서 먹는다. 묵나물로 먹어도 좋다.
- 춘추전국시대에는 어성초로 김치를 담가 먹었다는 기록이 있는데, 어성초만으로 김치를 담그는 것이 아니라 일반 김치를 담글 때 어성초를 첨가한 것으로 보인다.
- 어성초가 탈모 치료에 효과가 있는 것으로 알려져 있는데, 어성초가 모근(毛根)에 생긴 염증을 제거하기 때문에 모발의 탈락이 줄어들어 탈모를 치료하는 효과가 나타나는 것이다. 따라서 스트레스나 화학제품으로 인한 탈모에는 효과가 있지만 유전성 또는 노화로 인한 탈모에는 효과가 떨어진다.
- 어성초를 돼지나 닭 우리 주변에 심어두면 자연스럽게 돼지와 닭이 먹게 되어 항생제를 먹이는 것과 같은 효능이 나타나기 때문에 가축을 건강하게 키울 수 있다.

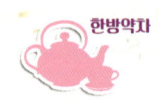

어성초차

색은 갈색이고, **맛**은 담백하다.

| 채취 방법 | 5~6월에 신선한 잎을 채취한다.

| 만드는 방법 |

① 채취한 어성초 잎을 깨끗하게 세척한다.

② 잎을 0.5cm 크기로 자른다.

③ 적당량의 소금, 감초를 넣고 물을 끓인다. 김이 올라오면 면포를 깐 찜망에 잎을 올려놓고 30초 정도 증제(蒸製)한다.

④ 증제가 끝나면 신속하게 식히고, 약하게 유념(揉捻)[1]한다. 유념을 강하게 하면 잎의 형태가 망가질 수 있다.

⑤ 증제한 잎을 8~10시간 정도 음건(陰乾)[2]한다.

⑥ 건조[3]된 잎을 직화(저온)로 덖은 후에 식힌다.

⑦ 위의 과정이 끝나면 다시 직화(고온)로 덖은 후에 식힌다.

⑧ 완전 건조[4]된 어성초를 숙성시키고 습기를 확인한 후에 병에 넣어 보관한다.

| 음용법 |

① 90~100℃의 뜨거운 물을 찻잔에 붓는다.

② 제다(製茶)한 어성초를 1~2분 정도 우린다.

③ 처음 우린 찻물은 가볍게 헹구어 버리고, 이후부터 연속해서 두세 번 우려 마시면 좋다.

---

[1] 차의 제조공정에서 비비는 조작을 말한다.
[2] 바람이 잘 통하는 음지에서 자연 건조하는 것을 말한다.
[3] 손으로 만졌을 때 마른 느낌이다.
[4] 손으로 만졌을 때 바삭한 느낌이다.

축농증을 치료하는 창이자

비염·축농증에 좋은 약초

- **식물 이름** : 국화과에 속한 일년생 식물인 **도꼬마리**
- **사용 부위** : 성숙한 열매
- **약초 이름** : 창이자(蒼耳子)
- **맛과 성질** : 맛은 쓰면서 달고 약간 맵다. 성질은 따뜻하다.

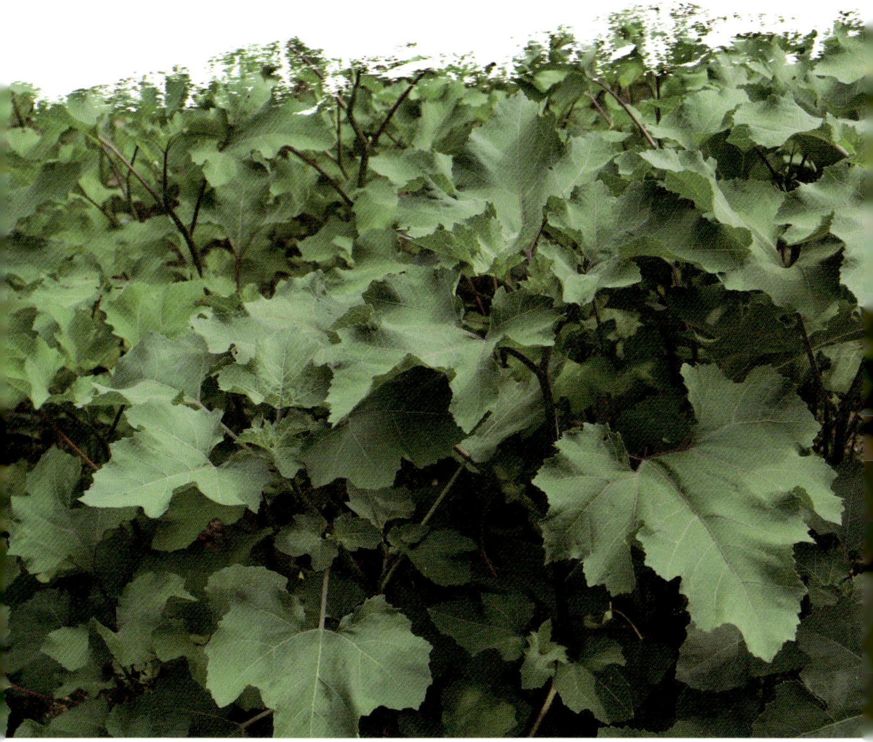

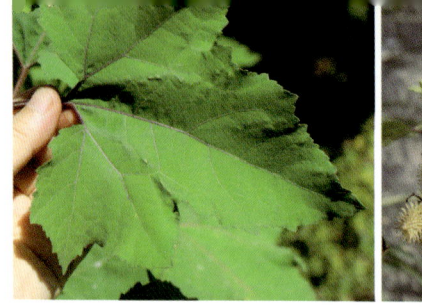

▲ 도꼬마리 잎   ▲ 도꼬마리 열매

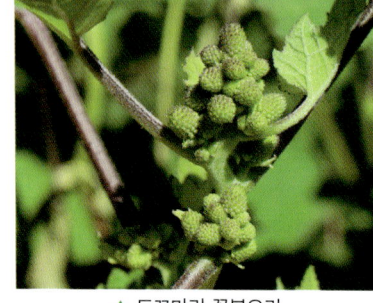
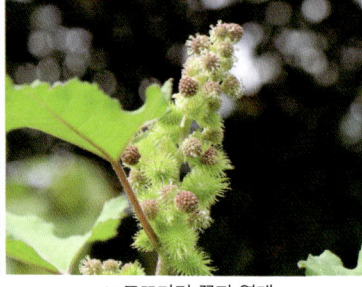

▲ 도꼬마리 꽃봉오리   ▲ 도꼬마리 꽃과 열매

자생지 및 생태 도꼬마리는 전국 각지에 널리 분포하며 길가나 황폐한 곳에서 자란다. 해안가 모래밭에서도 볼 수 있다. 온몸에 짧고 빳빳한 털이 빽빽하게 나 있고, 암꽃과 수꽃이 따로 핀다. 수꽃은 둥글고 줄기와 가지 끝에 많이 뭉쳐서 핀다. 암꽃은 곤봉처럼 길쭉하며 잎겨드랑이에 뭉쳐 핀다. 꽃이 지고 난 뒤에 길이 1cm가량의 많은 가시를 가진 열매가 달리고 그 속에 두 개의 씨앗이 들어 있다. 열매에 있는 갈고리 모양의 가시 때문에 옷에 붙으면 잘 떨어지지 않고 심지어 옷을 상하게 하기도 한다. 스위스의 발명가는 도꼬마리 열매에 있는 갈고리 모양의 가시를 보고 단추나 끈보다 더 쉽게 붙였다 떼었다 할 수 있는 '벨크로'를 발명하였다고 한다.

채취 및 건조 열매를 사용하는 약초는 열매가 완전히 성숙했을

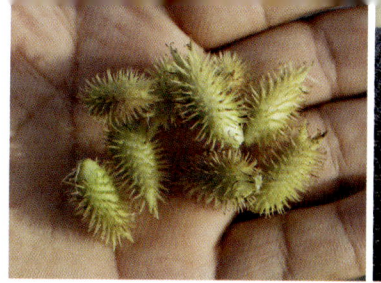
▲ 채취한 도꼬마리 열매

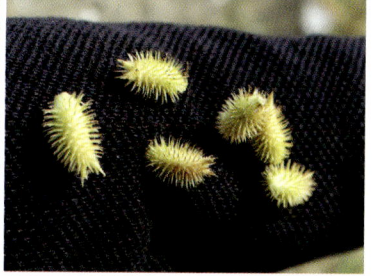
▲ 옷에 붙은 도꼬마리 열매

때 채취해야 한다. 이는 약용식물이 지니고 있는 약의 기운(氣運)이 열매에 집중되어야 하기 때문이다. 창이자는 가을이 되어 열매가 익었을 때 따서 햇볕에 말린다. 불순물을 골라내고 가시를 제거한 후 체로 쳐서 부스러기를 없애고 황색이 되도록 약간 볶은 다음 사용한다.

약초 이야기 아이들이 컴퓨터 게임에 몰두할 때 걱정하지 않는 부모가 있을까. 시력이 떨어지는 것도 걱정이지만 게임 속 세상과 현실 세계를 구분하지 못하는 일들이 종종 벌어지기 때문이다. 이런 생각이 들 때마다 아이들의 눈을 자연으로 돌리고 싶은데 쉽지는 않다.

필자가 어렸을 때는 컴퓨터도 없었고 가지고 놀 만한 장난감조차 마땅한 것이 없었다. 그래서 자연이 주는 장난감에서 즐거움을 찾아야 했는데, 그중에 여전히 기억 속에 남아 있는 멋진 친구가 있다. 바로 도꼬마리 열매이다. 여름철 풀들이 무성해지면 도꼬마리는 허리 높이로 자라고, 가을이 시작되면서 녹색 열매가 달리는데 이것을 따서 깨복쟁이 친구들과 신나게 놀았다. 도꼬마리 열매는 가시로 덮여 있어 손으로 만지면 제법 아프다. 그래서 여린 손으로 최대한 힘을 빼고 조심스럽게 따서 친구의 옷에 던진다. 그러면 미사일처럼 날아가 친구의 옷에 찰싹 달라붙는다. 그 모습이 우스워 너나 할 것 없이 한 주먹씩 따서 서로에게 던지며 놀았다. 요즘 아이들이 이해할 수 없을 정도로 신나는 놀이였다.

어린 시절의 추억을 선물했던 도꼬마리 열매가 약으로 사용된다는 것이 참 신기하다. 어떤 이는 이것으로 축농증을 치료하기도 하고, 다른 이는 술을 끊는 데 활용한다. 약초를 연구하기 위해 산야를 돌면서 도꼬마리를 만나면 친구들 생각이 나서 혼자 웃곤 한다. 하지만 해가 갈수록 어릴 적 친구들도, 도꼬마리도 쉽게 볼 수 없어 아쉽다.

창이자의 효능

○ 비염과 축농증을 치료한다

창이자는 비염과 축농증을 치료하는 효능이 있다. 의서(醫書)에도 창이자는 '콧물이 그치지 않는 것을 치료한다.'고 하였다. 어떤 약초든지 가시가 있으면 효과가 더 강하게 나타나는 경향이

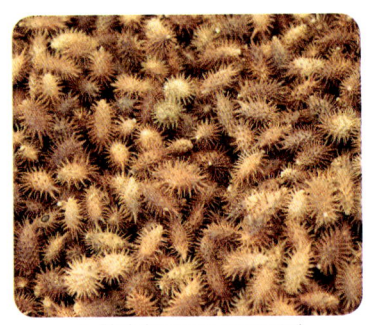
▲ 창이자(도꼬마리 성숙한 열매)

있는데, 창이자에도 가시가 있어 막힌 것을 뚫는 힘이 좋다. 비염과 축농증이 있을 때 백지, 신이, 박하와 함께 사용하면 좋은데, 예를 들어 창이자(볶은 것) 15g, 백지 20g, 신이 10g, 박하 6g이 하루 분량이다. 물 1.5L에 이들 약초를 넣고 중불로 1~2시간 달여서 두 번에 나누어 복용하면 된다.

○ 술을 끊게 하는 데 도움을 준다

옛날 시장에서는 창이자를 수북하게 쌓아 놓고 술을 끊게 하는

약으로 팔았다고 한다. 경험적으로 창이자를 복용하면 금주(禁酒)하는 데 도움이 된다는 것을 알았던 모양이다. 실제로 창이자를 복용하면 술이 빨리 취하고 동시에 심한 두통이 생겨 술을 멀리하게 된다. 창이자를 달여서 먹어본 사람들에 의하면 창이자를 먹고 난 후에 술을 마시면 술맛이 쓰다고 한다. 보통 창이자를 가루 내어 하루에 한두 번, 한 번에 1숟가락 정도 복용하면 술맛이 없어진다.

○ 관절통 및 근육통을 치료한다

창이자는 막힌 것을 뚫어 소통시키기 때문에 근육통과 관절통에도 쓰인다. 단, 홀로 사용하기보다는 강활, 독활, 위령선, 방풍 등과 함께 사용해야 하고, 만성적인 관절통에는 근육과 뼈를 강화하는 두충, 오가피 등과 함께 사용하는 것이 좋다.

활용법 및 참고사항

- 창이자의 1회 복용량은 건조된 것으로 4~12g이다. 달여서 복용해도 되고, 가루 내어 분말이나 환을 만들어 복용해도 된다.
- 가시를 제거하고 볶아서 사용하면 달일 때 약성분의 용출(溶出)이 쉽다.
- 창이자를 볶아서 물에 달이면 구수하고 맛이 좋아 음료수 대용으로 활용할 수 있다. 《동의보감》에도 '창이자를 물에 달여서 차처럼 마시기도 한다.'는 구절이 있다.
- 볶은 창이자를 하루에 6~8g씩 달여서 복용하면 알레르기성 비염을 예방하고 치료하는 데 효과가 있다.
- 창이자 달인 물로 죽을 쑤거나 국을 끓여 먹었다는 기록이 있다.
- 창이자 달인 물로 목욕을 하면 피부 가려움증을 없애는 데 도움이 된다.
- 도꼬마리의 잎과 줄기를 달여서 복용하면 오한과 발열, 기침, 두통이 동반된 감기를 치료하는 데 효과가 있다.
- 도꼬마리의 어린잎을 쌀가루에 섞어 시루떡을 해서 먹으면 관절통과 신경통을 치료하는 데 도움이 된다.
- 손발이 저리고 관절에 통증이 있을 때 도꼬마리 뿌리를 달여서 복용하면 효과가 있다.

아토피 피부염을 치료하는
갈근

- **식물 이름** : 콩과에 속한 다년생 덩굴식물인 **칡**
- **사용 부위** : 뿌리
- **약초 이름** : 갈근(葛根)
- **맛과 성질** : 맛은 달면서 맵고 성질은 약간 차갑다.

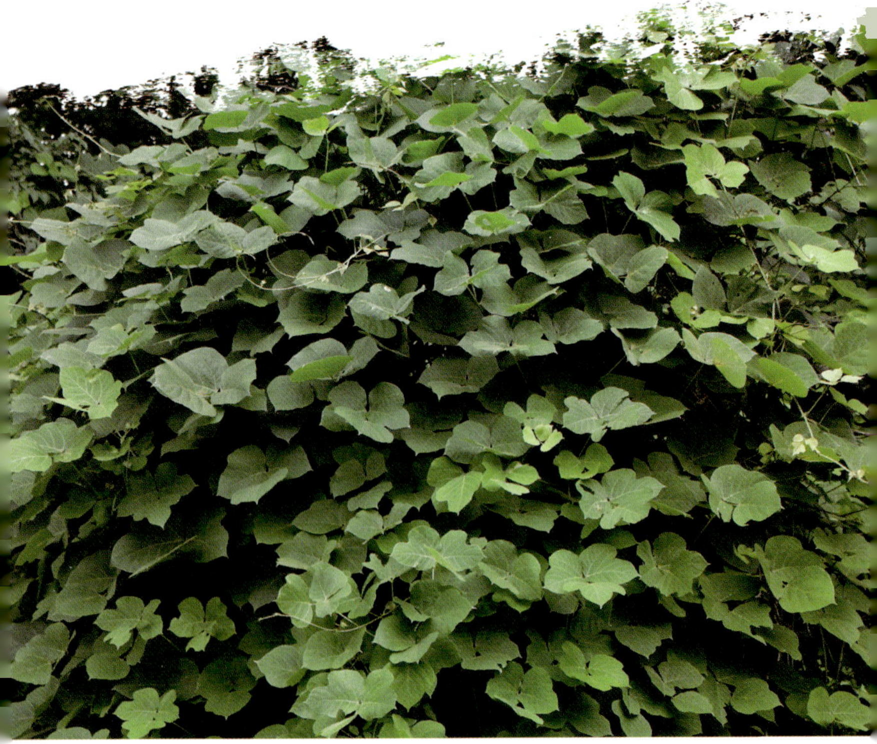

자생지 및 생태 칡은 다년생 식물이며 겨울에도 줄기가 마르지 않고 매년 굵어지기 때문에 나무로 분류된다. 산기슭 양지의 습기가 적당하고 땅속 깊숙이 뿌리를 내릴 수 있는 곳에서 잘 자라고 군락성이 강하다. 칡은 추위에도 강하고 내염성이 있어 염분이 많은 바닷가에서도 자란다. 줄기는 20m 이상 길게 뻗어가면서 다른 물체를 감아 올라가고, 8월경 잎이 달린 자리에 자주색 꽃이 핀다. 꽃이 지면 잔털이 빽빽한 꼬투리 모양의 열매가 맺히는데, 안에는 들깨 크기의 작은 씨앗이 여러 개 들어 있다.

채취 및 건조 뿌리를 사용하는 약초는 약의 기운(氣運)이 뿌리에 집중되었을 때 채취해야 하므로 이른 봄이나 늦가을이 채취

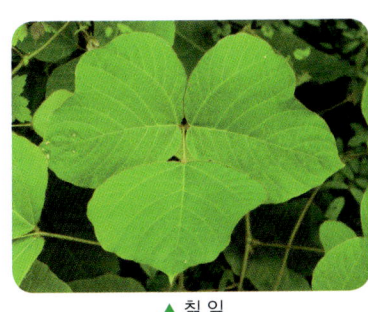
▲ 칡 잎

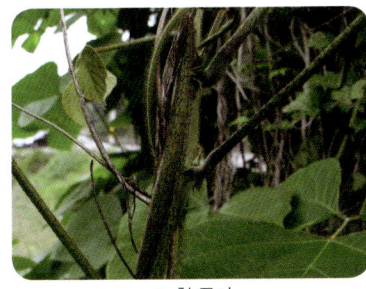
▲ 칡 줄기

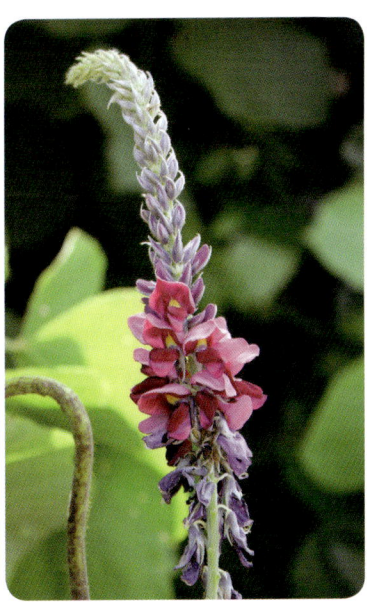
▲ 칡 꽃

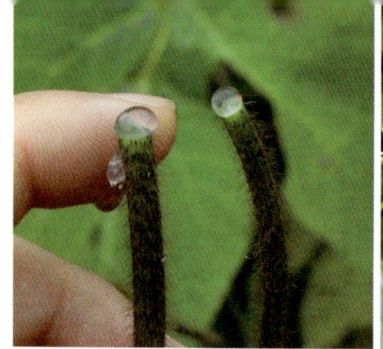
▲ 칡 새순을 갈용이라고 한다. 새순을 절단하면 금방 물이 올라온다.

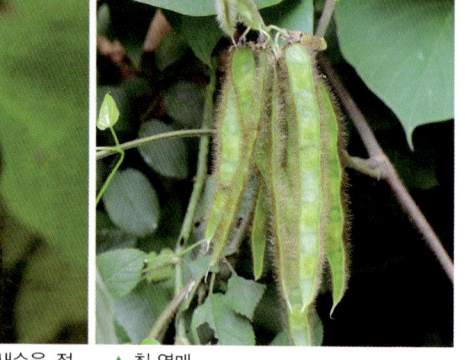
▲ 칡 열매

의 적기이다. 갈근 또한 이른 봄 잎이 무성해지기 전에 채취하거나 늦가을 잎이 마른 이후에 채취하는 것이 좋다. 봄에 채취한 갈근은 근육을 풀어주고 열을 몸 밖으로 빼주는 효능이 좋고, 가을에 채취한 갈근은 진액(津液)을 보충하는 효능이 좋다. 채취한 갈근을 깨끗하게 씻어서 겉껍질을 제거하고 얇게 썰어 햇볕에 말리거나 불에 쬐어 말린다.

> **약초 이야기** 칡과 등나무는 모두 콩과 식물이며 주변에 기둥이 될 만한 나무가 있으면 감아 오르는 덩굴식물이기도 하다. 칡과 등나무는 줄기가 기둥을 감는 방향이 서로 반대인데, 칡덩굴은 반시계 방향으로, 등나무 줄기는 시계 방향으로 감아 올라간다. 만약 두 식물의 줄기가 같은 기둥을 감아 올라간다면 얼기설기 휘감겨 꼬인 실타래처럼 된다. 그래서 의견이 달라 서로 풀리지 않는 상태를 칡과 등나무에 빗대어 갈등(葛藤)이라고 한다.

칡을 포함하여 콩과 식물은 대체로 해독작용이 뛰어나다. 특히 칡 뿌리(갈근)는 몸속에 있는 열과 수분, 독소를 피부를 통해 몸 밖으로 배출시키는 효능이 아주 좋다. 말하자면 갈근은 부족한 것을 보충하는 보약이 아니고 몸에 필요 없는 것을 몸 밖으로

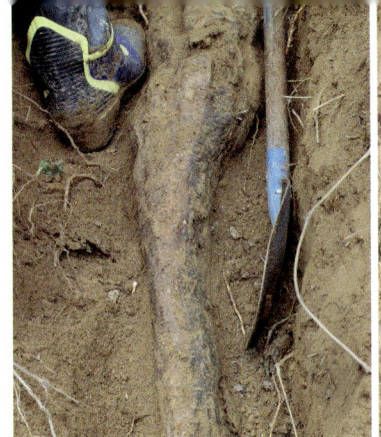
▲ 칡 뿌리 채취하는 모습

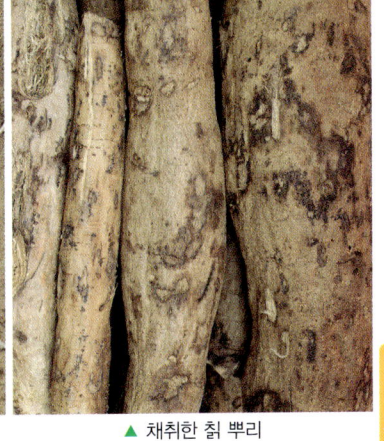
▲ 채취한 칡 뿌리

빼주는 치료약이다. 따라서 건강한 사람이 일부러 갈근을 장기간 복용할 필요는 없다.

일본의 에도시대에 갈근탕의사라는 사람이 만담(漫談)으로 회자(膾炙)되었다. 이 의사는 환자가 어떤 증상을 보이든지 무조건 갈근탕을 처방하였다. 감기에 걸렸다고 하면 갈근탕이 제일이라며 처방하고, 설사와 복통을 호소하는 사람들에게도 갈근탕을 처방하였다. 피부염과 두통이 있을 때도 물론 갈근탕을 처방하였다. 그래서 갈근탕의사라는 별명을 얻게 되었는데, 그는 몸속에 있는 독소를 빼주면 몸이 스스로 병을 치료한다고 생각했던 모양이다. 그리고 독소를 빼주는 가장 좋은 약초로 갈근을 꼽았다.

갈근의 효능

○ 아토피 피부염을 치료한다

《동의보감》에서 소아과 처방에 가장 많이 들어가는 약초는 갈근이다. 그 이유는 홍역을 치료할 때 갈근을 필수적으로 사용했기 때문이다. 갈근은 발진(發疹)을 돋게 하는 효능이 좋아서 홍역으로 인한 피부 발진을 신속하게 돋게 하고, 결과적으로 홍역이 빨리 치료될 수 있게 도와준다. 이러한 갈근의 효능은 아토피 피부염을 치료하는 데도 적용된다. 홍역의 경우 바이러스에 의한 독소 때문에 피부에 발진이 생기는 것이고, 아토피 피부염은 각종 환경오염물질 때문에 발진이 생기는 것이다. 원인 물질이 다르지만 갈근은 발진을 빨리 돋게 하는 효능, 즉 독소를 배출하는 효능이 좋아서 아토피 피부염을 치료하는 데 큰 도움이 된다. 이 경우 작약, 승마, 감초와 함께 복용하면 좋고, 피부가 건조한 경우에는 맥문동을 더하면 좋다.

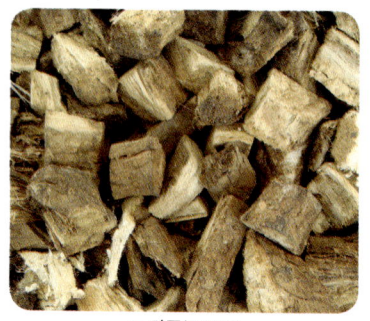

▲ 갈근(칡 뿌리)

○ 목과 어깨 근육을 풀어준다

갈근이 가장 많이 활용되는 증상은 목과 어깨가 뭉치고 아플 때이다. 컴퓨터를 많이 하는 사람이나 교통사고를 당해서 목과 어깨가 아픈 사람이 갈근을 복용하면 좋다. 근육을 풀어주는 효능이 매우 좋기 때문인데, 《동의보감》에서도 갈근은 '근육을 풀어준다. 뭉친 살을 풀어주고 땀을 잘 나게 한다.'고 하였다. 이러한 효능이 있어 목디스크와 오십견 치료에도 갈근을 활용한다.

○ 비염을 치료한다

갈근은 비염을 치료할 때 활용되는데, 코점막이 부어서 코막힘이 심한 경우에 효과가 좋다. 갈근이 피부의 발진(發疹)과 뭉친 근육을 잘 풀어주는 것처럼 코점막의 부종을 완화시키기 때문에 비염에 활용되는 것인데, 몸이 냉한 사람보다는 평소 열이 많은 사람이거나 맑은 콧물이 아닌 누런 콧물이 목구멍으로 넘어가는 경우에 갈근을 사용하면 좋다. 이 경우 천궁, 신이, 작약, 계피, 생강 등과 함께 사용하면 효과적이다. 예를 들어 갈근 10g, 천궁 6g, 신이 6g, 작약 6g, 계피 4g, 감초 4g, 생강 2g이 하루 분량이며, 물 1L에 이들 약초를 넣고 1시간 중불로 달여서 두 번에 나누어 복용하면 된다.

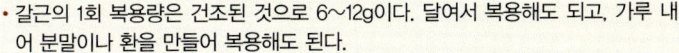

활용법 및 참고사항

- 갈근의 1회 복용량은 건조된 것으로 6~12g이다. 달여서 복용해도 되고, 가루 내어 분말이나 환을 만들어 복용해도 된다.
- 다른 약초와 함께 달일 때는 갈근을 먼저 달인 후 다른 약초를 넣고 달이는 것이 좋다. 이는 갈근의 전분이 다른 약초의 성분을 더 많이 추출되게 하기 때문이다.
- 갈증을 멎게 하는 효능은 갈분(葛粉, 칡의 전분)이 더 좋다. 《동의보감》에 '갈분은 번갈(煩渴)을 멎게 하고 대소변을 잘 나오게 한다. 이것을 끓는 물에 풀고 꿀을 타서 먹으면 술을 마신 사람의 갈증을 풀어주는 데 아주 묘하다.'는 구절이 있다.
- 맥문동, 천화분과 함께 사용하면 갈증을 푸는 효능이 더 강해진다.
- 주독(酒毒)을 없애는 데는 칡꽃과 팥꽃을 함께 사용한다. 《동의보감》에 '칡꽃과 팥꽃을 같은 양으로 가루 내어 먹으면 술을 마셔도 취하는 줄을 모른다.'는 구절이 나온다.
- 칡의 씨앗을 갈곡(葛穀)이라고 하는데, 10년 이상 된 설사를 멎게 할 정도로 효과가 좋다.
- 칡의 잎은 외상(外傷)으로 출혈이 있을 때 지혈시키는 효능이 있다. 《동의보감》에 '쇠붙이에 상한 것을 낫게 하고 피를 멎게 한다. 손으로 비벼 으깨어서 붙인다.'는 설명이 나온다.

유튜브(youtube) 동영상 강의

대상포진을 치료하는
금은화

- **식물 이름** : 인동과에 속한 다년생 식물인 **인동덩굴**
- **사용 부위** : 꽃봉오리
- **약초 이름** : 금은화(金銀花)
- **맛과 성질** : 맛은 달고 성질은 차갑다.

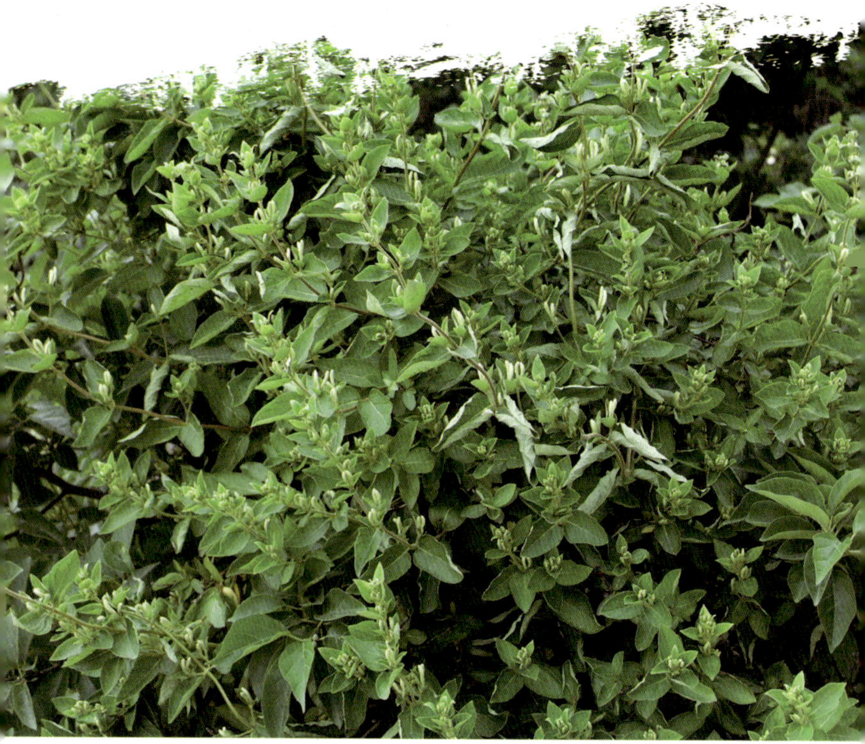

자생지 및 생태 인동덩굴은 우리나라 전역의 산에서 자라는 덩굴성 관목이며, 반상록(半常綠, 잎이나 줄기가 겨울 동안 부분적으로 푸르게 남아 있는 것) 식물이다. 800m 이하의 양지바른 산기슭이나 들판의 숲 가장자리, 임도(林道) 주변에 주로 서식하며 이웃 나무를 감아 올라가거나 바위에 기대어 자라는데 군락성이 강하다. 생생하지 않지만 추운 겨울에도 푸른 잎이 떨어지지 않기 때문에 인동덩굴은 겨울 산행에서도 볼 수 있다. 5~6월에 꽃이 필 때 처음에는 흰색으로 피다가 시들면서 노란색으로 변하는 특성이 있다. 그리고 9~10월에 검은색 콩 모양의 열매가 성숙한다.

채취 및 건조 금은화는 5~6월 따뜻한 봄에 집중적으로 꽃이 피는 봄꽃이지만 늦가을까지 피고 지기를 반복한다. 좋은 약효를 얻기 위해서는 꽃이 완전히 피기 전의 꽃봉오리를 채취해야 하므로 늦봄과 초여름이 적기이다. 채취한 것에서 불순물을 제거하고 햇볕에 말린 후 사용한다.

약초 이야기 필자는 시골에서 태어났고 자라면서 여러 번 종기(腫氣)를 앓았다. 필자뿐 아니라 동네 코흘리개 친구들에게도 흔한 병이었기 때문에 특별하게 생각하지는 않았다. 하지만 조선의 제17대 왕 효종은 종기를 앓은 지 7일 만에 죽었고, 제22대 왕 정조는 즉위 초부터 재위 기간 내내 종기로 고생하다 결국 종기 때문에 사망했을 정도로 예전에는 중대한 질병이었다.

금은화는 종기에 가장 많이 사용했던 약초이다. 한의학에서는 금은화에 한방의 항생제라는 별명을 붙였을 정도로 금은화는 염증을 억제하는 효능이 매우 뛰어나다. 약리실험에서도 항균

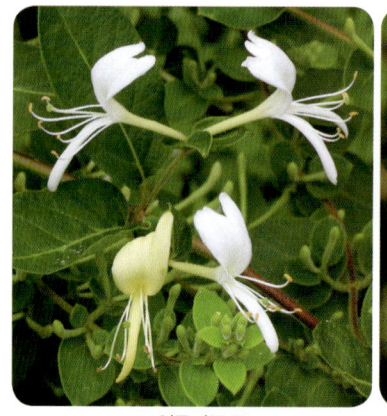 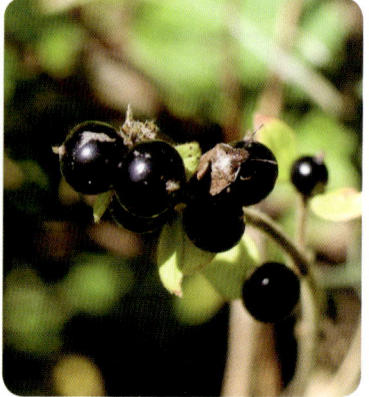

▲ 인동덩굴 꽃   ▲ 인동덩굴 열매(가을)

작용이 입증되었다. 이러한 효능을 선현들은 이렇게 표현하였다. '종기를 치료하는 데는 금은화와 짝할 만한 것이 없다.' '금은화는 종기를 치료하는 보배이다.'

지금은 종기가 흔하지 않아 금은화를 종기에 사용하는 경우는 많지 않다. 대신 편도염, 인후염, 귀밑샘염, 기관지염 등 다양한 염증질환에 금은화를 활용한다. 단, 면역력이 떨어졌을 때 생기는 염증질환에 더욱 효과적이다. 이는 금은화가 염증이 자주 반복되는 사람에게 적합한 약초라는 뜻이기도 하다. 또한 금은화는 항바이러스작용이 좋아서 대상포진과 유행성 감기 등에 활용하면 아주 좋다. 예나 지금이나 금은화는 사람의 고통을 덜어주는 매우 고마운 존재이다.

금은화의 효능

○ 대상포진을 치료한다

대상포진은 신경절에 잠복 상태로 있던 수두 바이러스가 다시

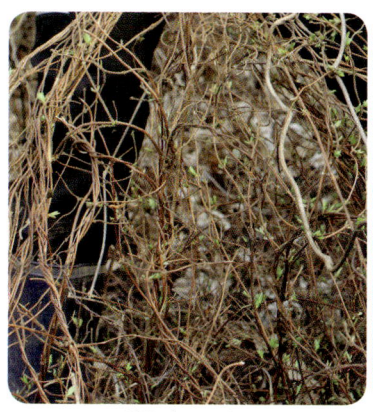
▲ 인동덩굴 줄기(초봄)

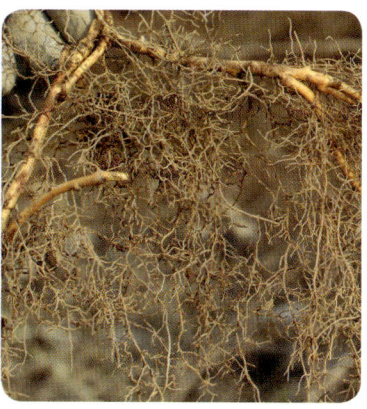
▲ 인동덩굴 뿌리

활성화되면서 발생하는 질병이다. 면역력이 약해졌을 때 생기기 때문에 노년층에서 발병률이 높지만 과로와 스트레스가 심한 젊은 사람에게도 생긴다. 대상포진에 걸렸을 때 금은화를 복용하면 효과가 좋은데, 이는 금

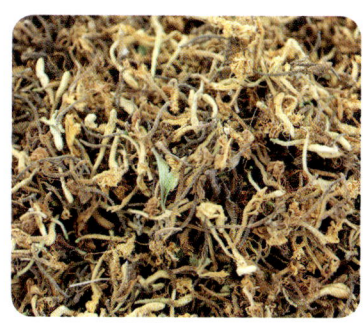
▲ 금은화(인동덩굴 꽃봉오리)

은화가 항바이러스작용을 하기 때문이다. 면역력을 강화하는 약초와 함께 금은화를 사용하면 효과가 더 좋으므로 쌍화탕(376쪽 참조)이나 십전대보탕 등 자신에게 맞는 보약에 금은화를 넣어서 복용하는 것이 좋다.

○ 유행성 감기를 치료한다

금은화는 2003년에 유행했던 사스(중증급성호흡기증후군)의 치료제로 알려지면서 유명세를 탔다. 항바이러스작용이 좋은 금

은화는 사스 외에도 에이즈 바이러스, 단순포진 바이러스, 가성광견병 바이러스 등 다양한 바이러스를 억제하는 효능이 있다. 이처럼 금은화는 항바이러스작용이 좋기 때문에 중국에서는 금은화 제제를 상기도감염(감기)에 사용하는 약물로 등재하고 있다. 유행성 감기를 예방하려면 금은화 12g, 연교 12g, 노근 12g, 감초 12g을 1일 분량으로 달여서 차 대신 마시면 좋은데, 연속해서 3~5일간 마시면 예방 효과가 있다.

○ 갈증을 멎게 한다

금은화는 열을 내리고 갈증을 멎게 하는 효능이 좋다. 《동의보감》에서도 금은화는 '소갈(消渴)을 치료한다. 물에 달여서 사철 늘 먹는다.'고 설명하였다. 따라서 금은화 달인 물을 여름철에 음료수로 활용하면 더위에 몸이 상하는 것을 예방할 수 있다. 다행히 초여름이 시작되는 6월부터 금은화를 채취할 수 있어 신선한 것을 이용할 수 있다.

활용법 및 참고사항

- 금은화의 1회 복용량은 8~20g이다. 달여서 복용해도 되고, 가루 내어 분말이나 환을 만들어 복용해도 된다.
- 금은화처럼 꽃을 사용하는 약초는 오래 달이면 효과가 떨어지기 때문에 다른 약초를 달이고 난 이후에 꽃을 넣어서 10~15분 정도 달이는 것이 좋다. 이런 이유 때문에 금은화를 차로 복용하는 것도 좋은 방법이다.
- 금은화를 이용하여 조청이나 식혜를 만들어 먹을 수 있다.
- 김치를 담글 때 금은화를 넣을 수 있고, 금은화 달인 물로 물김치를 만들 수도 있다.

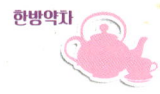

인동덩굴차

색은 갈색이고, **맛**은 약간 맵고 쓰다.

| 채취 방법 | 잎은 5월이나 늦가을 또는 겨울에 채취하고, 줄기는 가을과 겨울에 채취한다.

| 만드는 방법 |

❶ 채취한 인동덩굴의 잎과 줄기를 깨끗하게 세척한다.

❷ 세척한 잎은 그대로 두고, 줄기는 1~1.5cm 크기로 자른다.

❸ 적당량의 소금, 감초를 넣고 물을 끓인다. 김이 올라오면 면포를 깐 찜망에 잎을 올려놓고 1분 정도 증제(蒸製)한다. 줄기는 2분 정도 증제한다.

❹ 증제가 끝나면 줄기와 잎을 신속하게 식힌다. 단, 잎을 증제한 후에는 유념(揉捻)[1]해야 한다.

❺ 이후 잎은 8~10시간 정도 음건(陰乾)[2]한다. 줄기는 10~12시간 정도 말린다.

❻ 건조[3]된 잎과 줄기를 직화(저온)로 덖은 후에 식힌다. 잎은 1회 실시하고, 줄기는 연속하여 2회 실시한다.

❼ 위의 과정이 끝나면 다시 직화(고온)로 덖은 후에 식힌다.

❽ 완전 건조[4]된 잎과 줄기를 잘 섞어서 숙성시키고 습기를 확인한 후 병에 넣어 보관한다.

| 음용법 |

❶ 90~100℃의 뜨거운 물을 찻잔에 붓는다.

❷ 제다(製茶)한 잎과 줄기는 3~5분 정도 우린다.

❸ 처음 우린 찻물은 가볍게 헹구어 버리고, 이후부터 연속해서 두세 번 우려 마시면 좋다.

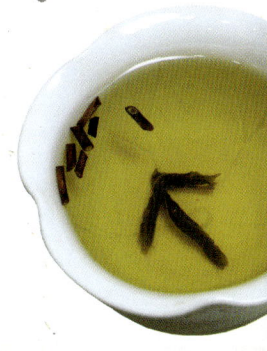

1_ 차의 제조공정에서 비비는 조작을 말한다.
2_ 바람이 잘 통하는 음지에서 자연 건조하는 것을 말한다.
3_ 손으로 만졌을 때 마른 느낌이다.
4_ 손으로 만졌을 때 바삭한 느낌이다.

해독력이 탁월한 피부질환 치료제

자초

- **식물 이름** : 지치과에 속한 다년생 식물인 **지치**
- **사용 부위** : 뿌리
- **약초 이름** : 자초(紫草)
- **맛과 성질** : 맛은 달고 성질은 차갑다.

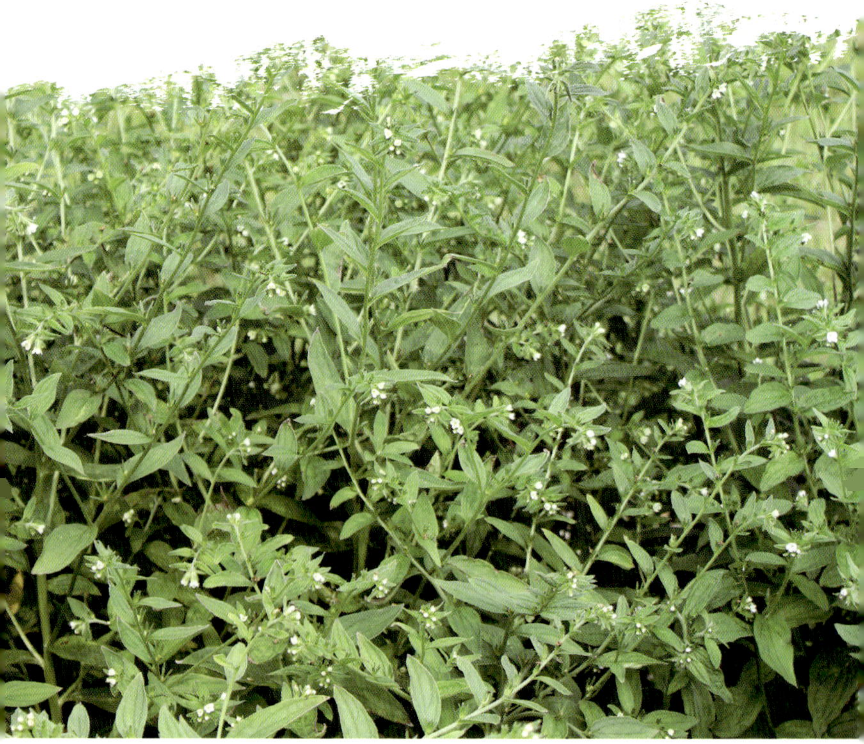

자생지 및 생태 지치는 우리나라 산지의 풀밭에서 자라며, 부엽질이 많고 물 빠짐이 좋고 햇빛이 잘 드는 비탈진 산에서 볼 수 있다. 높이는 30~70cm이고 줄기에는 털이 많이 난다. 꽃은 5~6월에 흰색으로 피고 열매는 8~9월에 달리며 광택이 난다. 뿌리는 땅속으로 곧게 뻗으며 겉면을 만지면 붉게 묻어난다. 지치는 농가에서 재배하는 약초인데, 물 빠짐이 좋은 땅에서 잘 자라기 때문에 자갈이 많은 토양을 선택하는 것이 좋다. 또한 뿌리가 직근성(直根性)이므로 땅을 깊이 갈고 퇴비를 많이 넣어야 한다. 지치는 서늘한 기후와 밤낮의 온도차가 큰 곳을 좋아하며, 온난한 지방에서 재배하면 병충해가 많다.

채취 및 건조 자초처럼 뿌리를 사용하는 약초는 잎이 시드는

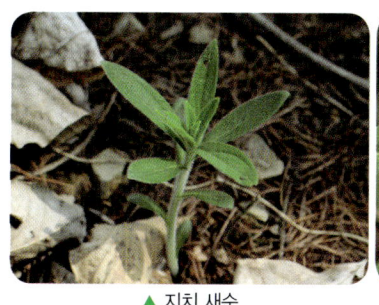
▲ 지치 새순

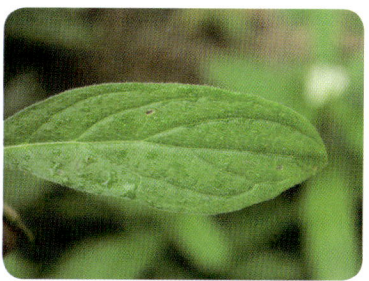
▲ 지치 잎(여름)

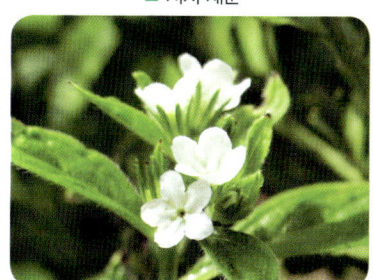
▲ 지치 꽃(봄)

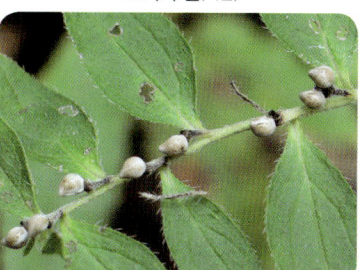
▲ 지치 열매(초가을)

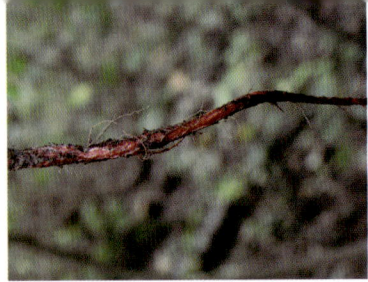
▲ 지치 뿌리(야생)

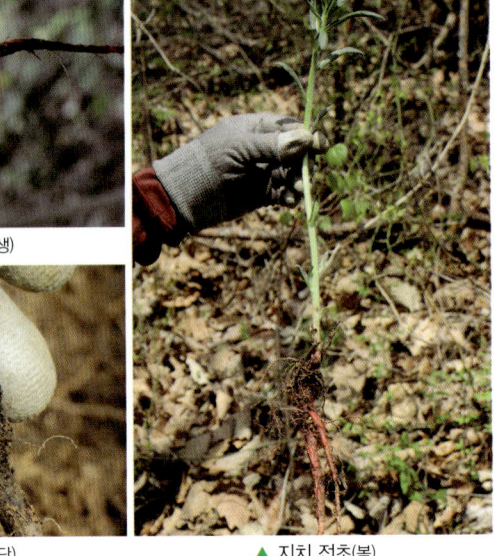
▲ 지치 전초(봄)

▲ 지치 뿌리(절단)

가을이나 싹이 돋아나는 초봄에 채취해야 한다. 잎이 무성할 때는 약의 기운(氣運)이 뿌리에 많지 않기 때문이다. 한의대 교과서에는 9~10월 또는 4~5월에 자초를 채취하는 것으로 되어 있다. 참고로 지치를 하우스에서 재배하는 진도에서는 12월 중순부터 1월 초순 사이에 채취하고 있다. 채취한 것에서 흙을 제거하고 햇볕에 말리거나 약한 불에 쬐어 말린다. 퇴색(退色)되므로 물로 씻지 않는 것이 좋다.

> **약초 이야기** 학창 시절 대학병원에서 실습을 하던 중 식중독에 걸린 적이 있다. 피부에 발진이 생기고 가려웠지만 약을 먹지 않고 자연적으로 치유되었다. 몸으로 침입한 세균과 바이러스는 활동을 하면서 독소(毒素)를 만들어내고, 이 독소가 해독(解毒)되지 않았을 경우 피부에 발진이 생긴다. 필자가 식중독에 걸렸을 때는 20대 중반이었고 해독하는 힘이 좋았을 것이므

로 약의 도움 없이도 자연치유가 되었던 것이다. 하지만 독소의 양이 많거나 해독하는 힘이 약할 때는 피부에 발진이 오랫동안 지속될 수 있다. 또한 세균이나 바이러스에 의한 독소가 아닌 환경호르몬, 농약, 중금속, 식품첨가물 때문이라면 피부의 염증은 고질이 될 수도 있다.

그래서 피부염을 치료할 때는 해독력을 강화하여 몸속에 있는 독소를 배출시키는 것에 중점을 두어야 한다. 대증요법(對症療法, 어떤 질환을 치료하는 데 있어서 원인이 아닌 증세에 대응해서만 처치하는 치료법)으로 단순히 피부에 생긴 염증을 없애는 데에만 급급하면 증상이 잠시 좋아졌다가 악화되는 현상이 반복되면서 고질이 될 수 있기 때문이다. 자초는 해독력이 뛰어난 약초이므로 피부염을 치료하는 데 큰 도움이 된다. 선현들은 이러한 자초의 효능을 해독투진(解毒透疹, 독을 풀어주고 발진을 돋게 함)이라는 말로 표현하였다.

젊은 여성의 손등에 생긴 동전 모양의 습진을 치료한 적이 있다. 일반의약품으로 출시된 숯가루를 사용했는데, 어떤 치료보다 효과가 좋았다. 숯가루가 장(腸)을 통과하면서 몸속에 있는 독소를 빼내어 습진이 치료된 것이다. 자초와 숯가루의 공통점은 해독(解毒)이다. 이들을 잘 활용하면 피부염뿐 아니라 다양한 난치병과 암을 치료하는 데도 도움이 된다.

자초의 효능

○ 난치성 피부질환을 치료한다

자초는 피부 알레르기와 아토피 피부염 등 난치성 피부질환을 치료하는 데 도움이 된다. 몸속에서 생성된 독소와 몸 밖에서 유입된 독소가 해독되지 않으면 피부질환이 낫지 않는다. 그런데 자초는 간에 작용하는 약초이고 해독작용이 뛰어나므로 다양한 피부질환을 치료할 때 활용하면 아주 좋다. 의서(醫書)에서

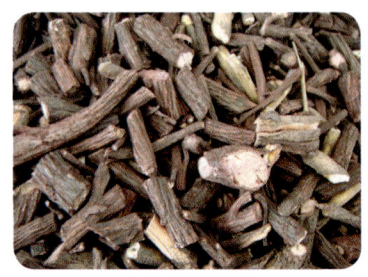
▲ 자초(지치 뿌리)

도 얼굴의 여드름과 버짐, 악창(惡瘡)이 있을 때 자초를 사용하라고 하였다. 각종 피부염에 자초를 외용하는 방법은 다음과 같다. 자초 100g, 당귀 100g, 참기름 1000g, 황랍 380g, 돼지기름 25g을 섞어서 연고를 만들어 환부에 수시로 바른다.

○ 유행성 바이러스질환을 치료한다

독감이나 사스(중증급성호흡기증후군), 신종 인플루엔자 등 유행성 바이러스질환에 걸렸을 때 자초를 사용하면 도움이 된다. 의서(醫書)에서도 상한(傷寒, 추위로 인해 생기는 급성열병)이나 기상이변으로 인한 감기 증상에 자초를 사용한다고 하였다. 이는 자초가 바이러스의 활동을 억제하고 바이러스에 의한 독소(toxin)를 해독하기 때문이다. 따라서 바이러스질환이 유행할 때 자초를 달여 음료수로 활용하면 좋고, 감초와 함께 달여서 미리 복용하면 바이러스질환을 예방하는 효과도 얻을 수 있다.

○ 외상과 화상에 의한 상처를 치료한다

자초는 염증과 농(膿)을 없애고 새살을 돋게 하는 효능이 있어서 외상과 화상에 의한 상처를 치료할 때 활용된다. 이 경우 자초를 달여서 복용해도 되고, 자초 분말을 식용기름에 섞어

서 피부에 직접 발라도 된다. 의서(醫書)에는 '독한 벌레에 물렸을 때 자초를 기름에 달여 바른다.'는 내용이 나온다. 화상을 입었을 때는 자초 4g, 당귀 20g에 참기름 160g을 넣고 물이 없어질 때까지 달이고 졸여서 찌꺼기를 버리고, 이것을 다시 졸여서 황랍 20g을 넣어 녹인 다음 사발에 넣고 식혀서 환부에 바른다.

○ 암 예방 및 치료에 도움을 준다

중국에서는 자초를 설암(舌癌), 위암, 갑상선암, 자궁암, 피부암 등에 사용하고 있으며, 북한에서는 암과 백혈병에 사용하고, 우리나라에서도 까마중, 유황오리 등과 함께 암 치료에 사용하고 있다. 자초는 해독작용이 뛰어난 약초이다. 각종 화학약품, 중금속, 환경호르몬, 농약처럼 외부에서 유입되는 독(毒)이 있고, 인체의 대사과정에서 생성되는 독(毒)이 있다. 외부의 독과 내부의 독이 정상적으로 해독되지 않으면 암의 원인이 되는데, 자초는 몸속에 쌓인 독을 빼주기 때문에 암을 예방하고 치료하는 데 도움이 된다.

활용법 및 참고사항

- 자초의 1회 복용량은 건조된 것으로 4~12g이다. 달여서 복용해도 되고, 가루 내어 분말이나 환을 만들어 복용해도 된다.
- 만성장염이 있거나 대변이 묽게 나오는 경우에는 자초를 복용하지 않는 것이 좋다.
- 벌레에 물린 경우에는 자초 분말을 식용유에 개어서 환부에 바른다.
- 자초를 물에 달이면 색이 곱고 맛이 좋은 편이라서 차나 음료로 복용하기에 제격이다.
- 자초는 진도 특산품인 홍주의 원료이다.
- 자초는 염료로 이용된다.

지치차

색은 붉은색이고, **맛**은 약간 달다.

| 채취 방법 | 10월경 잎이 시들고 난 후에 뿌리를 채취한다.

| 만드는 방법 |

① 칫솔을 이용하여 채취한 뿌리에서 흙먼지를 제거하고, 술을 뿌려가면서 다시 칫솔로 조심히 닦아 세척한다. 물로 세척하면 특유의 보라색이 빠지기 때문이다.

② 뿌리를 0.2~0.3cm 크기로 잘게 자른다.

③ 적당량의 소금, 감초를 넣고 물을 끓인다. 김이 올라오면 면포를 깐 찜망에 뿌리를 올려놓고 2분 정도 증제(蒸製)한다.

④ 증제가 끝나면 뿌리를 신속하게 식힌다.

⑤ 증제한 뿌리를 10~12시간 정도 음건(陰乾)[1]한다.

⑥ 건조[2]된 뿌리를 직화(저온)로 덖은 후에 식힌다. 연속하여 2회 실시한다.

⑦ 위의 과정이 끝나면 다시 직화(고온)로 덖은 후에 식힌다.

⑧ 완전 건조[3]된 뿌리를 숙성시키고 습기를 확인한 후에 병에 넣어 보관한다.

| 음용법 |

① 90~100℃의 뜨거운 물을 찻잔에 붓는다.

② 제다(製茶)한 뿌리를 3~5분 정도 우린다.

③ 처음 우린 찻물은 가볍게 헹구어 버리고, 이후부터 연속해서 두세 번 우려 마시면 좋다.

1_ 바람이 잘 통하는 음지에서 자연 건조하는 것을 말한다.
2_ 손으로 만졌을 때 마른 느낌이다.
3_ 손으로 만졌을 때 바삭한 느낌이다.

기관지염을 치료하는
길경

- **식물 이름** : 초롱꽃과에 속한 다년생 식물인 **도라지**
- **사용 부위** : 뿌리
- **약초 이름** : 길경(桔梗)
- **맛과 성질** : 맛은 쓰고 약간 맵다. 성질은 평(平)하다.

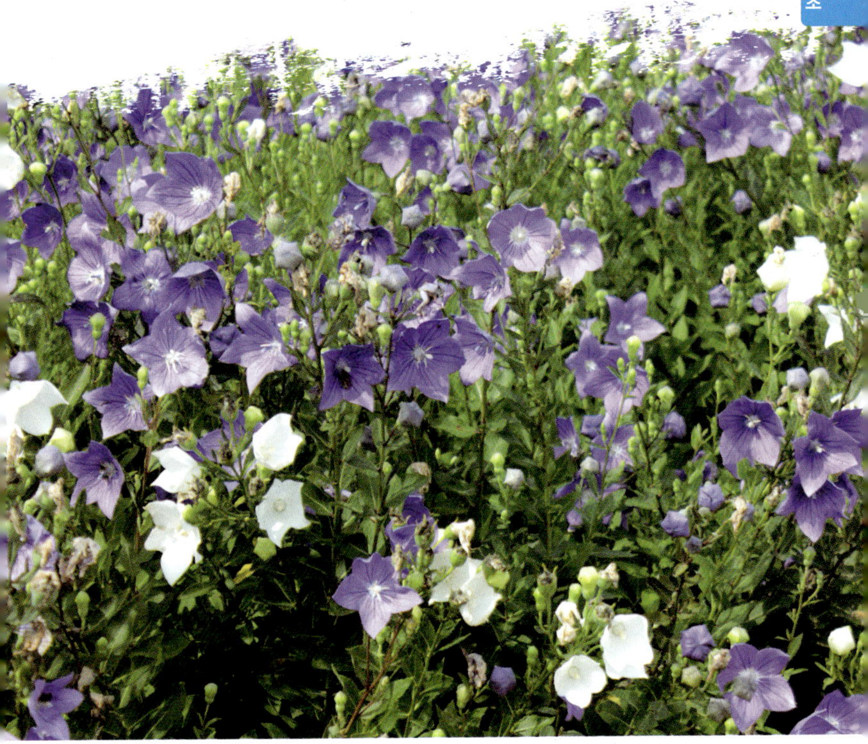

기관지에 좋은 약초

자생지 및 생태 필자가 어렸을 때 친구들과 함께 낮은 산을 오르면 도라지를 흔하게 볼 수 있었는데, 지금은 그렇지 않다. 도라지는 햇볕이 좋고 배수가 잘되는 곳에서 자라는데, 예전에는 벌목(伐木)을 했기 때문에 도라지가 번성하기 좋은 조건이었지만 지금은 나무가 우거진 곳이 많아서 옛날처럼 도라지를 흔하게 볼 수 없게 된 것이다. 이제는 사람의 발길이 닿지 않는 깊은 골짜기나 절벽으로 가야 야생하는 도라지를 볼 수 있다. 도라지꽃은 찜통 같은 더위가 기승을 부리는 한여름에 피는데, 보통 청보라색으로 피지만 흰색 꽃이 피는 것도 있다. 흰색 꽃이 피는 도라지를 백도라지라고 한다. 토심이 깊고 유기물 함량이 높은 곳에서는 도라지의 뿌리가 길고 곧게 뻗으며, 거친

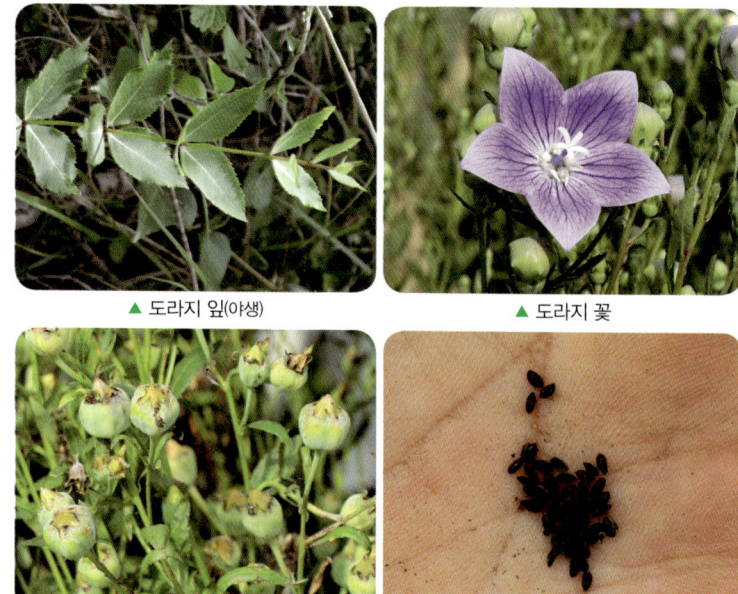

▲ 도라지 잎(야생) ▲ 도라지 꽃
▲ 도라지 씨방 ▲ 도라지 씨앗

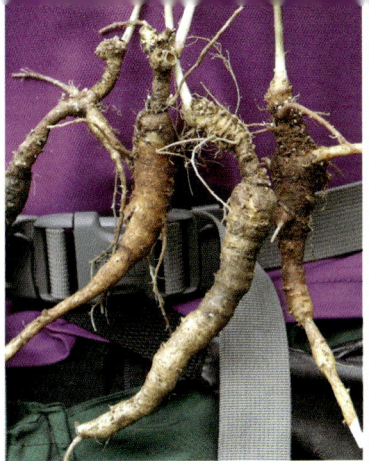
▲ 토질이 좋은 곳에서 야생하는 도라지는 잔뿌리가 발달하지 않는다.

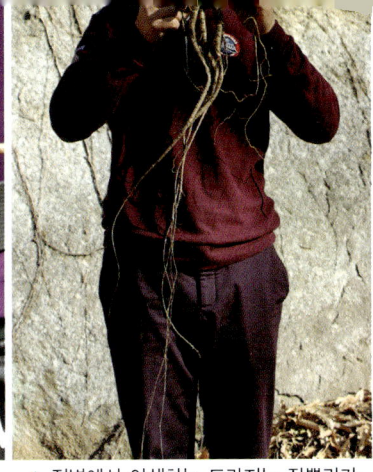
▲ 절벽에서 야생하는 도라지는 잔뿌리가 발달한다.

모래와 자갈이 많은 토양이거나 가뭄을 타는 땅에서 자라는 도라지는 잔뿌리가 발달한다.

채취 및 건조 뿌리를 사용하는 약초는 약의 기운(氣運)이 뿌리에 충만해졌을 때 채취해야 하므로 보통은 가을에 채취하지만, 시기를 놓쳤다면 잎이 나기 전 이른 봄에 채취하는 것이 좋다. 길경은 가을철에 채취해야 무게도 무겁고 튼실하며 비교적 질이 좋다. 불순물을 가려내고 노두(蘆頭)를 제거한 다음 깨끗이 씻어서 젖은 상태로 얇게 잘라 햇볕에 말린다. 날이 흐리거나 비가 오면 불에 말린다.

약초 이야기 도라지를 채취하기 위해 약초꾼을 따라 절벽을 오른 적이 있다. 높은 곳에 밧줄을 매어놓고 절벽 바위틈에 자라는 도라지를 채취하는 것은 상당히 위험한 일이다. 도라지는 바위틈이나 자갈밭처럼 메마른 땅에서도 잘 자라는데, 그런 곳에서 자란 것은 뿌리를 아주 길게 내린다. 건조한 환경을 잘 이겨내는 도라지의 힘이 건조해진 기관지에 생긴 염증을 치료하는 약효로 발휘되는 것 같다.

가을이 되면 도라지청을 만들어 감기 예방과 기관지 보호를 목적으로 즐겨 먹는다. 그런데 도라지는 감기를 예방하거나 기관지를 보호하는 약초가 아니다. 기관지에 염증이 생겨서 기침과 가래가 나올 때, 인후와 편도가 부어서 아플 때, 성대가 부어서 목소리가 잠겼을 때 효과가 있다. 한의학에서는 도라지를 선폐(宣肺)시키는 약초라고 말한다. 폐(肺)를 펴주는[宣] 효능이 도라지 안에 있다는 뜻이다. 폐는 호흡하는 곳이라서 수축과 확장을 반복한다. 기관지나 폐에 염증이 생기면 이러한 작용이 약해지는데, 이때 도라지를 복용해서 염증이 치료되면 기침과 가래, 인후통이 없어지고 폐의 호흡이 좋아진다[宣肺]. 즉 도라지는 기관지와 폐에 생긴 염증을 치료하는 약초이지, 염증이 생기지 않도록 예방하는 약초가 아니다. 따라서 증상이 호전되면 복용을 중단하는 것이 좋고 장기간 복용하는 것을 피해야 한다.

길경의 효능

○ 목감기와 급성기관지염을 치료한다

감기에 걸려 목이 붓고 기침과 가래가 나올 때, 병원에서 기관지염으로 진단을 받았을 때 길경을 사용한다. 기침이 심할 때는 자소엽, 행인, 감초와 함께 사용

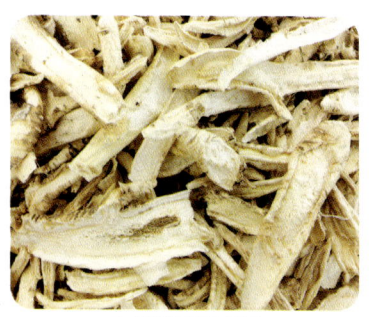
▲ 길경(도라지 뿌리)

하면 좋다. 예를 들어 길경 20g, 자소엽 8g, 행인 8g, 감초 6g

이 하루 분량이며, 물 1.5L에 이들 약초를 넣고 30분간 약간 강한 불로 달여서 두 번에 나누어 복용하면 된다.

○ 폐농양을 치료한다

길경은 염증을 없애고 농(膿)을 제거하는 효능이 있어서 폐렴이 악화되어 폐농양이 되었을 때 금은화, 어성초와 함께 사용하면 좋다. 예를 들어 길경 25g, 금은화 20g, 어성초 30g이 하루 분량이며, 물 1.5L에 이들 약초를 넣고 중불로 1시간 달여서 두 번에 나누어 복용하면 된다.

○ 편도염을 치료한다

길경은 염증을 치료하는 효과가 좋고, 특히 구강이나 목, 기관지, 폐에 생긴 염증에 효과적이다. 또한 선천적으로 편도가 비대한 아이에게 길경을 사용하면 편도를 절제하지 않게 할 수 있다. 예를 들어 길경 200g, 박하 600g, 감초 160g을 가루 내어 정제된 꿀로 반죽한 다음 5g 정도의 환으로 만들어 하루에 2~3개씩 씹어서 먹게 하면 비대해진 편도를 정상으로 만드는 데 도움이 된다.

활용법 및 참고사항

- 길경의 1회 복용량은 건조된 것으로 4~12g이다. 달여서 복용해도 되고, 가루 내어 분말이나 환을 만들어 복용해도 된다.
- 길경의 껍질을 벗기지 않고 사용해야 쓴맛도 강하고 효과도 좋다.
- 음식으로 먹을 때는 껍질을 벗겨도 된다. 껍질을 벗겨내고 쭉쭉 찢어서 소금으로 여러 번 주물러 씻는다. 이것을 나물이나 초고추장 무침, 구이 등으로 만들어 먹는다.
- 몸에 체액이 부족해져서 기침이 계속되는 경우에는 길경을 사용하면 안 된다.
- 성대를 많이 사용하는 사람이 목을 보호하려면 맥문동과 사삼을 주약(主藥)으로 하고, 여기에 길경을 보조약으로 첨가하면 좋다.

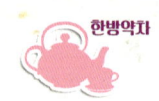

도라지꽃차

색은 보라색(보라색 꽃)이나 연한 갈색(흰색 꽃)이고, **맛**은 담백하다.

| **채취 방법** | 꽃봉오리를 채취하는 것이 좋지만 바로 핀 꽃을 채취해도 된다. 갈변이 잘되는 꽃이므로 비가 온 뒤에 채취하는 것은 좋지 않다.

| **만드는 방법** |

① 채취한 도라지꽃(꽃봉오리)에 습기가 닿지 않도록 잘 관리해야 한다.
② 피어 있는 꽃을 채취한 경우 다섯 갈래의 꽃부리에 가위집을 내어 별 모양을 만든다. 그리고 꽃받침의 끝부분을 잘라준다. 이는 습기를 신속하게 없애기 위함이다.
③ 꽃봉오리를 채취했을 때는 꽃받침 끝부분을 잘라주지 않는다. 이는 동그란 공 모양을 유지하기 위함이다.
④ 별 모양으로 자른 꽃을 8시간 정도 음건(陰乾)[1]한다. 전열 팬을 이용할 경우 찜망을 올리고 저온에서 4시간가량 열건[2]한다. 전열 팬마다 온도가 다르므로 온도 조절에 유의한다.
⑤ 건조[3]된 도라지꽃을 직화(저온)로 덖은 다음 식힌다. 수분이 많은 상태에서 높은 열에 접촉되면 갈변하면서 타버린다.
⑥ 완전히 식힌 다음에 직화(고온)로 다시 덖는다.
⑦ 완전 건조[4]되면 숙성시킨 다음 습기를 확인하고 병에 넣어서 보관한다.

| **음용법** |

① 90~100℃의 뜨거운 물을 찻잔에 붓는다.
② 제다(製茶)한 꽃차는 1~2분 정도 우린다.
③ 처음 우린 찻물은 가볍게 헹구어 버리고, 이후부터 연속해서 두세 번 우려 마시면 좋다.

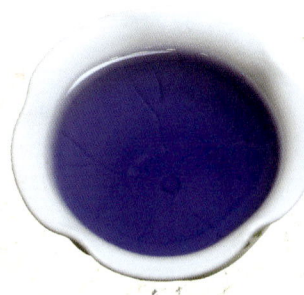

1_ 바람이 잘 통하는 음지에서 자연 건조하는 것을 말한다.
2_ 인공적으로 열을 가해 건조하는 것이다.
3_ 손으로 만졌을 때 마른 느낌이다.
4_ 손으로 만졌을 때 바삭한 느낌이다.

함께 알아두면 좋은 약초

전호 前胡

산행을 하다가 계곡으로 내려오면 습지에서 바디나물이라는 식물을 종종 본다. 이 식물은 나물로 먹을 수도 있지만 약으로도 효과가 좋다. 바디나물의 뿌리를 전호라고 하는데, 길경처럼 기관지에 생긴 염증을 없애주는 효능이 있어 기침과 가래에 많이 사용한다.

전호 효능

• 기침과 가래를 치료한다

전호는 감기 초기에 오한과 발열이 있으면서 기침과 가래가 나올 때 사용한다. 또한 만성기관지염으로 오랫동안 기침과 가래가 나올 때도 사용할 수 있다. 즉 급성과 만성에 모두 사용할 수 있고, 오랫동안 사용해도 부작용이 없으며 소아 감기에도 활용할 수 있다. 길경은 초기 목감기나 급성기관지염, 편도염에 주로 활용하는 반면, 전호는 급성은 물론 만성기관지염에도 사용할 수 있다는 장점이 있다. 물론 급성 호흡기질환에는 길경과 전호를 함께 사용해도 좋다.

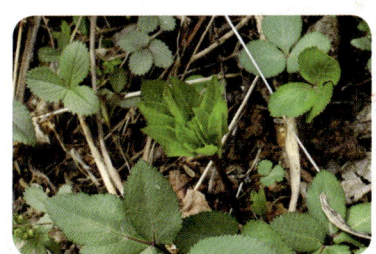
▲ 봄부터 여름까지 연한 잎을 채취하여 나물로 먹는다.

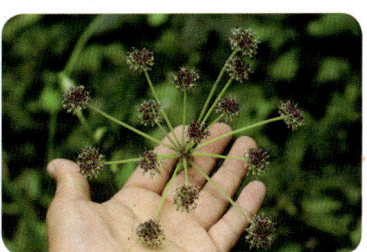
▲ 바디나물 꽃

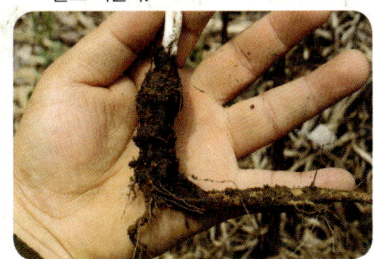
▲ 바디나물 뿌리(전호)

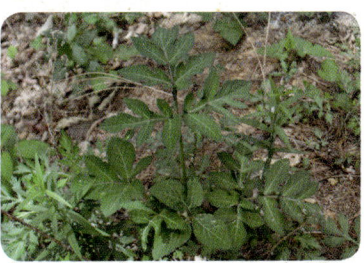
▲ 바디나물 지상부

유튜브(youtube) 동영상 강의

기관지를 보호하는
맥문동

- **식물 이름** : 백합과에 속한 다년생 식물인 **맥문동**
- **사용 부위** : 뿌리의 팽대부
- **약초 이름** : 맥문동(麥門冬)
- **맛과 성질** : 맛은 달면서 약간 쓰고, 성질은 약간 차갑다.

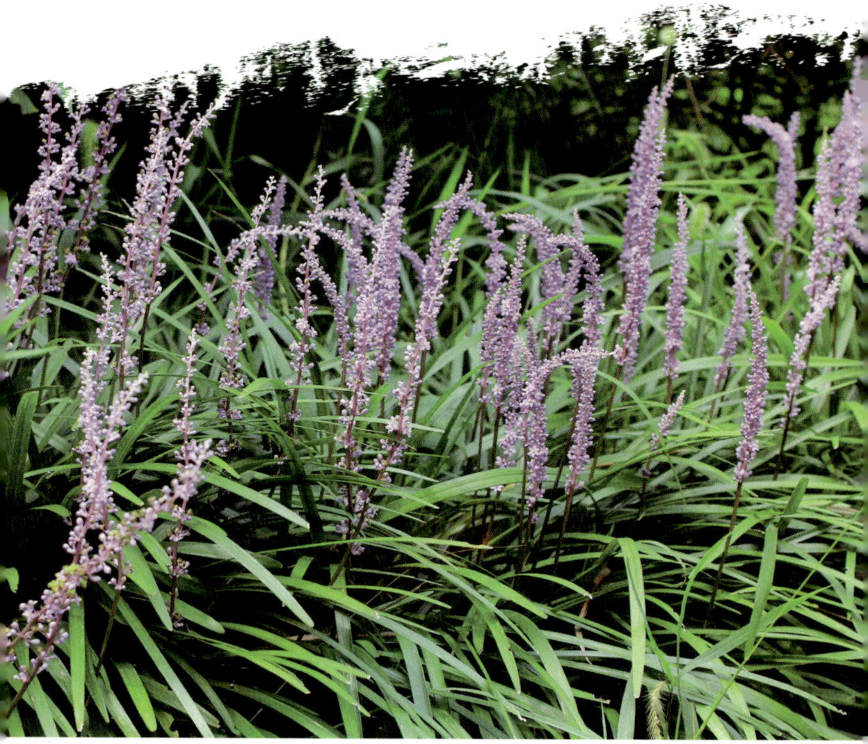

자생지 및 생태   맥문동은 그늘진 곳에서도 잘 자라기 때문에 공원이나 아파트의 그늘진 화단에 많이 심는다. 추위에는 약해서 야생하는 것은 중부 이남에서 볼 수 있고, 습기가 많은 땅을 싫어하므로 배수가 잘되는 비탈에서 자란다. 사철 내내 푸른 잎을 볼 수 있고 초여름에 피는 연한 보랏빛 꽃이 아름다워 관상용으로 인기가 많다. 맥문동의 잔뿌리 끝에 흰색의 덩이뿌리가 달리는데 이것을 약으로 사용한다. 번식력이 좋아서 가을부터 봄 사이에 뿌리 나누기를 해도 되고, 가을에 채취한 씨앗을 봄에 뿌려서 번식시켜도 된다.

채취 및 건조   맥문동의 꽃은 5~8월에 피고 열매는 9~10월에 달린다. 겨울을 지낸 맥문동의 성장기는 여름인 것이다. 뿌리

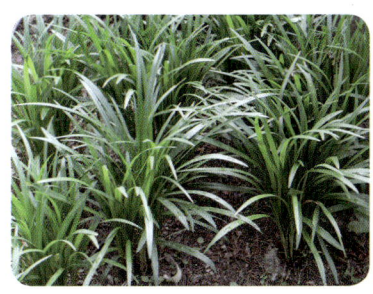

▲ 맥문동 잎

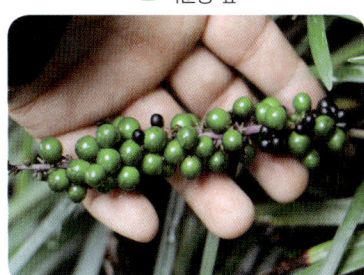

▲ 맥문동 열매

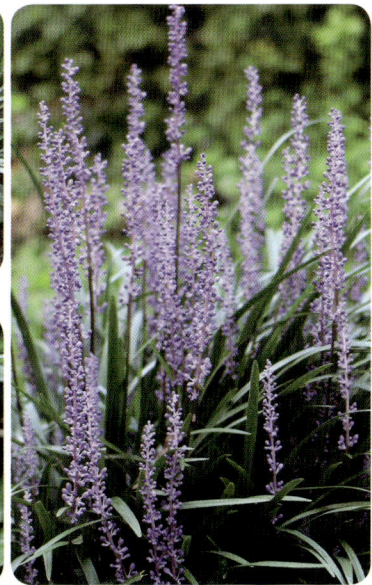

▲ 맥문동 꽃

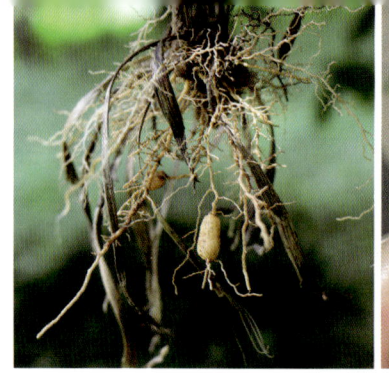
▲ 맥문동 뿌리

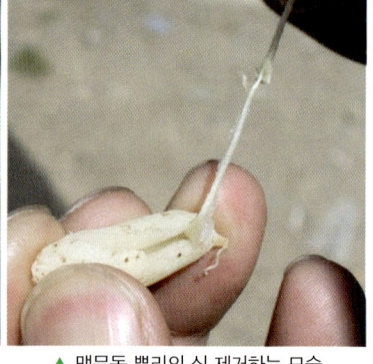
▲ 맥문동 뿌리의 심 제거하는 모습

를 사용하는 맥문동은 성장기를 피해서 채취해야 하므로 겨울과 봄에 캐야 한다. 보통은 4월에 뿌리가 비대해졌을 때 캐서 잔뿌리와 안에 있는 심(心)을 뽑아내고 깨끗하게 씻어 햇볕에 말린 후에 사용한다.

> **약초 이야기** 마라톤을 하다가 사망하는 사람들이 가끔 있다. 땀을 흘리면 수분과 함께 나트륨이 배출되는데, 이 상태에서 물을 계속 마시면 체내의 나트륨 농도가 낮아져서 사망하는 것이다. 나트륨은 신경자극이나 근육의 수축에 필요하기 때문에 나트륨 농도가 낮아지면 내장과 근육에 이상이 생긴다. 또 세포의 수분 밸런스를 유지하는 데에 나트륨이 필요하기 때문에 부족해지면 세포(뇌세포 포함)가 붓게 된다. 따라서 마라톤 중에 나트륨이 부족해진 상태에서 물을 과다하게 마시면 나트륨 농도가 더 낮아져서 근육과 뇌에 이상이 생기고, 최악의 경우 사망에 이르게 된다.

필자가 말하려는 것은 '물과 체액이 다르다'는 것이다. 체액에는 세포의 활동에 필요한 각종 미네랄과 영양소가 포함되어 있다. 마라톤 선수에게 물이 필요한 것처럼 보이지만, 사실은 물이 아니라 체액이 필요하다. 체액을 흉내 낸 것이 이온음료 아니던가.

기관지가 건조해졌을 때도 마찬가지이다. 물을 마시면 건조한 기관지를 촉촉하게 해줄 수 있다고 생각한다. 하지만 그것은 잘못된 생각이다. 땀을 흘린 마라톤 선수에게 순수한 물이 아니라 체액과 비슷한 물을 공급해야 하듯이, 기관지를 촉촉하게 해주려면 체액과 비슷한 물을 공급해야 한다. 이 역할을 맥문동이 한다. 맥문동은 체액을 만들 때 필요한 영양소를 많이 함유하고 있다. 따라서 맥문동을 달여서 마시면 기관지가 촉촉해지고 피부도 부드러워진다. 특히 과도한 노동으로 진[津液]을 뺀 사람이나 나이가 들어 진[津液]이 빠진 사람에게 맥문동은 보물 같은 약초이다.

기관지에 좋은 약초

맥문동의 효능

○ 마른기침을 치료한다

맥문동은 체액을 보충하는 약초이다. 체액이 부족해지면 기관지와 폐는 그 영향을 크게 받기 때문에 마른기침이나 간질거리는 헛기침이 나온다. 따라서 이러한 증상이 오래 지속되는 경우에는 맥문동을 주약(主藥)으로 삼고 사삼을 더하여 복용하면 좋다. 예를 들어 맥문동 20g, 사삼 30g이 하루 분량이며, 물 1L에 이들 약초를 넣고 중불로 1~2시간 달여서 두 번에 나누어 복용하면 된다.

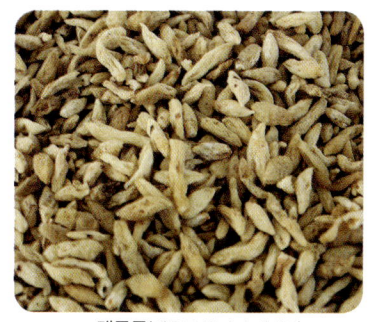
▲ 맥문동(맥문동 뿌리의 팽대부)

○ 당뇨병으로 인한 갈증을 해소한다

혈당이 오르면 혈관이 손상되므로 몸은 소변으로 당을 배출시키는데, 이러한 상태가 지속되면 체액이 부족해져 물을 마셔도 해소되지 않는 심한 갈증이 생긴다. 이때 맥문동을 달여서 복용하면 갈증을 없앨 수 있다. 또한 맥문동은 실험적으로 혈당의 수치를 내리는 효과가 입증되어 당뇨병 치료에도 도움이 된다. 이 경우 사삼, 옥죽, 석곡과 함께 사용하면 더욱 좋다. 예를 들어 맥문동 20g, 사삼 20g, 옥죽 20g, 석곡 20g이 하루 분량이며, 물 1.5L에 이들 약초를 넣고 중불로 1~2시간 달여서 두 번에 나누어 복용하면 된다.

○ 땀을 많이 흘려서 탈진이 되는 것을 예방한다

운동선수를 비롯하여 주방이나 떡집, 비닐하우스처럼 땀을 많이 흘리는 조건에서 일하는 사람들은 체액의 불균형이 유발되어 기력이 떨어질 수 있다. 이때 맥문동을 달여서 음료수처럼 수시로 복용하면 아주 좋은 효과를 얻을 수 있다. 기운이 없을 때는 맥문동 20g, 인삼 10g, 오미자 10g을 달여서 하루 종일 음료수처럼 마시면 좋다.

활용법 및 참고사항

- 맥문동의 1회 복용량은 건조된 것으로 4~16g이다. 달여서 복용해도 되고, 가루 내어 분말이나 환을 만들어 복용해도 된다.
- 맥문동을 관통하는 질긴 심(心)을 제거하고 사용해야 한다. 그렇지 않으면 가슴이 답답해지는 증상이 나타날 수 있다.
- 맥문동을 진하게 달여서 매일 음료수 대용으로 마시면 아주 좋다.
- 맥문동 달인 물로 죽을 쑤어 먹으면 맛도 좋고 건강에도 좋다. 특히 체액이 부족한 노인의 식이요법으로 적합하다. 의서(醫書)에도 '맥문동을 우려낸 물에 쌀을 넣고 죽을 쑤어 먹는다. 임신한 경우에도 먹을 수 있다.'는 언급이 있다.

천문동 天門冬

천문동은 몸에 체액을 공급하는 약초이다. 이는 맥문동의 효능과 같아서 천문동과 맥문동을 함께 사용하는 경우가 많다. 의서(醫書)에 '천문동을 오래 복용하면 얼굴색이 깨끗해지고 희어지며, 추위와 더위를 이겨내고 몸이 가벼워지며, 허기가 지지 않고 수명이 늘어나며, 아이를 많이 두게 한다.'는 말이 있는데, 이는 체액을 보충하는 천문동의 효능이 그만큼 좋다는 뜻이다.

천문동 효능

• 마른기침과 만성기관지염을 치료한다

천문동은 기관지와 폐가 건조해져서 마른기침이 계속되는 증상을 치료한다. 가래가 나오더라도 양이 적거나 점도가 높은 가래가 나오는 경우에 천문동을 사용하며, 증상이 악화되어 가래에 혈액이 섞여 나올 때도 천문동을 사용한다.

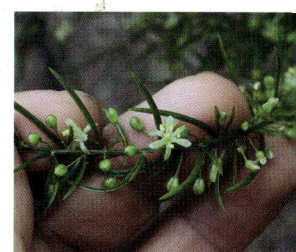
▲ 천문동 꽃

• 편도염을 치료하고 성대(聲帶)를 보호한다

편도염으로 목이 붓고 열이 나며 음식 삼키기가 어려울 때 천문동에 금은화와 길경(도라지 뿌리)을 넣고 달여서 자주 마시면 효과가 좋다. 특히 소아 편도염에 효과가 뛰어나다. 또한 성대를 많이 사용하는 사람은 천문동을 대량으로 달여 놓고 차처럼 마시면 성대를 보호하는 데 도움이 된다.

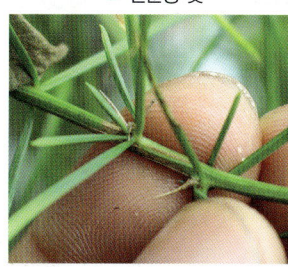
▲ 천문동 줄기의 가시

• 노인변비와 산후변비를 치료한다

천문동은 노인변비와 산후변비에도 활용한다. 나이가 들면서 체액이 부족해지는 것은 자연스러운 일이다. 그런데 그 상태가 심해지면 장액(腸液)의 분비가 줄어들어 변비가 생길 수 있다. 이 경우 몸이 약하다면 강한 변비약을 사용하기 어려운데, 이때 천문동과 당귀를 달여서 복용하면 자연스럽게 변비가 해소된다. 산후변비에 천문동을 사용하는 것도 같은 이유에서이다.

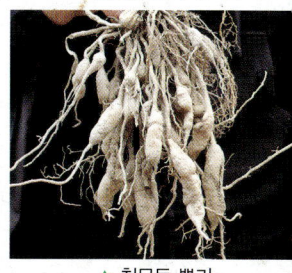
▲ 천문동 뿌리

유튜브(youtube) 동영상 강의

천식을 치료하는
자소자

- **식물 이름** : 꿀풀과에 속한 일년생 식물인 **소엽(차즈기)**
- **사용 부위** : 씨앗
- **약초 이름** : 자소자(紫蘇子)
- **맛과 성질** : 맛은 맵고 성질은 따뜻하다.

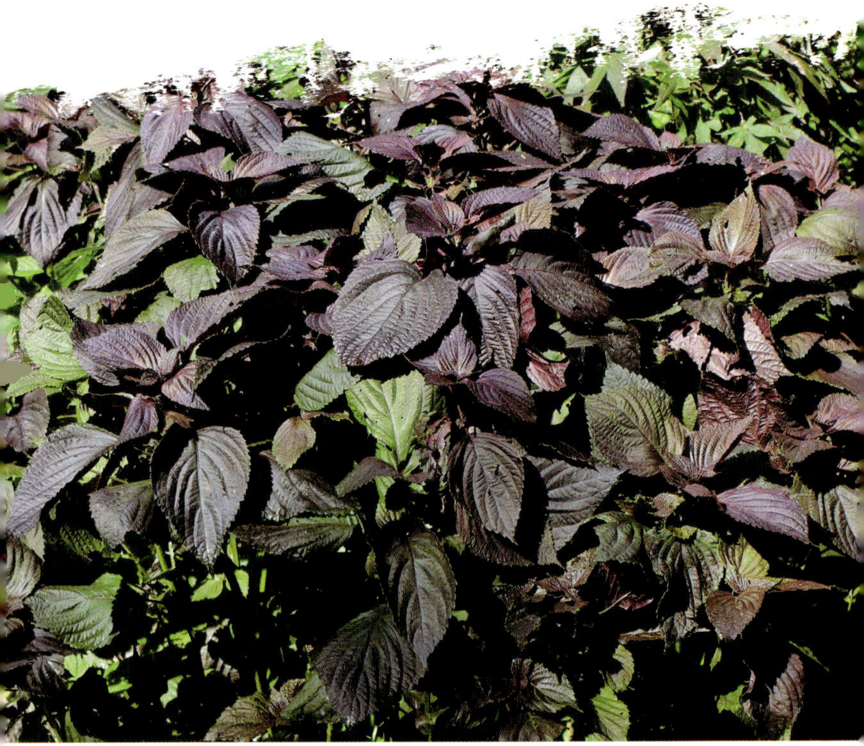

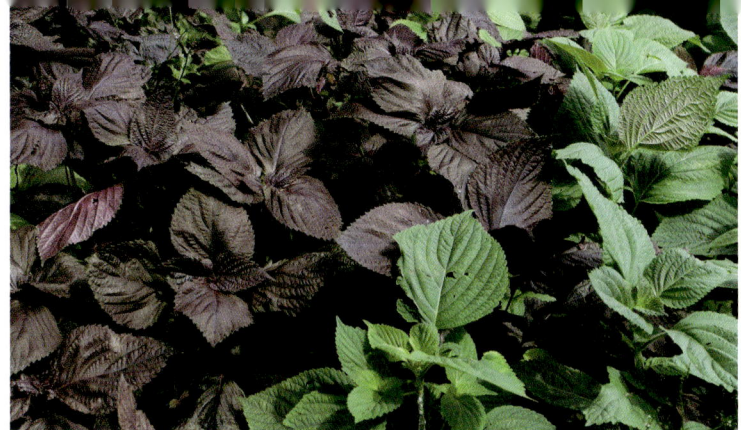

▲ 소엽(좌)과 들깨(우)

자생지 및 생태 중국이 원산지인 소엽은 우리나라 농가에서 재배하고 있으며 인가 주변에서 야생으로도 자란다. 들깨와는 이란성 쌍둥이라고 해도 될 정도로 모양이 비슷한데, 들깨는 잎을 포함하여 전체적으로 녹색을 띠고 소엽은 전체적으로 보라색을 띠는 것이 차이점이다. 또한 소엽의 향기는 강하고 특이하여 들깨와 구분된다. 높이는 20~80cm이며 줄기가 곧게 서고 단면이 사각형이다. 꽃은 늦여름에 연한 자줏빛으로 피고 가을이 되면 씨앗이 성숙한다. 소엽은 병충해가 거의 없고 번식력이 좋아서 일부러 없애지 않으면 주변으로 계속 퍼져 나간다.

채취 및 건조 씨앗을 사용하는 약초는 씨앗이 완전히 성숙하여 약의 기운(氣運)이 씨앗에 충만해졌을 때 채취한다. 자소자는 가을에 열매가 성숙하였을 때 채취하는데, 전주(全株)나 과수(果穗)를 베어서 씨앗을 떨어내고 불순물을 제거한 후 햇볕에 말린다.

약초 이야기 겨자씨는 매우 작은 것의 대명사이다. 하지만 작다고 얕잡아 보다가는 큰코다칠 수 있다. 겨자 잎으로 쌈을 싸

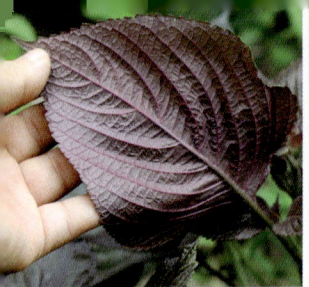 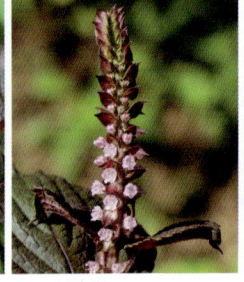 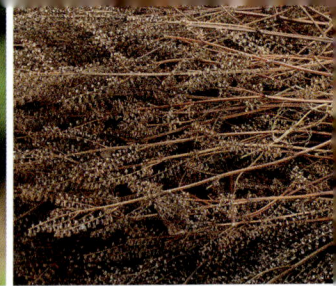

▲ 소엽 잎의 뒷면도 보라색이다.　▲ 소엽 꽃　▲ 씨앗 채취를 위해 소엽 줄기를 베어 말리는 모습

먹으면 코가 뻥 뚫리는 것처럼, 겨자씨도 매운맛이 강해서 막힌 것을 뚫어 담(痰)을 배출시키는 효능이 좋다. 보통 기침과 가래가 나올 때 사용하는데, 이 경우 겨자씨처럼 아주 작고 약효도 비슷해서 함께 사용하는 약초가 있다. 소엽 씨앗인 자소자(紫蘇子)이다.

'소(蘇)'는 잠에서 깨어 기지개를 켠다는 '소(穌, 잠이 깨다)'에서 유래하였고 펼친다는 의미가 담겨 있다. 기지개를 켤 때 두 팔을 펼치는 모습을 연상하게 한다. 그래서일까, 소자는 옹색하게 웅크리고 있는 것을 펴주는 효능이 있다. 특히 기관지 근육이 옹색하게 수축하여 호흡이 촉박해지는 천식이 있을 때 자소자를 사용하면 좋다. 《동의보감》에서도 자소자는 '폐기(肺氣)가 부족하여 숨이 차고 기침이 나는 것을 치료한다.'고 하였다.

겨자와 자소자처럼 작은 씨앗이 키가 큰 식물로 자라는 것을 보면 작은 고추가 맵다는 말이 맞는 것 같다. 그만큼 씨앗에는 영양분이 많아서 약으로 사용하면 약해진 조직을 튼튼하게 만드는 효과를 얻게 된다. 《동의보감》에서 자소자는 '오장(五臟)을 보한다.'고 하였는데, 씨앗이 갖는 특징을 잘 드러내는 말이다. 결론적으로 자소자는 약해진 기관지를 보(補)하는 효능과 옹색하게 수축되어 있는 기관지 근육을 이완시키는 효능이 있어 노인의 만성적인 기관지천식에 적합하다.

자소자의 효능

○ 기관지천식을 치료한다

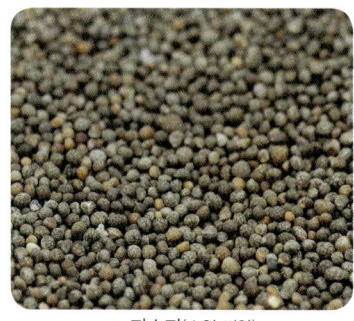
▲ 자소자(소엽 씨앗)

자소자는 기관지 평활근의 경련을 완화시키는 효능이 있어 기관지천식을 치료하는 중요한 약초이다. 특히 나이 든 사람에게 효과가 좋은데, 숨이 차고 기침이 계속되며 묽은 가래가 나올 때 백개자, 내복자와 함께 사용하면 좋다. 예를 들어 자소자 8g, 백개자 8g, 내복자 8g이 하루 분량이며, 물 1L에 이들 약초를 넣고 중불로 1시간 정도 달여서 두 번에 나누어 복용하면 된다.

○ 만성기관지염을 치료한다

자소자는 평소 몸이 허약한 사람이 기관지염에 걸려 기침과 숨참 증상이 계속될 때 사용한다. 가래가 동반될 때는 반하, 전호와 함께 사용하고, 기침이 심할 때는 행인과 함께 사용한다. 예를 들어 자소자 10g, 행인 8g, 반하 6g, 전호 6g이 하루 분량이며, 물 1.5L에 이들 약초를 넣고 1시간 정도 중불로 달여서 두 번에 나누어 복용하면 된다.

○ 노인변비와 산후변비를 치료한다

평소 몸이 약한 노인이나 산후에 몸이 약해진 상태에서 변비가 생겼을 경우에 자소자를 사용한다. 이 경우 1회에 자소자 12g을 갈아서 꿀물에 타서 복용하면 좋다. 자소자만으로 효과가 없을 때는 삼씨(마자인) 8g을 넣어서 함께 복용한다. 의서(醫書)

에 '자소자는 산후에 출혈로 인해 정신이 몽롱하고 땀을 많이 흘리며 변비가 생긴 것을 치료한다. 자소자와 삼씨 두 가지를 문드러지게 찧어서 물을 부어 걸러낸 물로 죽을 쑤어 먹는다.'는 말이 나온다.

활용법 및 참고사항

- 자소자의 1회 복용량은 건조된 것으로 6~12g이다. 달여서 복용해도 되고, 가루 내어 분말이나 환을 만들어 복용해도 된다.
- 자소자를 갈아서 쌀과 함께 죽을 쑤어 먹는다. 《동의보감》에 숨이 차고 기침이 나올 때 '자소자를 물에 넣고 찧어서 즙을 낸 다음 멥쌀을 버무려 죽을 쑤어 먹는다.'는 말이 나온다.
- 수제비와 칼국수에 들깨 대신 자소자를 넣으면 맛과 향이 좋다. 들깨가 들어가는 음식에는 모두 자소자를 넣어도 된다.
- 자소자기름을 짜서 음식에 활용하면 좋다. 《증보산림경제》에 다음과 같은 글이 있다. '자소자기름을 짜서 불을 켤 수 있다. 반찬에 넣어 먹거나 머리카락에 바르면 좋다. 자소자기름을 종이나 비단에 먹이면 아주 좋다.'
- 자소자기름을 짜고 난 후에 남은 유박(油粕)을 알코올에 우려내면 음식의 변패를 막아 보존 기간을 연장시키는 천연방부제 역할을 한다.
- 소엽 씨앗이 성숙하기 전에 꽃차례를 뜯어 장아찌를 담그거나 튀김을 해서 먹는다.
- 소엽의 어린잎을 쌈으로 먹고, 송송 썰어서 비빔밥에 넣기도 한다. 간장이나 된장에 박아 장아찌를 담가도 맛있고, 튀김이나 부각으로도 만든다.
- 소엽의 잎을 오이소박이나 김치에 넣으면 쉽게 상하지 않는다. 김밥에도 들깻잎 대신에 소엽 잎을 넣으면 김밥이 상하는 것을 막을 수 있다.
- 소엽 잎은 해산물에 의한 식중독을 예방하고 치료하는 효능이 있다. 따라서 여름철에 생선회를 먹을 때는 소엽 잎을 쌈으로 이용하면 좋다. 매운탕 등 해산물 요리를 할 때도 소엽 잎을 넣으면 식중독을 예방할 수 있다.
- 건조한 소엽 잎을 가루 내어 향신료로 사용하면 소화를 돕고 음식의 부패를 막는 효과를 얻을 수 있다.
- 에탄올을 이용하여 소엽 잎에서 추출한 색소는 사탕이나 젤리, 음료, 가루 주스, 시럽 등에 사용된다.

위가 약한 사람에게 좋은
백출

- **식물 이름** : 국화과에 속한 다년생 식물인 **백출**
- **사용 부위** : 뿌리줄기
- **약초 이름** : 백출(白朮)
- **맛과 성질** : 맛은 달면서 쓰고, 성질은 따뜻하다.

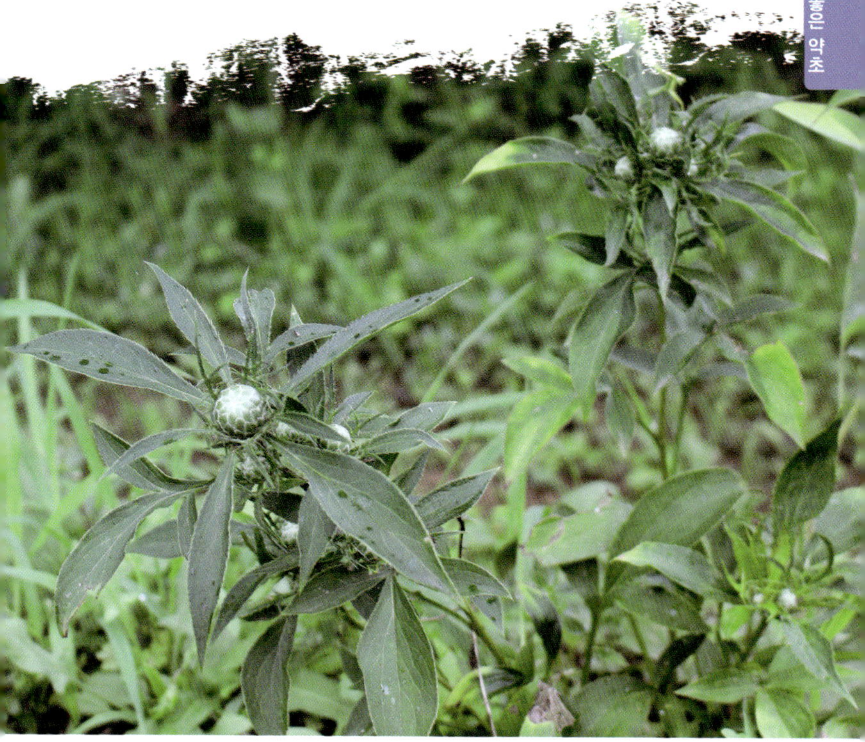

위에 좋은 약초

자생지 및 생태 백출의 원산지는 중국이며 높이 30~80cm 정도로 자란다. 산의 구릉지(丘陵地)에서 자생하는데 현재는 야생하는 것이 많지 않고, 약으로 사용하는 것은 대부분 재배한 것이다. 우리나라에서도 종자를 들여와 재배하는 농가가 늘고 있다. 따뜻하고 시원한 기후를 좋아하며 토층이 두껍고 배수가 잘되며 부식질이 풍부한 땅에서 잘 자란다.

채취 및 건조 백출의 뿌리를 캐보면 굵고 크며 주먹 모양이다. 뿌리를 사용하는 약초는 잎이 시들고 난 이후에 채취해야 한다. 잎이 시들지 않으면 약의 기운(氣運)이 잎과 줄기에 남아 있어 뿌리에서 좋은 약효를 기대할 수 없기 때문이다. 백출은 상강(霜降, 10월 23일경)에서 입동(立冬, 11월 8일경) 사이에 캐서 줄기와 잎, 흙을 제거하고 불에 말리거나 햇볕에 말린 다음 잔뿌리를 제거한 후에 사용한다.

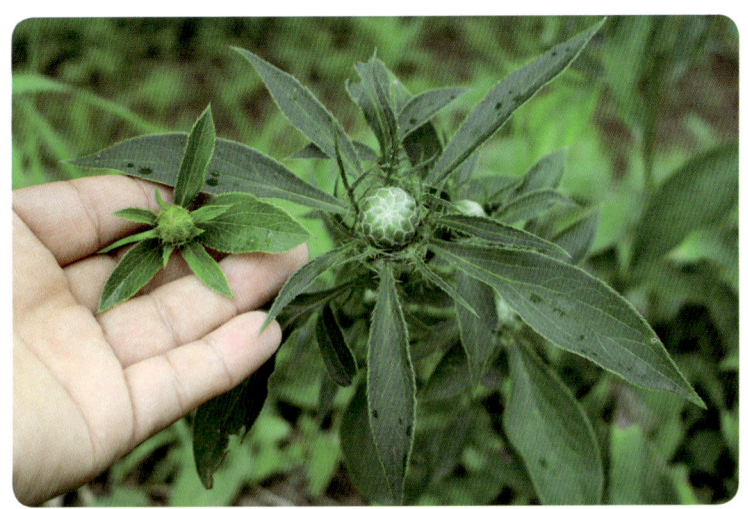

▲ 백출(우)을 큰꽃삽주라고도 하는데, 삽주(좌)와 비교했을 때 꽃봉오리가 월등하게 크다.

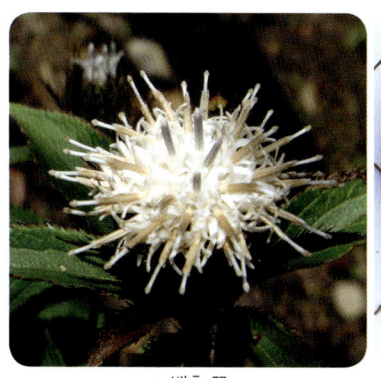
▲ 백출 꽃

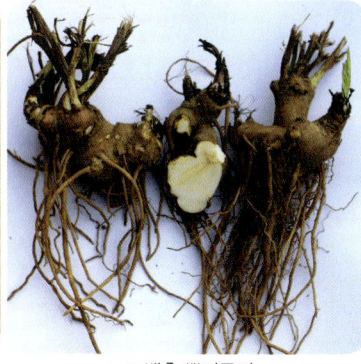
▲ 백출 뿌리줄기

약초 이야기 필자의 아버지는 고추농사를 지었다. 3월경, 비닐하우스에서 고추 모종의 싹을 틔우는 작업이 진행된다. 이때 노련한 농사꾼 아버지는 '될성부른 떡잎'을 알아보고 약한 것을 솎아낸다. 약한 놈을 뽑아서 살펴보면 역시나 뿌리가 빈약하기 그지없다. 5월에는 튼튼하게 자란 고추 모종을 밭에 이식하느라 바쁘기 때문에 고양이 손이라도 빌려야 한다. 물론 이때의 분주함은 아무것도 아니다. 한여름이 되면 초록이던 고추가 빨갛게 익는데, 땡볕에 한 고랑을 다 따고 돌아서면 또 익어 있어서 여름 내내 손을 놓지 못한다. 떡잎만 보고도 건강한 뿌리를 알아본 아버지의 혜안(慧眼)이 한 해 고추농사의 풍작을 결정한 것이다.

사람의 몸을 식물에 비유하면 위장은 뿌리에 해당한다. 뿌리가 약한 식물이 잘 자랄 수 없듯이 위장이 약한 사람의 건강 상태는 '될성부른 떡잎'일 수 없다. 위장이 튼튼해야 몸 전체가 건강하다. 백출은 위장을 튼튼하게 해주는 약초이다. 날 때부터 소화력이 약한 사람, 질병을 앓았거나 큰 수술을 받은 이후에 위장이 약해진 사람, 나이가 들면서 소화가 안되는 사람에게 백출만큼 소중한 약초가 있을까.

백출의 효능

○ 위장을 튼튼하게 한다

백출은 위장을 튼튼하게 하는 효능이 있어 평소 위장이 약한 사람에게 적합한 약초이다. 몸이 약하고 소화력이 떨어진 경우에는 인삼, 복령, 감초와 함께 사용하면 좋다. 예를 들어 백출 8g, 인삼 8g, 복령 8g, 감초 8g이 하루 분량이며, 물 1.5L에 이들 약초를 넣고 중불로 1~2시간 달여서 두 번에 나누어 복용하면 된다. 여기에 소량의 대추와 생강을 넣어서 달이면 더욱 좋다.

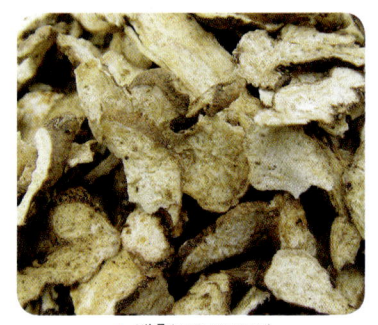

▲ 백출(백출 뿌리줄기)

○ 몸이 약한 사람의 식욕부진, 만성위염, 만성설사를 치료한다

만성설사로 고생하고 있다면 산약, 복령과 함께 사용하면 좋다. 백출 8g, 산약 12g, 복령 8g이 하루 분량인데, 물 1.5L에 이들 약초를 넣고 중불로 1~2시간 달여서 두 번에 나누어 복용하면 된다. 또한 이들 약초를 분말로 만들어 1회에 4~8g씩, 1일 2회 복용해도 된다.

○ 어린아이의 체질개선에 도움을 준다

백출은 식욕이 없고 위장이 약한 아이에게 좋은 약초이다. 건강한 아이라도 체질을 강화하고 싶다면 백출을 사용하는 것이 좋다. 작약, 녹용, 당귀 등과 함께 사용하면 아이를 건강하게 키우는 데 도움이 된다.

○ 원인불명의 부종을 치료한다

대체로 몸이 약한 사람, 특히 위장이 약한 사람이 백출을 복용하면 부종이 개선되는 경우가 많다. 원인불명의 부종이 있을 때는 황기와 함께 사용하면 좋다. 예를 들어 백출 20g, 황기 30g이 하루 분량이며, 물 1.5L에 이들 약초를 넣고 중불로 1~2시간 달여서 두 번에 나누어 복용하면 된다.

○ 조금만 움직여도 땀이 나는 증상을 치료한다

조금만 움직여도 땀이 나고, 땀이 난 후에 기력이 떨어지는 증상이 있을 때는 황기, 방풍과 함께 사용한다. 백출 20g, 황기 10g, 방풍 10g이 하루 분량이며, 물 1.5L에 이들 약초를 넣고 중불로 1~2시간 달여서 두 번에 나누어 복용하면 된다.

활용법 및 참고사항

- 백출의 1회 복용량은 건조된 것으로 4~12g이다. 달여서 복용해도 되고, 가루 내어 분말이나 환을 만들어 복용해도 된다.
- 백출은 몸에 있는 잉여 수분을 제거하는 효능이 있어 몸을 건조하게 하는 경향이 있다. 따라서 입이 건조하고 갈증이 날 때, 탈수 증상이 있을 때 사용하면 안 된다.
- 백출의 잎을 따서 차로 마시면 땀이 나는 증상과 부종을 치료하는 데 도움이 된다.
- 요리에 무를 넣으면 소화를 돕는 효과를 얻을 수 있는데, 무찜을 할 때 백출 달인 물을 사용하면 소화를 촉진하는 효능이 더 좋아진다.
- 백출 달인 물을 음료수 대용으로 마시면 좋다. 약간 쓰지만 전체적으로 단맛이 나므로 음용하기에 나쁘지 않다. 인삼 달인 물을 마시는 느낌과 비슷하다.

창출 蒼朮

창출(삽주 뿌리줄기)은 소화시키는 효능이 좋아서 약국에서 판매되는 소화제에 대부분 창출이 주약(主藥)으로 들어간다. 백출과 창출 모두 소화를 촉진하는 공통점이 있으나 백출은 약한 위장을 튼튼하게 하는 효능이 좋고, 창출은 소화불량을 개선하는 효능이 뛰어나다.

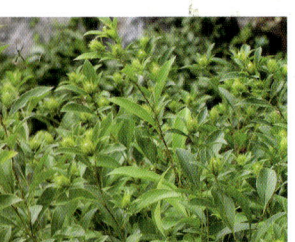

▲ 삽주는 햇볕이 잘 드는 곳을 좋아한다(서울대약초원 재배).

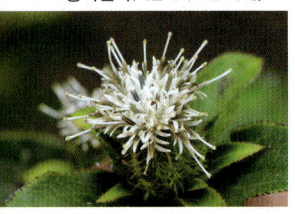

▲ 삽주 꽃

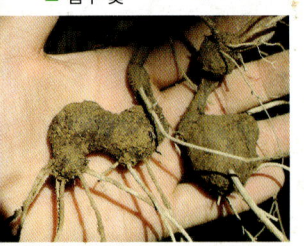

▲ 산행 중에 창출을 캐서 먹으면 밤처럼 맛이 좋고 허기를 면할 수 있다.

창출 효능

• 소화불량을 치료한다

창출은 소화를 촉진하는 효능이 좋다. 후박, 진피와 함께 사용하는 경우가 많고, 신경성 소화불량에는 향부자를 더한다. 예를 들어 창출 16g, 후박 8g, 진피 12g, 향부자 12g이 하루 분량이며, 물 1.5L에 이들 약초를 넣고 중불로 1~2시간 달여서 소화불량이 해소될 때까지 수시로 복용한다. 참고로 치료약과 보약을 지을 때 소화불량이 있는 사람이거나 소화불량이 예상되는 경우에도 창출을 넣는다.

• 체기를 내려준다

음식을 급하게 먹거나 식사 중에 신경을 쓰면 위장 근육이 손상될 수 있다. 그리고 손상된 조직이 치료되지 않은 상태에서 음식을 섭취하면 소화작용이 이루어지지 않아 얹힌 느낌이 든다. 이것을 체기라고 하는데, 창출은 체기를 해소하는 효능이 아주 좋은 약초이다.

• 근육통과 관절통을 치료한다

창출은 몸에 있는 습기(濕氣)를 제거하는 약초이다. 습기는 기압과 기온이 낮아졌을 때 생긴다. 그런데 이러한 기상(氣象)에서 몸이 무거워지고 통증이 생긴다고 하는 사람이 있는데, 이런 사람을 두고 '일기예보를 잘 하는 사람'이라고 농담 삼아 말한다. 이처럼 기상에 따른 습기 변화 때문에 몸이 아프고 저리고 무거울 때 몸에 있는 습기를 제거하여 근육통과 관절통을 치료하는 약초가 창출이다.

위궤양, 십이지장궤양을 치료하는
오적골

- **동물 이름** : 오징어과에 속한 연체동물인 **갑오징어**
- **사용 부위** : 뼈[內殼]
- **약초 이름** : 오적골(烏賊骨)
- **맛과 성질** : 맛은 짜고 떫다. 성질은 약간 따뜻하다.

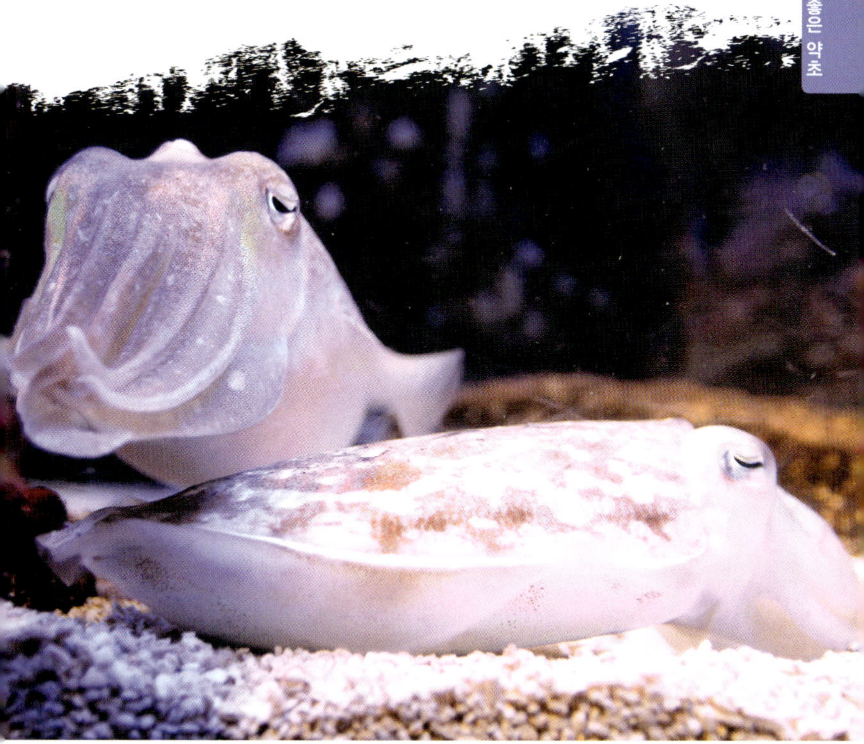

위에 좋은 약초

자생지 및 생태 갑오징어는 아메리카 대륙 연안의 바다를 제외하고 거의 전 세계에서 볼 수 있다. 여덟 개의 짧은 다리와 두 개의 긴 촉완이 있으며, 다리 가운데에 입이 있다. 각각의 다리와 촉완에는 딱딱하고 거친 빨판이 있는데, 촉완은 눈 뒤에 있는 주머니 속으로 끌어 넣을 수 있으며 다리는 물체에 몸을 부착시키거나 게나 물고기 같은 작은 동물을 잡는 데 쓰인다. 몸에는 갈색의 가로줄 무늬와 자주색 반점이 있다. 햇빛을 받으면 금속성 광택을 내고 자주 몸 색깔을 바꾸기도 한다. 몸통은 달걀 모양이며 둘레에는 주름 장식처럼 아가미가 둘러싸고 있다. 몸길이는 8cm~1.8m로 다양하다.

채취 및 건조 4~6월에 갑오징어를 잡아서 내각(內殼)을 꺼내어 불순물을 제거한다. 그리고 짠맛이 나지 않을 정도로 맑은 물에 씻어서 건조시킨 다음 단단한 껍질을 제거하고 가루 내어 약으로 사용한다.

약초 이야기 옛날 바닷가 마을에 '무현'이라는 어부가 홀어머니를 모시고 살았다. 어느 날 무현이 어구를 챙기다 팔에 상처가 났다. 어머니는 곧바로 장롱에서 오징어 뼈를 꺼내 숟가락으로 긁어 가루를 냈다. 그 가루를 무현의 상처 난 부위에 발라주니 피가 멎었다. 그 전에도 상처가 날 때마다 오징어 뼛가루를 발라주면 상처가 빨리 아물었다. 이것은 어머니만의 비방이 아니라 예로부터 내려오는 민간요법이었다.
무현이 상처를 치료하고 바닷가에서 쉬고 있는데 뜻밖의 광경이 벌어졌다. 하늘에는 까마귀가 날고 있었고 바다 위에는 큰 오징어가 죽은 듯이 떠있었다. 오징어를 발견한 까마귀는 쏜살

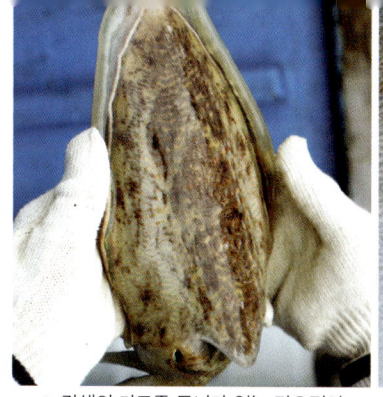
▲ 갈색의 가로줄 무늬가 있는 갑오징어

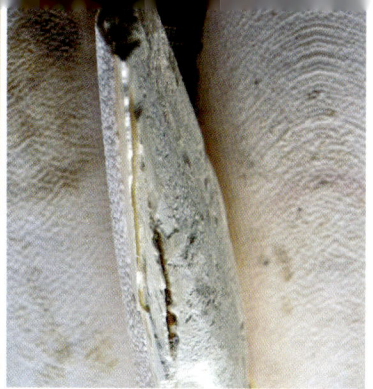
▲ 갑오징어 내각

같이 내려와 오징어를 낚아채려 했다.

오징어가 잡아먹힐 줄 알았는데 반전이 일어났다. 죽은 척하고 있던 오징어가 갑자기 긴 다리를 들어 올려 까마귀의 날개를 휘감았고, 까마귀는 날지도 못하고 오징어와 함께 물속으로 끌려 들어갔다. 오징어를 잡아먹으려다 오히려 오징어 밥이 된 것이다.

이 광경을 지켜본 무현은 오징어를 다시 보게 되었다. 그때까지 오징어는 존재감은 물론 이름조차 제대로 없었는데, 이때부터 까마귀를 도적질한다는 의미로 오적어(烏賊魚)라 불렀다.

오적골의 효능

○ 위궤양과 십이지장궤양을 치료한다

오적골은 위산을 중화시키는 효능이 매우 좋아서 위산과다에 따른 위궤양과 십이지장궤양에 사용한다. 분말로 복용하는 것이 좋고

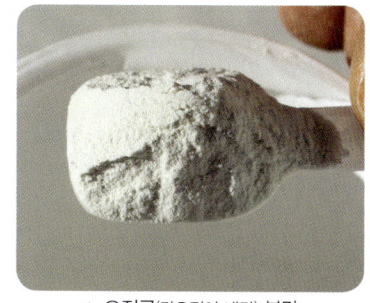
▲ 오적골(갑오징어 내각) 분말

작약과 감초를 넣어서 함께 복용하면 위산을 제거하고 통증을 완화시키는 데 좋다. 또 다른 방법은 오적골 분말과 산약 분말을 같은 양으로 복용하는 것인데 위궤양, 십이지장궤양으로 속이 쓰릴 때, 또는 술을 마시고 난 후에 속이 쓰릴 때 활용하면 좋다.

○ 상처(궤양)를 아물게 하고 출혈을 멎게 한다

상처가 나서 출혈이 있거나 오래된 상처가 아물지 않고 궤양이 생겼을 때 오적골을 미세하게 가루 내어 상처에 뿌리고 붕대로 감아주면 상처와 궤양이 아문다.

○ 자궁출혈과 대하증(帶下症)을 치료한다

부정기적인 자궁출혈이 있을 때 병원 치료를 받으면서 오적골을 활용하면 좋다. 이 경우 오적골과 오배자를 함께 달여서 복용하면 좋다. 만약 몸이 허약한 상태에서 자궁출혈과 대하증이 생긴 것이라면 보약에 오적골을 넣어서 복용하면 효과적이다.

활용법 및 참고사항

- 오적골을 달여서 복용할 때는 1회에 6~12g, 분말로 복용할 때는 1회에 1.5~3g 정도 사용하는 것이 좋다.
- 분말한 오적골을 솥에 넣고 표면이 황색이 될 때까지 뭉근한 불로 볶으면 출혈을 멎게 하는 효능이 강해진다.
- 오적골을 분말로 복용할 때, 오적골과 찹쌀을 함께 볶으면 오적골의 역한 맛을 줄일 수 있다. 찹쌀도 상처를 아물게 하는 효능이 있어서 효과적인 측면에서도 도움이 된다.
- 오적골을 장기간 복용하면 변비가 생길 수 있으니 주의해야 한다.
- 오적골에는 칼슘 성분이 많아서 카나리아, 앵무새 등 애완용 조류의 먹이나 치약의 원료로 쓰인다.

함께 알아두면 좋은 약초

작약 芍藥

쌍화탕(376쪽 참조)에 가장 많이 들어가는 약초가 바로 작약이다. 과로나 노화 등으로 인체의 조직이 경직되었을 때 작약은 뭉치고 위축된 조직을 풀어주는 효능이 좋다.

작약 효능

• 복통을 치료한다

위염과 위궤양 때문에 위장 근육에 경련이 일어나면 갑작스런 통증이 나타난다. 작약은 근육의 경련을 완화시키는 효능이 좋기 때문에 오적골과 함께 복용하면 통증이 감소되는 효과를 얻을 수 있다. 또한 작약은 위산을 제거하는 효능이 있어 위염과 위궤양에 적합한 약초이다.

• 종아리에 쥐가 나는 증상을 치료한다

작약은 종아리근육의 경련을 억제하는 효능이 좋다. 따라서 자다가 종아리나 손발에 쥐가 나는 경우, 근육을 과도하게 사용했을 때 쥐가 나는 경우에 작약을 사용하면 좋다. 특히 노화로 인하여 근육이 위축되고 몸이 약한 사람에게 이러한 증상이 생겼을 때 적합하다.

• 운동선수의 근육피로를 개선한다

작약은 근육을 많이 사용하는 노동자와 운동선수의 근육피로를 개선한다. 근육을 과도하게 사용한 사람의 몸을 만졌을 때 딱딱한 긴장감이 있고 뻐근한 통증이 동반되는 경우에 작약을 사용하면 아주 좋다. 이 경우 작약은 영양제 역할을 하면서도 근육을 풀어주는 작용을 한다.

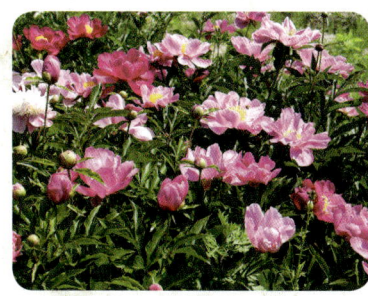
▲ 작약 꽃

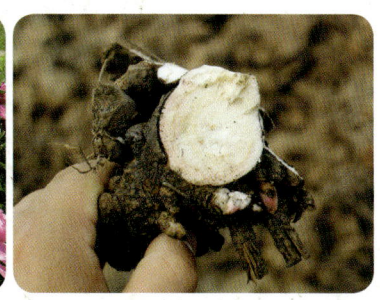
▲ 작약 뿌리(절단)

유튜브(youtube) 동영상 강의

위염을 치료하는
황련

- **식물 이름** : 미나리아재비과에 속한 다년생 식물인 **황련**
- **사용 부위** : 뿌리줄기
- **약초 이름** : 황련(黃連)
- **맛과 성질** : 맛은 쓰고 성질은 차갑다.

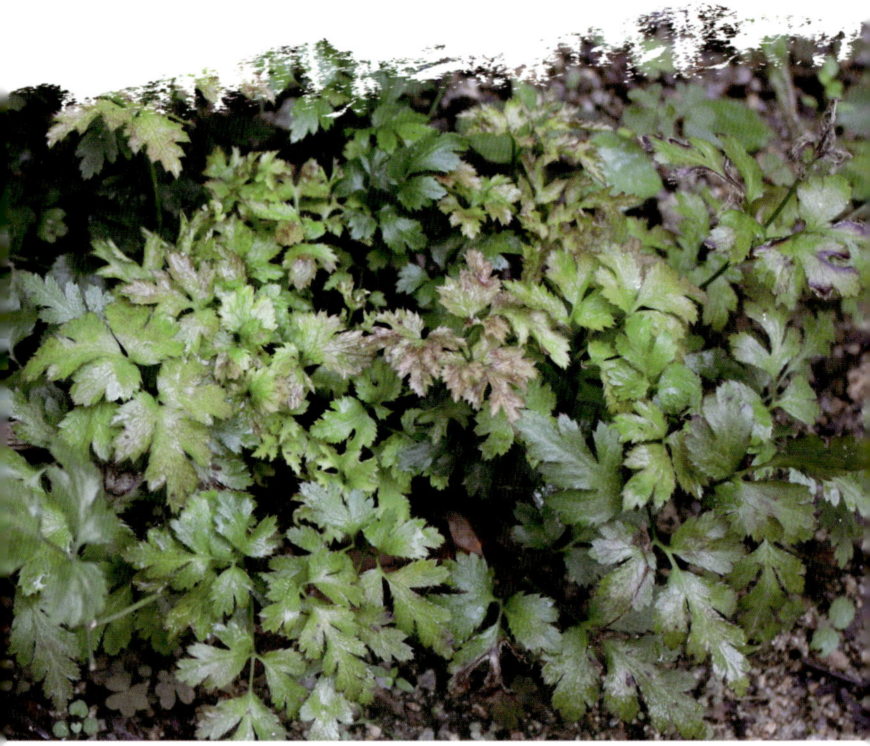

자생지 및 생태   황련의 원산지는 중국이며 우리나라, 일본 등지에 분포한다. 고산 지대의 한랭하고 비가 많이 오고 습기가 많은 기후에서 잘 자라고 고온이면서 햇볕이 강하고 건조한 기후를 싫어한다. 야생하는 것도 있으나 약으로 유통되는 것은 대부분 재배한 것이다. 재배지는 부식질이 풍부하고 토층이 두꺼우며 토질이 푸석푸석하고 배수가 잘되는 사질양토가 좋다.

채취 및 건조   황련은 입동(立冬)이 지난 이후(11월)에 채취하는 것이 좋다. 잎이 시들어야 약의 기운(氣運)이 뿌리로 내려오기 때문이다. 캐낸 다음 줄기와 잎, 잔뿌리를 제거하고 햇볕에 말리거나 불에 쬐어 말려서 사용한다.

약초 이야기   '양약고구(良藥苦口)'라는 고사성어가 있다. 좋은 약은 입에 쓰나 몸에는 이롭다는 말로, '충신(忠臣)의 말이 귀에

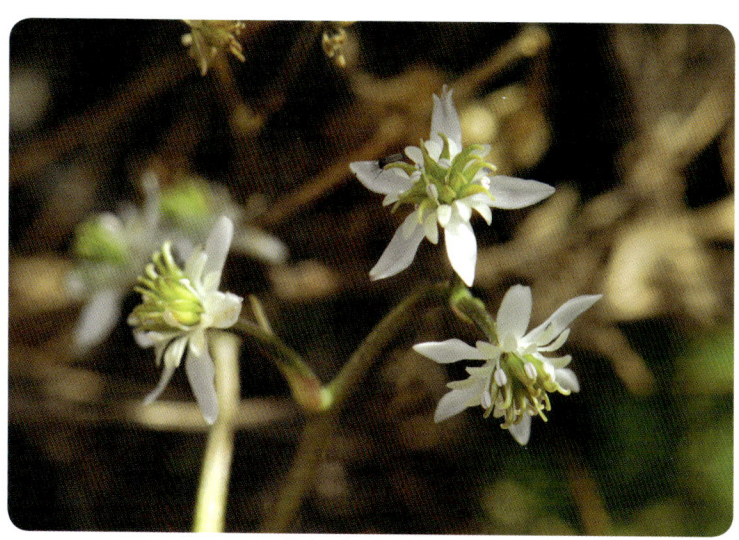

▲ 황련 꽃은 이른 봄에 핀다.

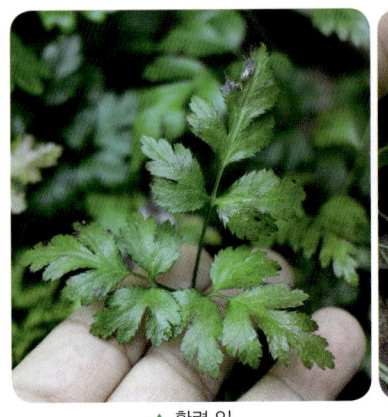 ▲ 황련 잎
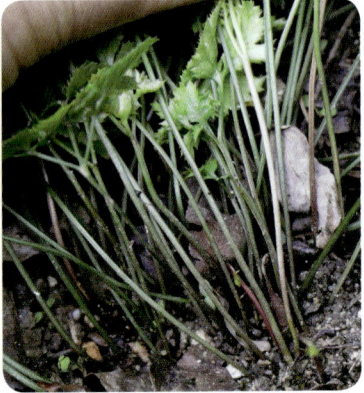 ▲ 황련 줄기

거슬려도 군주에게 이롭다.'라는 속뜻을 담고 있다. 충언(忠言)은 듣기에 싫지만 종국에는 나를 이롭게 하듯이 뱉어낼 정도로 쓴 약도 먹기만 하면 몸에 있는 염증이 치료되는 이로운 효과가 나타난다.

'개 풀 뜯어 먹는 소리'를 할까 한다. 건강한 개는 풀을 뜯지 않는다. 몸이 아플 때 개는 풀을 뜯어 먹는다. 필자의 경험이다. 집에서 키우던 개가 어느 날 기운이 없어 보이더니 길가에서 풀을 뜯어 먹었다. 그리고 이내 양지바른 곳에 배를 깔고 누워서 꼼짝하지 않았다. 아프다는 것을 직감했다. 풀은 대체로 쓴맛이다. 쓴맛은 열을 떨어뜨리고 염증을 치료하는 효능이 있다. 아픈 개는 본능적으로 쓴맛이 있는 풀을 뜯어야 열이 떨어지고 염증이 낫는다는 것을 알았던 것이다.

황련은 쓴맛이 아주 강한 약초이다. 그래서 몸 구석구석에 생긴 염증을 없애는 데 일등공신이다. 위염, 장염은 물론이고 안구충혈, 피부염, 구내염 등 다양한 염증에 활용된다.

황련의 효능

○ 위염을 치료한다

《동의보감》에도 속이 쓰리고 신물이 나는 것을 치료하는 약초로 소개되어 있을 정도로 황련은 위염 증상에 자주 사용된다. 주로 염증 치료를 위해 사용하는데 창출, 후박, 복령, 진피와 함께 사용하면 위산분비가 조절되면서 위염이 치료된다. 예를 들어 황련 4g, 창출 8g, 후박 8g, 복령 8g, 진피 6g이 하루 분량이며, 물 1.5L에 이들 약초를 넣고 중불로 1~2시간 달여서 두 번에 나누어 복용하면 된다. 여기에 소량의 대추와 생강을 넣어서 달이면 더욱 좋다.

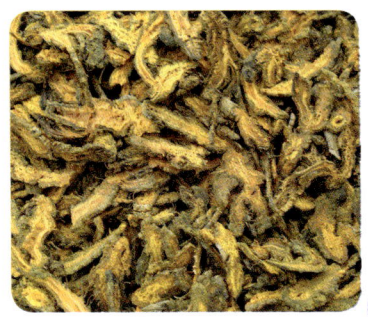

▲ 황련(황련 뿌리줄기)

○ 장염을 치료한다

황련은 항균작용이 있어 장염으로 복통과 설사가 있을 때 사용한다. 특히 장티푸스로 고열이 내리지 않고 의식이 없을 때 열을 내리는 효과가 뛰어나다. 중국에서는 황련이 식물성 항생물질로 여겨지고 있다. 장염에는 황련과 목향을 4:1 비율로 분말한 것을 녹두 크기의 환으로 만들어 공복에 40개씩 복용한다.

○ 기관지염과 폐렴을 치료한다

황련은 광범위한 항균작용이 있다. 특히 폐렴균에 대한 항균작용이 있어서 기관지염과 폐렴에 활용하면 좋다. 황련만 달여서 복용해도 되고, 증상에 맞춰 다른 약초를 배합해도 된다.

참고로 현재 기관지염에 처방되는 전문의약품으로 황련이 주성분인 천연물신약(시네츄라 시럽)이 시판되고 있다.

○ 구내염을 치료한다

앞에서 오배자라는 약초가 구내염에 쓰인다고 소개하였다. 오배자는 수축시키는 효능이 좋아서 염증을 빨리 아물게 하는 반면, 황련은 소염작용이 좋아서 염증 자체를 치료하는 효능이 좋다. 따라서 오배자와 황련을 함께 사용해도 되고, 각각 단독으로 사용해도 된다. 황련만 사용할 경우 분말한 황련을 꿀에 섞어 염증 부위에 바르면 된다.

○ 각종 피부염과 화상을 치료한다

피부에 상처가 났거나 아토피 등으로 염증이 있을 때, 또는 화상을 입었을 때 황련을 외용하면 효과가 좋다. 황련 달인 물을 직접 바르거나 올리브유나 바셀린에 섞어서 발라도 좋다.

활용법 및 참고사항

- 황련의 1회 복용량은 건조된 것으로 2~6g이다. 달여서 복용해도 되고, 가루 내어 분말이나 환을 만들어 복용해도 된다. 외용할 때는 적당량을 사용한다.
- 위가 약한 사람에게 위염이 있을 때는 황련보다 백출과 산약을 사용하는 것이 좋다. 황련을 장기간 복용하면 위의 기능이 떨어질 수 있기 때문이다.
- 장염을 치료할 때 황련을 사용하기는 하지만 장이 약해져서 대변이 묽거나 설사하는 경우에는 사용하지 말아야 한다.

술독을 분해하는
갈화

- **식물 이름** : 콩과에 속한 다년생 덩굴식물인 **칡**
- **사용 부위** : 꽃봉오리
- **약초 이름** : 갈화(葛花)
- **맛과 성질** : 맛은 달고 성질은 약간 차갑다.

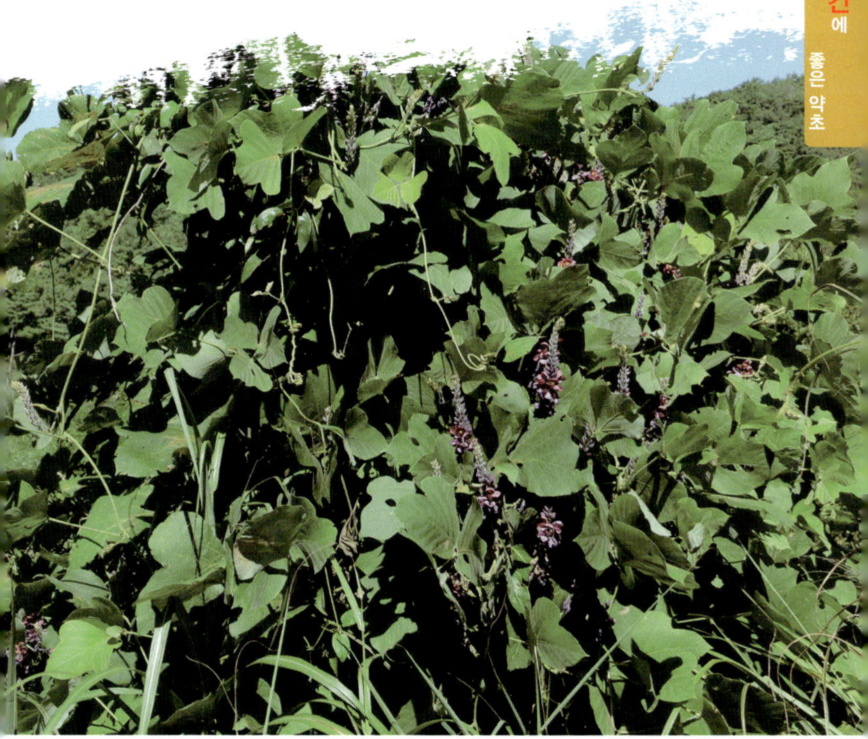

간에 좋은 약초

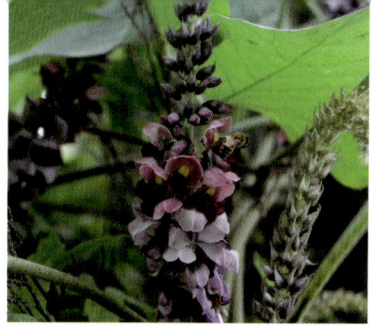
▲ 칡꽃은 아래에서부터 위로 피어 올라가는 특징이 있다.

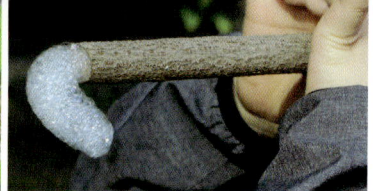
▲ 칡은 깊은 땅속에서 10m 이상의 높은 줄기까지 수분을 끌어 올려야 하기 때문에 줄기의 물관이 넓다. 그래서 칡 줄기를 잘라서 비눗방울 놀이에 활용할 수 있다.

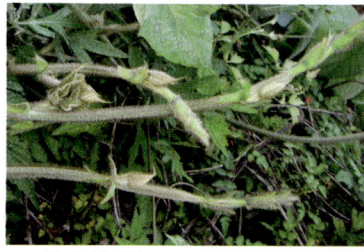
▲ 칡 새순(갈용)

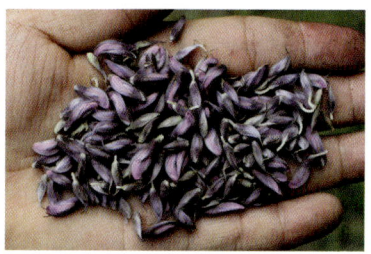
▲ 약으로 사용하는 칡꽃은 꽃이 피지 않은 꽃봉오리 상태일 때 채취해야 한다.

자생지 및 생태 칡은 다년생 식물이며 겨울에도 줄기가 마르지 않고 매년 굵어지기 때문에 나무로 분류된다. 산기슭의 양지에서 자라며 습기가 적당하고 땅속 깊숙이 뿌리를 내릴 수 있는 곳에서 잘 자라고 군락성이 강하다. 칡은 추위에도 강하고 내염성이 있어 염분이 많은 바닷가에서도 자란다. 줄기는 20m 이상 길게 뻗어가면서 다른 물체를 감아 올라가고, 8월경 잎이 달린 자리에 자주색 꽃이 핀다. 꽃이 지면 잔털이 빽빽한 꼬투리 모양의 열매가 맺히는데, 안에는 들깨 크기의 작은 씨앗이 여러 개 들어 있다.

채취 및 건조 칡꽃은 지역에 따라 개화 시기가 다르고 같은 지역에서도 동시에 피지 않는다. 보통 8월 상순부터 채취할 수 있는데, 꽃이 피지 않은 꽃봉오리를 채취해야 한다. 꽃봉오리가

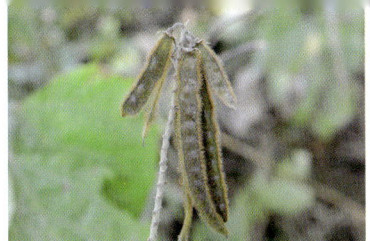
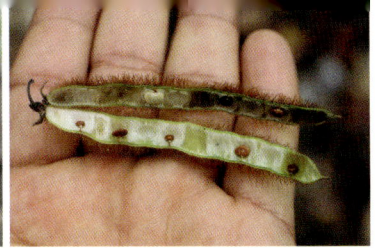

▲ 꼬투리 모양의 칡 열매 속에 작은 씨앗이 들어 있다.

▲ 칡 씨앗(갈곡)은 만성설사를 치료하는 효능이 있다.

크고 연한 자줏빛이면서 벌어지지 않는 것이 상품이다. 칡꽃은 밑에서부터 피기 때문에 일찍 개화한 꽃을 버리고 개화하지 않은 위쪽 꽃봉오리만 채취하는 것이 중요하다. 채취한 것에서 자루와 잎 등 불순물을 제거하고 햇볕에 말린 후에 사용한다.

약초 이야기 아버지는 부지런한 농부였다. 밭농사가 돈이 된다고 하면 논을 밭으로 만들었고, 몇 해 지나지 않아 밭농사에서 재미를 보지 못하면 그 밭을 다시 논으로 만들었다. 그때마다 돌을 골라내느라 어린 손에 옹이가 졌고, 지금도 필자의 손등과 뼈마디에는 굳은살이 남아 있다.

논밭을 바꾸는 작업은 농한기에 이루어졌는데, 중장비를 불러야 하고 비용과 수고를 들여야 하기 때문에 매년 할 수는 없었다. 그래서 겨울이면 아버지는 동네 어른들과 술을 마시면서 시간을 보냈다. 당시에는 그 모습이 정말 싫었는데, 어른이 되니 이해가 되는 면도 있다. 농번기의 고됨이 지나고 난 긴 겨울 동안 지루함을 달래고 싶었을 것이고, 한 해의 노동을 보상받고 싶었을 것이다. 이제 아버지의 나이가 된 나는 친구들을 만나 밤새 이야기를 나누며, 아버지의 삶을 이해하게 되었다.

하지만 어릴 적 아버지의 술주정을 받아주는 것은 여간 어려운 일이 아니었다. 귀여워서 하는 말일 텐데도 술냄새를 풍기며 꼬인 발음으로 "아들 사랑해!"라고 하면, 낯선 아버지가 겁이나 달아나곤 했다. 그때 내빼지 않고 산기슭에 있는 칡꽃을 따다가 드렸으면 얼마나 좋았을까.

칡은 뿌리부터 꽃, 열매까지 모두 약이다. 그리고 콩과 식물답게 해독작용이 뛰어나다. 특히 꽃은 알코올 분해를 돕는다. 《동의보감》에 '칡꽃과 팥꽃을 같은 양으로 가루 내어 먹으면 술을 마셔도 취하는 줄을 모른다.'는 구절이 있다. 술은 세상의 시름을 잠시 잊게 하지만 평생의 고통을 가져다주기도 한다. 아버지의 경우가 그랬다. 필자는 술로 인해 간이 나빠진 사람에게 자연이 선물한 해독제 칡꽃을 알려주고 싶다.

갈화의 효능

○ 주독(酒毒)을 없앤다

과음한 이후에 번열(煩熱)과 갈증이 심하고 머리가 아프면서 구역질이 나고 신물이 올라올 때, 음식 생각이 없을 때 갈화를 복용하면 좋다. 갈화의 성분 중에 로비닌(Robinin)이 이뇨작용과

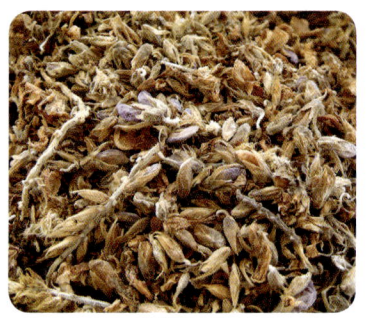
▲ 갈화(칡 꽃봉오리)

혈중 질소 함량을 낮추는 역할을 하여 상기 증상이 개선된다. 이 경우 진피, 백출, 후박, 복령과 함께 사용하면 더욱 좋다. 예를 들어 갈화 20g, 진피 20g, 백출 10g, 후박 10g, 복령 10g이 하루 분량이며, 물 1.5L에 이들 약초를 넣고 중불로 1~2시간 달여서 두 번에 나누어 복용하면 된다. 또는 이들 약초를 가루 내어 한 번에 8g씩 복용해도 된다.

○ 알코올성 지방간 치료에 도움을 준다

갈화는 알코올로 인한 간의 손상을 예방하고 치료하는 데 도움을 준다. 특히 잦은 과음으로 지방간이 생겼을 때 보조치료제 역할을 하며 산사와 진피, 단삼, 구기자와 함께 사용하면 더욱 좋다. 예를 들어 갈화 20g, 산사 25g, 진피 15g, 단삼 20g, 구기자 20g이 하루 분량이며, 물 1.5L에 이들 약초를 넣고 중불로 1~2시간 달여서 두 번에 나누어 복용하면 된다.

○ 대장염과 혈변(血便)을 치료한다

의서(醫書)에는 대변에 출혈이 있을 때 갈화를 사용한다는 언급이 자주 나오는데, 대부분 과음에 따른 혈변(血便)을 이르는 것이다. 과음으로 간이 나빠지면 간으로 통하는 혈액의 일부가 항문 쪽으로 흐르면서 항문의 혈관이 팽창되고 출혈이 일어난다. 이럴 때는 당장 출혈을 멎게 하는 것도 중요하지만 알코올 때문에 손상된 간을 보호하는 갈화를 복용해야 재발을 막을 수 있다.

활용법 및 참고사항

- 갈화의 1회 복용량은 건조된 것으로 5~10g이다. 달여서 복용해도 되고 분말이나 환으로 만들어서 복용해도 된다.
- 주독(酒毒)이 없는 사람이 과량 복용하면 기운이 빠질 수 있으므로 주의해야 한다.
- 과음한 탓으로 상기 증상이 나타나더라도 평소 속이 냉하고 기력이 없어서 식은 땀이 나는 등 몸이 약한 사람이 갈화를 과다하게 복용하면 안 된다.
- 칡잎이 연할 때 채취해서 쌈 재료로 활용하면 맛이 좋다.
- 칡 새순(갈용)에 튀김가루를 입혀 튀기면 맛이 좋다. 또한 채취한 갈용을 말려서 차로 마시면 피로감을 낮추는 데 효과가 있고, 아이들 성장 발육에도 도움이 된다.

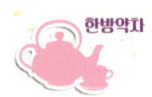

칡꽃차

색은 연한 연두색이고, **맛**은 달고 향긋하다.

| **채취 방법** | 6~7월 사이에 꽃봉오리 상태일 때 장갑을 끼고 채취한다. 낮에 채취한 꽃의 향기가 좋다.

| **만드는 방법** |

① 채취한 칡꽃을 한지 위에 놓고 2~3시간 정도 실온에서 시들게 한다. 이물질을 제거하기 위함이다.
② 꽃이 시든 후에 꽃과 줄기를 분리한다.
③ 적당량의 소금, 감초, 대추를 넣고 물을 끓인다.
④ 김이 올라오면 면포를 깐 찜망에 칡꽃을 올려놓고 30초 정도 증제(蒸製)한다.
⑤ 증제가 끝난 칡꽃은 신속하게 식히면서 수분을 제거하지 않으면 갈변할 수 있다.
⑥ 이후 8~10시간 정도 음건(陰乾)[1]한다.
⑦ 건조[2]된 칡꽃을 직화(저온)로 덖은 후에 식힌다.
⑧ 위의 과정이 끝나면 다시 직화(고온)로 덖은 후에 식힌다.
⑨ 완전 건조[3]된 칡꽃을 숙성시키고 습기를 확인한 후에 병에 넣어 보관한다.

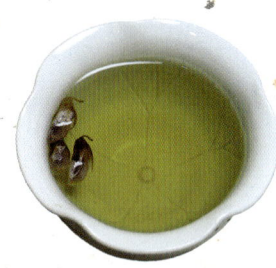

| **음용법** |

① 90~100℃의 뜨거운 물을 찻잔에 붓는다.
② 제다(製茶)한 칡꽃을 1~2분 정도 우린다.
③ 처음 우린 찻물은 가볍게 헹구어 버리고, 이후부터 연속해서 두세 번 우려 마시면 좋다.

---
[1]_ 바람이 잘 통하는 음지에서 자연 건조하는 것을 말한다.
[2]_ 손으로 만졌을 때 마른 느낌이다.
[3]_ 손으로 만졌을 때 바삭한 느낌이다.

지구자 枳椇子

중국 오(吳)나라 사람 육기(陸機)의 글에는 '강남(양쯔강 이남 지역)에서는 이것을 목밀(木蜜)이라고 한다. 술맛을 삭혀버리는 이 나무로 기둥을 만들면 그 집 안에 있는 술은 모두 산패한다.'고 하였다. 여기서 말하는 목밀(木蜜)은 헛개나무이다. 헛개나무의 씨앗과 열매자루를 지구자라고 하는데, 지구자는 알코올에 의한 간 손상을 치료하는 효능이 있어 갈화와 함께 사용하면 좋다.

지구자 효능

• 알코올성 간질환을 치료한다

지구자는 지나친 음주로 몸에 열이 쌓여 입이 마르면서 소변을 자주 보는 알코올성 간질환에 효과가 있다. 지구자 추출물은 간세포를 보호하고 숙취를 없애주는데, 최근 실험에서는 지구자 추출물을 매일 섭취한 표본에서 알코올성 간장애의 지표인 γ-GTP가 크게 떨어진 것으로 나타났다. 이는 지구자 추출물이 간에서 작용하는 알코올 분해효소를 활성화시켜 과도한 음주로 손상된 간기능을 회복시켰기 때문이다. 이에 따라 식약처는 2008년 12월 지구자 추출물을 알코올성 손상으로부터 간을 보호하는 데 도움을 주는 건강기능식품으로 인정했으며, 하루 적정 섭취량은 2,460mg이라고 밝혔다.

이처럼 지구자는 알코올성 간질환에 좋은 효능을 나타낸다. 간에 좋다며 무조건 복용하는 것보다 '알코올성'이라는 수식어가 붙어야 적합하다는 뜻이다. 간질환은 스트레스와 부절제한 식생활 때문에 생기는 경우도 있는데, 그런 경우에는 지구자가 효과적이지 않다.

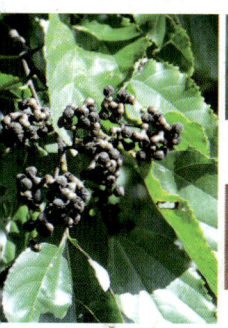
▲ 헛개나무 열매

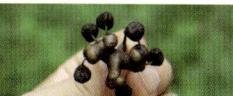
▲ 구형의 검은색 열매를 열매자루가 연결하고 있다.

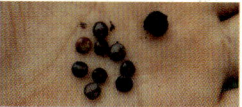
▲ 헛개나무 씨앗은 열매자루와 함께 약으로 사용한다.

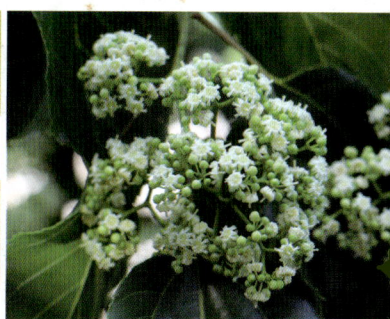
▲ 헛개나무 꽃은 밀원(蜜源)으로 가치가 높다.

간에 영양분을 공급하는
구기자

- **식물 이름** : 가지과에 속한 낙엽성 활엽관목인 **구기자나무**
- **사용 부위** : 성숙한 열매
- **약초 이름** : 구기자(枸杞子)
- **맛과 성질** : 맛은 달고 성질은 평(平)하다.

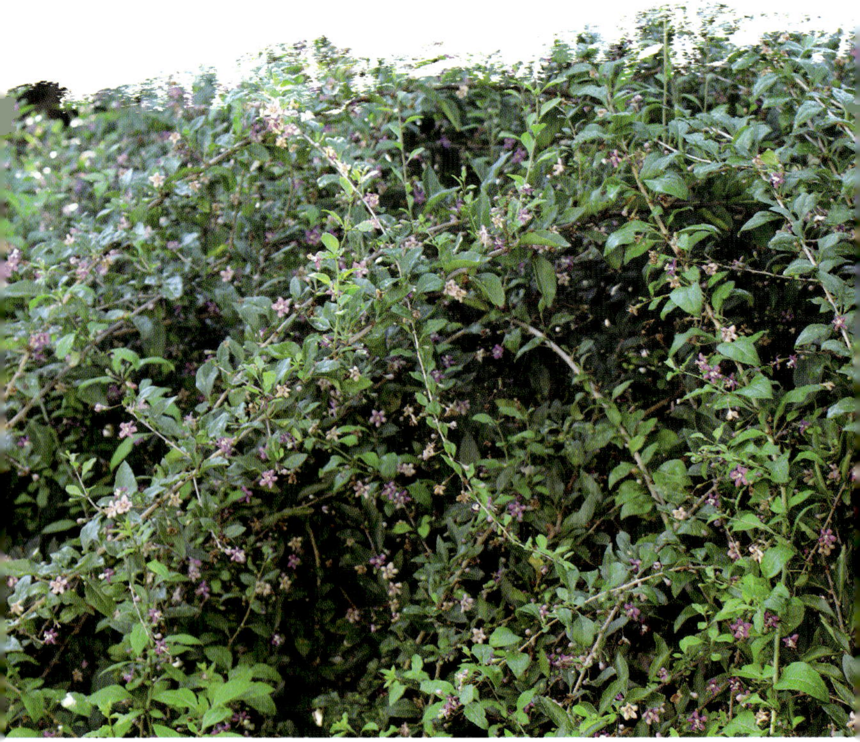

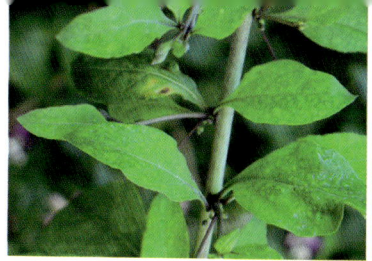
▲ 구기자나무 잎

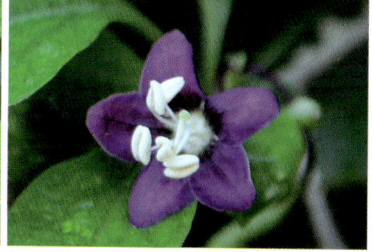
▲ 구기자나무 꽃

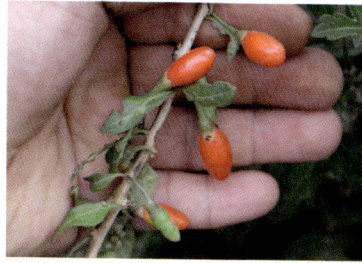
▲ 구기자나무 열매

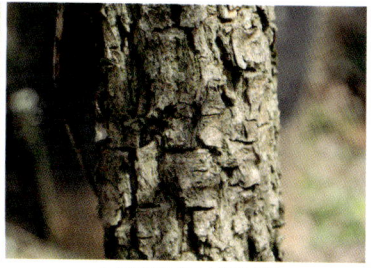
▲ 구기자나무 나무껍질

자생지 및 생태 구기자나무는 마을 근처의 둑이나 냇가에서 자란다. 우리나라 전역에 걸쳐 비교적 표고가 낮고 햇빛이 잘 드는 비옥한 사질양토에서 잘 자란다. 뿌리 언저리에서 많은 줄기가 나오기 때문에 마치 덩굴성 식물처럼 보이지만 높이 4m까지 클 수 있는 낙엽활엽수이다. 줄기는 비스듬히 자라고 끝이 밑으로 처진다. 흔히 가시가 있으나 없는 것도 있다. 6월부터 9월까지 계속해서 꽃이 피어 8~9월에 빨간 열매(구기자)가 익는다. 구기자나무는 번식이 아주 잘된다. 봄부터 여름까지(3~7월) 어느 때라도 줄기를 잘라 삽목(揷木)한 후에 2주일 정도 지나면 뿌리가 내리는데 이것을 한 해 키워서 다음 해에 옮겨 심으면 된다. 또한 뿌리 주위에 더부룩하게 나온 맹아지(萌芽枝)를 떼어다 심어도 잘 자란다.

채취 및 건조 구기자나무는 1월에 뿌리를 캐서 2월에 달여 먹고, 3월에 줄기를 잘라서 4월에 달여 먹고, 5월에 잎을 따서 6월에 차로 끓여 마시고, 7월에 꽃을 따서 8월에 달여 먹고, 9월에 열매를 따서 10월에 먹는다는 말이 있다. 우리가 사용하는 구기자는 8~10월 사이에 빨갛게 익은 열매를 채취한 것으로, 열매 꼭지를 제거하고 그늘지고 서늘한 곳에 두어 열매껍질에 주름이 지도록 말린 다음 다시 겉껍질이 바짝 마르고 과육이 부드러워질 때까지 햇볕에 말린다. 흐리고 비가 오는 날에는 약한 불에 말려도 된다.

약초 이야기 사신(使臣)이 되어 중국으로 떠났던 이수광(1563~1628)은 길을 가다가 해괴한 일을 목격하게 되었다. 젊은 부인이 백발의 노인을 야단치며 종아리를 때리고 있었던 것이다. 이수광은 불효를 저지르는 부인을 두고볼 수 없어 점잖게 연유를 물었다.

"이보시오. 무슨 연유인지 알 수 없지만 보아하니 부모님 연배 같은 분에게 어찌 종아리를 치며 야단친단 말이오?"

"나그네께서는 이유도 알아보지 않고 함부로 저를 나무라지 마시오."

"젊은 사람이 늙은이를 때릴 만한 이유가 있다 하니 들을수록 기이한 일이오. 곡절이나 물어봅시다."

이수광은 가던 길을 멈추고 젊은 부인에게 물었다.

"나에게 종아리를 맞는 이 아이는 내 자식이오. 본시 아이가 쉽게 피로하고 허약하여 구기자를 꾸준히 복용하라 일렀소. 그런데 어미 말을 듣지 않고 세월을 보내다가 그만 나보다 더 늙고 말았다오. 그래서 앞으로 구기자를 잘 먹도록 혼쭐을 내고 있는 참이오."

정말 눈이 번쩍 뜨이는 광경이었다. 젊은 부인이 어머니이고

매를 맞는 늙은이가 아들이라니…. 어처구니없는 사실에 잠시 할 말을 잃고 있던 이수광이 물었다.

"그렇다면 부인의 나이는 얼마요?"

"예, 제 나이는 395세입니다. 구기자를 장복(長服)한 덕분이지요."

이 이야기는 이수광의 저서《지봉유설》에 기록되어 있는데, 나이를 과장한 것은 구기자의 항노화 작용을 강조하기 위한 것으로 보인다.

구기자의 효능

○ 간기능을 개선하여 만성피로를 해소한다

구기자는 간에 영양분을 공급하여 간기능 개선에 도움을 준다. 특히 마른 체격의 사람이 과로나 스트레스 때문에 간기능이 나빠져서 피로감을 호소할 때 적합한

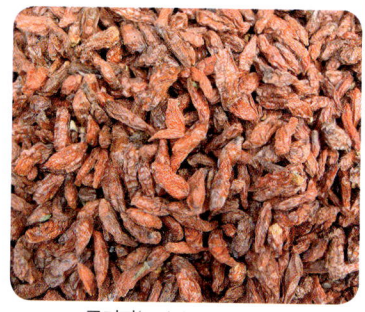

▲ 구기자(구기자나무 성숙한 열매)

약초이다. 이 경우 구기자를 많이 사용할수록 효과가 좋고 산약, 백출, 진피, 오미자 등과 함께 사용하면 더욱 좋다. 예를 들어 구기자 30g, 산약 20g, 백출 12g, 진피 8g, 오미자 6g이 하루 분량이며, 물 1.5L에 이들 약초를 넣고 중불로 1~2시간 달여서 두 번에 나누어 복용하면 된다.

○ 약해진 시력을 강화한다

구기자는 눈을 밝게 하는 효능이 있어 장기간 복용하면 시력

감퇴를 예방할 수 있고, 이미 시력이 나빠진 경우에도 구기자를 복용하면 눈이 밝아지는 것을 느낄 수 있다. 보통 결명자, 감국, 목적과 함께 사용하며 장기간 복용해야 한다. 예를 들어 구기자 30g, 결명자 15g, 감국 8g, 목적 8g이 하루 분량이며, 물 1.5L에 이들 약초를 넣고 중불로 1~2시간 달여서 두 번에 나누어 복용하면 된다.

○ 혈압과 콜레스테롤 수치를 낮춘다

구기자는 혈관을 부드럽게 해주고 혈압과 콜레스테롤 수치를 낮추는 효능이 있다. 따라서 동맥경화로 인해 혈압과 콜레스테롤 수치가 높을 때, 기타의 심장질환이 있을 때 사용하면 증상이 악화되는 것을 막을 수 있다. 이 경우 단삼, 산사와 함께 복용하면 더욱 좋다. 예를 들어 구기자 15g, 단삼 30g, 산사 25g이 하루 분량이며, 물 1.5L에 이들 약초를 넣고 중불로 1~2시간 달여서 두 번에 나누어 복용하면 된다.

활용법 및 참고사항

- 구기자의 1회 복용량은 건조된 것으로 6~15g이다. 달여서 복용해도 되고, 가루 내어 분말이나 환을 만들어 복용해도 된다.
- 구기자를 달여서 매일 차처럼 마시면 시력이 좋아지고 피로감이 해소된다.
- 강정을 만들 때 구기자를 넣으면 맛과 빛깔이 아주 좋다.
- 떡을 할 때 구기자를 넣으면 맛이 좋다.
- 구기자를 삼계탕에 넣으면 맛이 좋은데, 이렇게 해서 먹으면 임신부와 산모의 체력을 보강하는 데에 도움이 된다.
- 구기자나무 새순을 나물로 먹을 수 있고, 꽃을 차로 만들어 먹을 수 있다.
- 구기자나무의 뿌리껍질을 지골피(地骨皮)라 하며 약으로 사용하는데, 과로하여 식은땀이 날 때 물에 달여서 복용하면 효과가 좋다. 지골피를 달이면 구기자처럼 단맛이 나므로 몸이 약한 사람은 지골피를 달여서 음료수 대신에 복용하는 것도 좋은 방법이다.

유튜브(youtube) 동영상 강의

간을 살리는
인진

- **식물 이름** : 국화과에 속한 다년생 식물인 **사철쑥**
- **사용 부위** : 지상부
- **약초 이름** : 인진(茵蔯)
- **맛과 성질** : 맛은 담담하다(성숙한 것은 약간 쓰면서 맵다). 성질은 약간 차갑다.

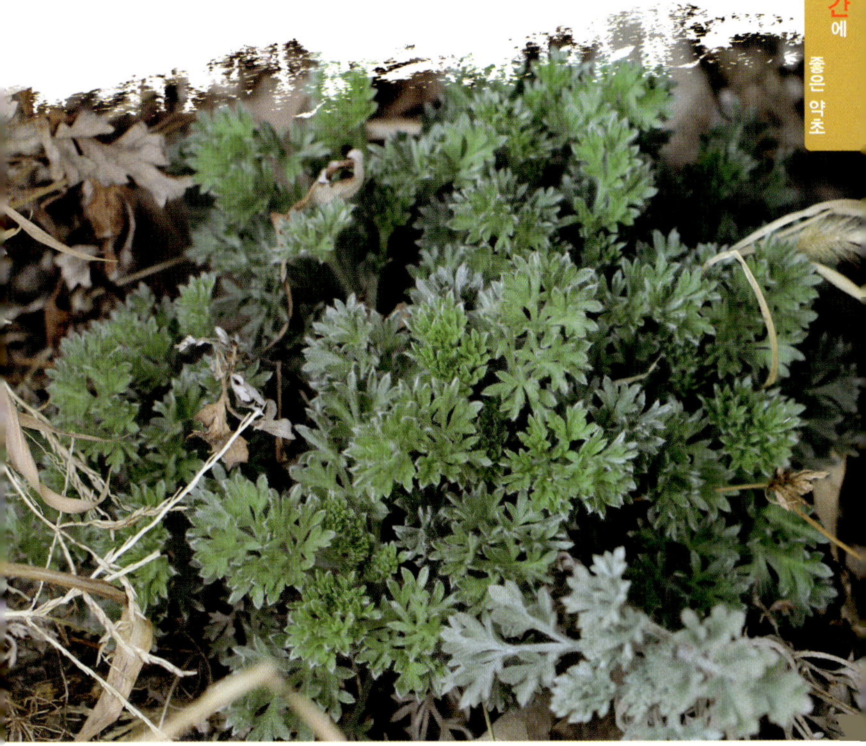

간에 좋은 약초

자생지 및 생태 사철쑥은 냇가의 모래땅이나 해안의 모래자갈땅에서 흔히 자라는 다년생 식물이다. 여러 해가 되면 사철쑥의 밑부분이 나무처럼 변하고, 이듬해에 목질화된 부위에서 새싹이 나오는데, 이것이 다른 쑥과의 차이점이다. 모래자갈로 된 하천 바닥은 물살이 빠른 물길 구간에서 발달하기 때문에 사철쑥은 주로 중상류 하천 둔치에서 흔하게 보인다. 사철쑥은 땅속 깊은 곳까지 직근(直根)을 내리기 때문에 땡볕에서 살지만 뿌리가 건조해질 위험은 없고, 거센 물살이 지나가더라도 줄기만 부러질 뿐 뽑혀 떠내려가지는 않는다. 봄에 새로 난 어린잎은 전형적인 쑥 잎처럼 생겼으며 흰색 견모(絹毛)가 있다. 이 견모는 꽃이 필 때 사라지고 성장한 사철쑥의 잎은 선형으로 변하기 때문에 어렸을 때의 잎 모양과는 완전히 달라서 다른 식물처럼 보인다.

채취 및 건조 인진은 어린잎과 줄기를 약으로 사용하기 때문에

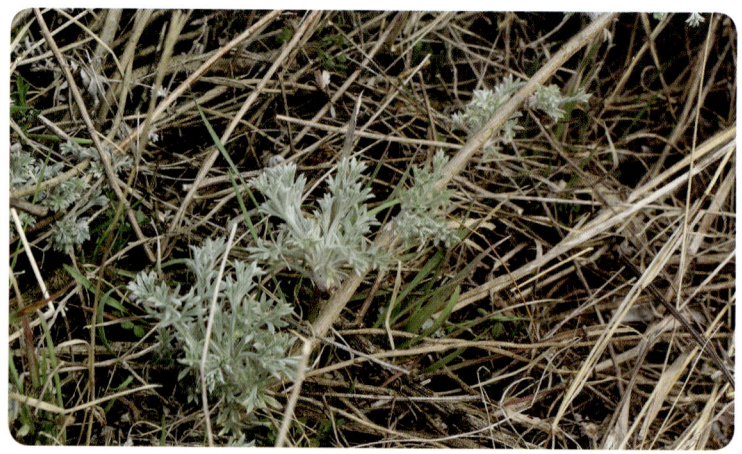

▲ 사철쑥은 줄기에서 새순이 올라온다.

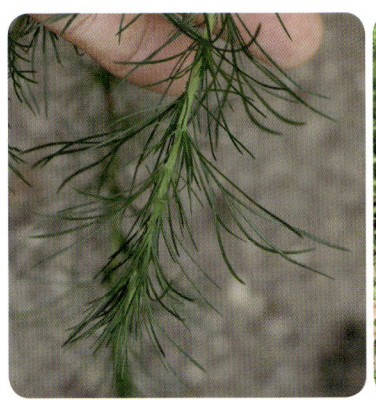
▲ 사철쑥 잎(여름)

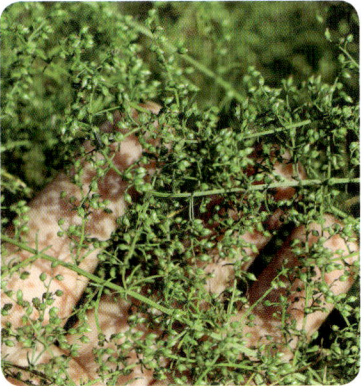
▲ 사철쑥 열매

봄에 채취해야 한다. 만약 너무 늦게 채취하면 약효가 떨어지므로 주의해야 한다. 보통 어린싹이 10cm쯤 되었을 때 채취하여 불순물과 흙을 제거하고 햇볕에 말려 사용한다. 인진을 채취할 때는 특별한 도구가 필요하지 않다. 목질화된 줄기에서 나오는 새순을 손으로 떼어내면 되기 때문에 도구 없이 맨손으로 채취할 수 있다.

약초 이야기 임진왜란에 참전했던 이들의 공포는 대단했을 것이다. 그래서 충무공은 이들의 사기진작을 위해 자주 회식을 열어 술을 마시게 하였다. 회식에 관한 내용이 《난중일기》에 120여 차례 나오는데, 충무공도 병사들과 함께 술을 마셨을 것이다. 평소 충무공은 발열(發熱)과 답답한 증상으로 고생했다고 한다. 위기 상황을 극복하기 위한 고심(苦心)의 결과겠지만, 《난중일기》에 부하들이 사철쑥을 베어 충무공께 바치는 내용이 나오는 것을 보면 충무공의 증상을 악화시키는 데에 술도 한몫했던 것으로 보인다.

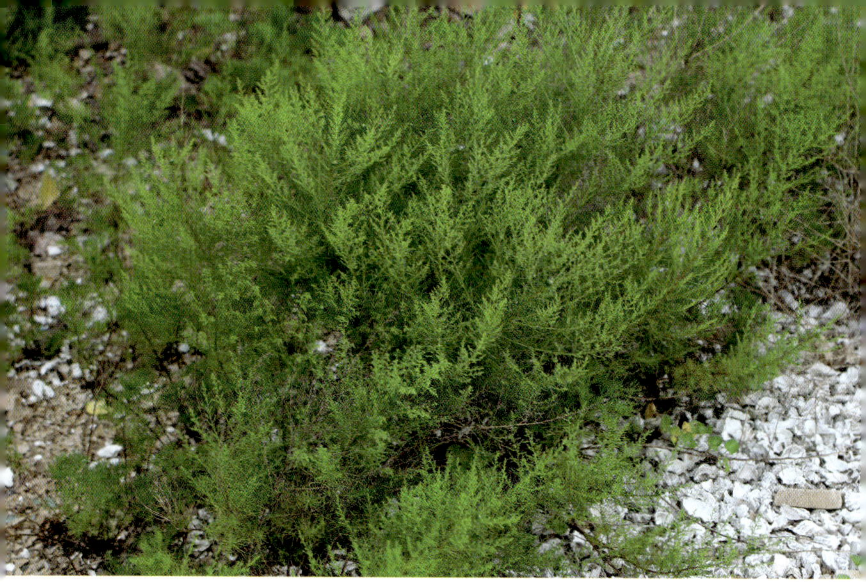

▲ 사철쑥이 성장하면 봄의 모습과 전혀 다르다.

사철쑥은 간에 습열(濕熱)이 생겼을 때 사용하는 약초이다. 습열의 의미가 넓기는 하지만 간에 생긴 염증성 질환이 여기에 속한다. 사철쑥은 알코올성이든 비알코올성이든 간에 생긴 염증성 질환을 치료하는 효과가 있다. 사철쑥은 땡볕이 내리쬐는 하천 자갈밭이나 모래땅, 바닷가의 모래언덕 등 건조하고 열악한 환경에서 자란다.

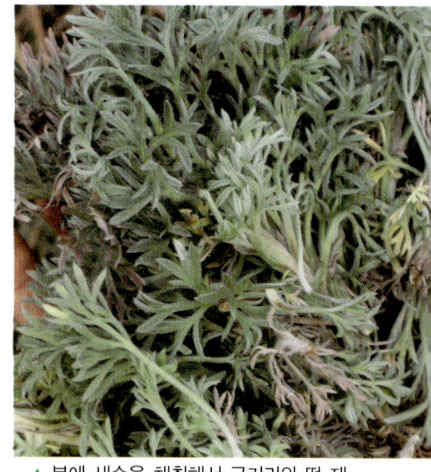

▲ 봄에 새순을 채취해서 국거리와 떡 재료로 활용하면 좋다.

우리 몸에도 사철쑥처럼 매우 열악한 환경에 처한 장기가 있다. 주인이 강한 스트레스를 받거나 밤낮 가리지 않고 술을 마셔도 자신의 일을 해내는, 가장 열악한 환경을 이겨내며 묵묵히 일을 하는 간이 그렇다. 침묵의 장기라는 말처럼 간은 어지간한 일에는 성을 내지 않고 자신의 일을 한다. 온갖 뒤치다꺼리를 하는 엄마의 모습처럼 모든 것을 묵묵히 이겨낸다. 사철쑥과 간은 이러한 모습에서 많이 닮았다. 그래서일까, 사철쑥의 약효는 간에서 발휘된다.

인진의 효능

○ 담즙분비를 촉진하여 만성피로를 개선한다

인진은 담즙분비를 촉진하고 노폐물 배출을 원활하게 한다. 이것은 간의 해독작용을 돕는 것으로, 해독작용이 원활해지면 간접적으로 간기능이 개선되고 만

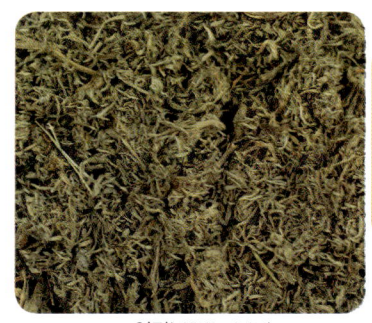
▲ 인진(사철쑥 지상부)

성피로도 줄어든다. 더불어 인진은 간세포를 보호하고 재생시키는 효능이 있다. 만성피로가 있을 때는 산사, 백출, 진피 등과 함께 복용하면 더욱 효과적이다. 예를 들어 인진 20g, 산사 10g, 백출 10g, 진피 8g이 하루 분량이며, 물 1.5L에 이들 약초를 넣고 중불로 1~2시간 달여서 두 번에 나누어 복용한다.

○ 숙취 해소에 도움을 준다

《동의보감》에서는 인진이 과음으로 인한 황달 즉 주달(酒疸)을 치료한다고 하였다. 술 때문에 간세포가 손상되어 황달이 생기는 것인데, 인진이 간의 해독작용을 도와 황달이 치료되는

것이다. 요즘은 술로 인한 황달보다는 술을 마신 후에 숙취가 지속되거나 대변이 묽게 나오는 증상이 있을 때 갈화, 지구자, 포공영 등과 함께 사용하면 좋다. 예를 들어 인진 20g, 갈화 20g, 지구자 15g, 포공영 10g이 하루 분량이며, 물 1.5L에 이들 약초를 넣고 중불로 1~2시간 달여서 두 번에 나누어 복용하면 된다.

○ 피부염 및 가려움증을 치료한다

의서(醫書)에 인진은 '온몸이 헐고 가려운 것을 없애준다.'는 내용이 있다. 간은 해독의 주체이므로 간이 나빠지면 몸속의 독소와 노폐물이 배출되지 못하여 피부에 염증이 일어나고 가려움증이 심해질 수 있다. 이 경우에는 염증을 가라앉히는 약을 사용하기보다 인진을 사용하는 것이 근본적인 해결책이다.

 활용법 및 참고사항

- 인진의 1회 복용량은 건조된 것으로 20~40g이다. 달여서 복용해도 되고, 가루 내어 분말이나 환을 만들어 복용해도 된다.
- 이른 봄에 사철쑥의 새순을 채취하여 국거리로 이용하면 좋다. 맛이 쓰지 않아서 양념을 잘 하면 맛도 좋으면서 건강에 도움이 되는 국을 먹을 수 있다.
- 《동의보감》에는 '인진으로 김치를 만들어 먹어도 괜찮다.'는 말이 있다. 인진만으로 김치를 담그기보다는 일반적인 김치에 인진을 넣는 것이 좋다고 생각된다.
- 인진으로 쑥떡을 하면 간이 좋지 않은 사람의 식사 대용으로 활용할 수 있다.

포공영 蒲公英

포공(浦公)이라는 사람이 민들레를 사용하여 종기 치료에 효험을 보았다고 해서 민들레를 포공영이라고 한다. 옛날에는 종기가 생기거나 일을 하다가 피부에 상처가 났을 때 민들레를 짓찧어서 붙였다. 특히 상처가 났을 때 민들레 뿌리에서 나오는 흰색 즙을 바르면 감쪽같이 치료된다고 하였다.

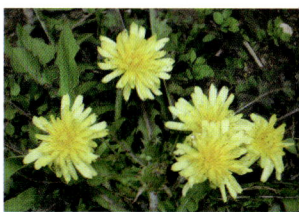
▲ 노란색 꽃을 피우는 토종 민들레

포공영 효능

• **급성간염을 치료한다**

의서(醫書)에서는 습열성(濕熱性) 황달이 있을 때 포공영을 사용한다고 하였다. 습열성 황달은 간염으로 인한 황달인데, 포공영은 간에 생긴 염증을 치료하는 효능이 있어 급성간염과 황달을 치료할 때 사용된다. 또한 인진과 함께 사용하면 간을 보호하면서 간기능을 향상시키는 효능이 강해진다.

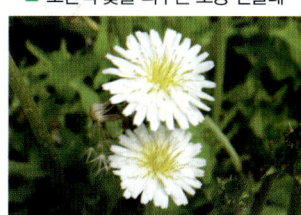
▲ 흰색 꽃을 피우는 토종 민들레

• **각종 염증을 치료한다**

포공영은 항균소염(抗菌消炎) 효과가 우수하다. 따라서 다양한 염증성 질환에 응용할 수 있는데, 최근에는 급성기관지염, 폐렴, 편도염, 인후염, 간염, 담낭염, 십이지장궤양, 가슴막염, 복막염, 충수염 및 요로감염에 이르기까지 효과가 있는 것으로 알려지고 있다.

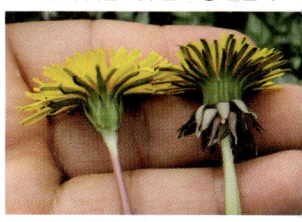
▲ 토종 민들레(좌)의 총포(總苞)는 꽃잎을 감싸지만 외래종 민들레(우)의 총포는 그렇지 않다.

• **암을 치료하는 데 도움을 준다**

포공영을 복용하면 강력한 면역증강 효과와 항암활성 효과가 나타난다는 연구결과가 있다. 특히 인간의 간암 세포에 대하여 사멸효과를 나타내었고, 종양괴사 인자의 생성량을 증가시키는 것으로 밝혀졌다. 일본에서도 암을 예방할 목적으로 포공영, 어성초, 차전자를 분말로 만들어 차로 복용한다.

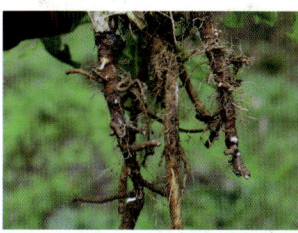
▲ 민들레 뿌리

크론병, 궤양성 대장염을 치료하는
마치현

- **식물 이름** : 쇠비름과에 속한 일년생 식물인 **쇠비름**
- **사용 부위** : 전초(全草)
- **약초 이름** : 마치현(馬齒莧)
- **맛과 성질** : 맛은 시고 성질은 차갑다.

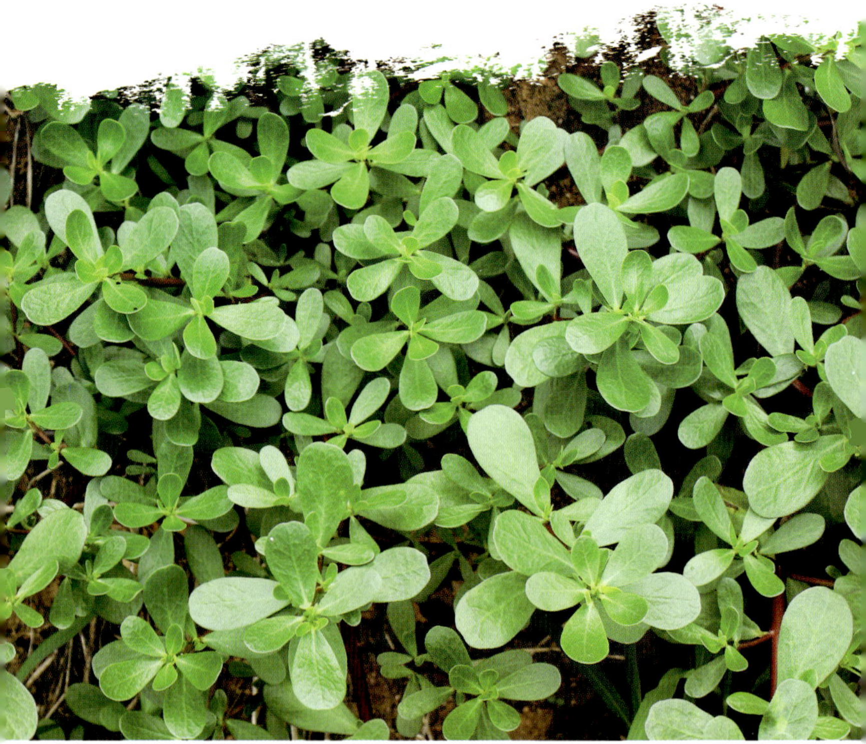

자생지 및 생태 쇠비름은 전국 각지에 자생하는 다육질의 한해살이풀이다. 양지 혹은 반그늘의 언덕이나 편평한 곳에서 잘 자란다. 붉은빛을 띤 줄기는 털이 전혀 없이 미끈하다. 밭 주변과 농작물 사이에서 번성하기 때문에 농부들에게는 골칫거리 잡초인데, 다육질이라서 뿌리를 뽑아도 며칠 동안 죽지 않고 있다가 비가 내리면 다시 뿌리를 땅으로 내려 살아난다. 약으로 사용하기 위해 말리는 것도 쉽지 않으므로 살짝 데쳐서 말리는 것이 좋다.

채취 및 건조 일년생 식물은 씨앗이 완전히 성숙했을 때 채취

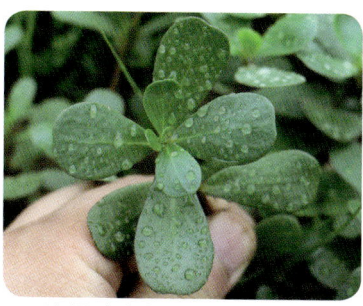

▲ 쇠비름의 잎이 말의 치아와 닮아서 마치현(馬齒莧)이라는 이름을 얻게 되었다.

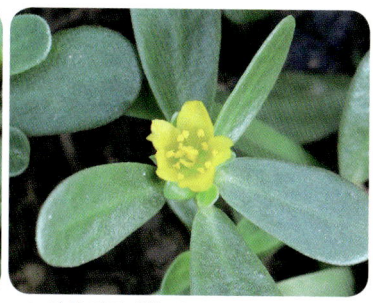

▲ 다섯 가지 색(녹색 잎, 붉은색 줄기, 노란색 꽃, 흰색 뿌리, 검은색 씨앗)이 있다고 해서 쇠비름을 오행초라고도 한다.

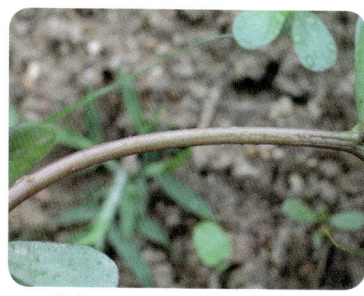

▲ 쇠비름 줄기

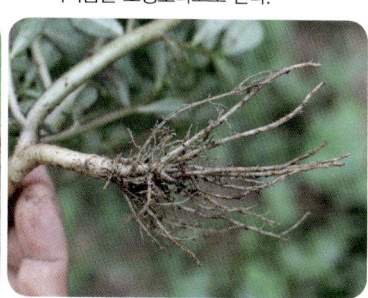

▲ 쇠비름 뿌리

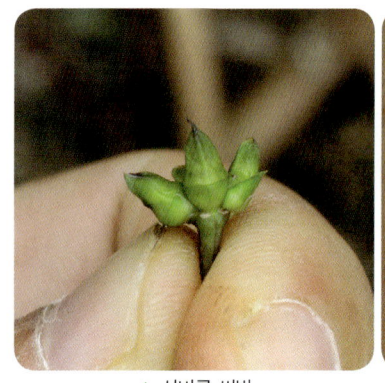 ▲ 쇠비름 씨방
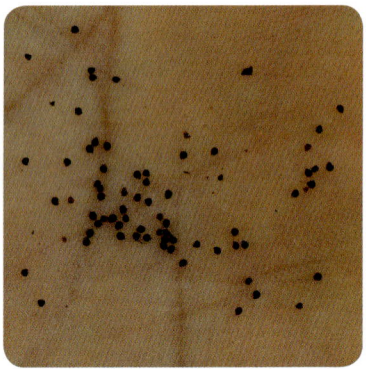 ▲ 쇠비름 씨앗

하면 안 된다. 성숙한 씨앗으로 약의 기운(氣運)이 대부분 전달되기 때문이다. 쇠비름의 황색 꽃은 6월부터 가을까지 계속 핀다. 따라서 마치현을 채취할 수 있는 적기는 여름과 초가을이다. 채취한 것에서 흙을 깨끗이 씻어내고 끓는 물에 살짝 삶아서 햇볕에 말린 후에 사용한다.

약초 이야기 신(神)은 인간의 생명을 유지하는 데 있어 필수적인 요소, 예를 들어 공기, 햇빛, 물 같은 것들은 눈을 뜨고 몇 발짝만 움직이면 얻을 수 있게 하였다. 그야말로 생명 우선의 법칙이다. 약초에도 이 법칙이 적용되는데, 산삼처럼 먹으면 더 좋은 약초가 아니라, 반드시 먹어야 할 약초는 늘 우리 주변에 있다. 예를 들어 여름철 식중독에 걸렸을 때 문을 열고 나가면 번식력이 아주 좋은 소엽 잎(자소엽)을 금방 딸 수 있다. 그리고 더위에 상했을 때는 뜰에 있는 익모초를 먹으면 낫는다.

쇠비름도 생명 우선의 법칙에 속하는 약초이다. 쇠비름을 만나기 위해서 깊은 산이나 절벽을 오를 필요는 없다. 집을 나서면 바로 볼 수 있는 잡초이다. 이렇게 흔한 잡초가 죽어가는 생명을 구하는 일을 한다니 신기할 따름이다. 옛날에는 이질에 걸렸을 때 쇠비름을 먹었다. 이질은 전염력이 강하기 때문에 옛날에는 이질이 돌았다 하면 마을이 쑥대밭으로 변했다. 당시에 이질은 생명을 앗아가는 병이었다. 이렇게 위중한 질병에 쓰이는 약초를 대문 밖에서 구할 수 있다니 놀랍지 않은가. 지금도 쇠비름의 활약은 대단하다. 난치성 질환으로 알려진 궤양성 대장염과 크론병을 치료하는 데 쇠비름은 큰 도움이 된다.

마치현의 효능

○ 궤양성 대장염과 크론병을 치료한다

두 질환은 대장에 궤양을 유발하는 자가면역질환이며 잦은 복통과 설사, 혈변이 동반된다. 마치현은 혈변이 동반되는 이질(痢疾)에 자주 사용되었던 약초이므로 대장의 궤양을 치료하는 효과가 아주 좋다. 의서(醫書)에는 마치현을 복용하면 '장(腸)이 살찌게 된다.'는 표현이 있고, '누공(漏孔)이 생긴 것을 치료한다.'는 표현이 있어 이러한 효능을 뒷받침한다. 궤양성 대장염과 크론병에는 마치현과 괴화를 함께 사용하는 것이 좋다. 예를 들어 마치현 20g, 괴화 8g이 하루 분량이며, 물 1.5L에 이들 약초를 넣고 중불로 1~2시간 달여서 두 번에 나누어 복용하면 된다.

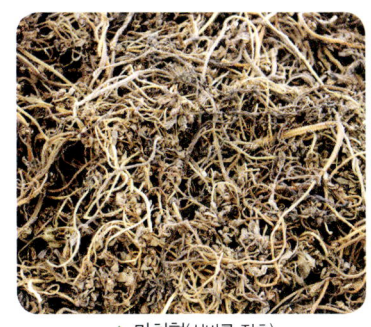

▲ 마치현(쇠비름 전초)

○ 피부염 및 궤양성 피부질환을 치료한다

마치현은 예로부터 상처와 종기를 치료하는 약초로 널리 이용되었다. 의서(醫書)에도 36가지 헌데[瘡]와 72가지 종기(腫氣)를 치료하는 약초로 설명되어 있다. 그리고 마치현은 일제 강점기에 만들어진 '이명래 고약'의 원료로도 쓰였다. 피부염과 궤양에 마치현을 사용할 때는 신선한 마치현을 짓이겨서 환부에 붙이는 방법, 즙을 내서 먹는 방법, 건조한 것을 달여서 복용하는 방법 등이 있다.

○ 치질로 인한 출혈 및 자궁출혈을 치료한다

중국 청(淸)대에 편찬된 의서(醫書) 《의학집요》에는 '마치현을 삶아 먹으면 즉시 치질이 낫는다.'는 언급이 있다. 《동의보감》에도 '마치현은 대소변을 잘 나오게 한다. 쌀가루를 섞어 갖은 양념을 해서 국을 끓여 먹는다.'는 구절이 있다. 마치현을 복용한다고 해서 치질이 즉시 낫는 것은 아니지만 장기간 복용하면 대변을 잘 나오게 하는 효과가 있기 때문에 치질을 치료하는 데 도움이 된다.

활용법 및 참고사항

- 마치현의 1회 복용량은 건조된 것으로 4~8g이다. 달여서 복용해도 되고, 가루 내어 분말이나 환을 만들어 복용해도 된다.
- 신선한 마치현을 채취하여 김치를 담그거나 나물로 먹을 수 있다. 묵나물로 먹어도 좋고, 육개장에 넣으면 아주 좋다.
- 건조된 마치현을 일주일간 청주(淸酒)에 담갔다가 마치현을 걸러내고 여기에 소량의 레몬즙을 섞어 화장수(化粧水)로 이용하면 좋다.
- 욕창(蓐瘡)이 있을 때 신선한 마치현으로 즙을 내서 붙이거나 복용하면 좋다.
- 여드름이 있을 때 마치현과 어성초를 가루 내어 마스크팩으로 이용하면 좋다.

괴화 槐花

회화나무는 크게 자라고 공해와 가뭄에 잘 견디기 때문에 도시의 가로수와 고속도로 주변 가로수로 흔히 심는다. 또한 여름에 꽃을 아주 많이 피우기 때문에 밀원(蜜源)으로 가치가 높은 나무이다. 괴화는 회화나무의 꽃봉오리이며, 마치현과 함께 사용하면 대장출혈을 멎게 하는 효능이 아주 좋다.

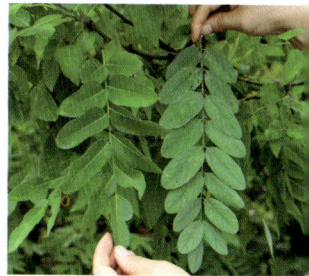
▲ 회화나무(좌)와 아까시나무(우)는 같은 콩과 식물이고 형태가 비슷하다.

괴화 효능

• 대장출혈을 치료한다

괴화는 출혈을 멎게 하는 효능이 좋아서 다양한 출혈증에 사용하는데, 특히 대장출혈에 효과가 좋다. 《동의보감》에서도 '괴화는 장풍(腸風, 대변에 피가 섞여 나오는 증상), 치질, 이질에 가장 좋은 약초이다.'라고 하였다. 따라서 괴화는 심한 변비 때문에 대변에 피가 섞여 나오는 증상에서부터 항문열상이나 장결핵, 이질, 내치핵 등으로 대변출혈이 있는 경우에 모두 사용할 수 있다.

• 자궁출혈을 치료한다

괴화는 생리량이 과다하게 나오는 증상과 불규칙적인 자궁출혈을 멎게 하는 효능이 있다. 몸이 허약한 상태에서 출혈이 생긴 경우라면 당귀, 작약, 숙지황 등과 함께 사용하면 효과가 좋다.

• 혈압을 낮춘다

괴화는 혈관을 확장시키고 혈압을 낮추는 효능이 있지만 혈압을 떨어뜨리는 폭이 크지는 않아서 다른 약초와 함께 사용하는 것이 좋다. 고혈압 때문에 뇌출혈이 발생한 경우에 괴화를 복용하면 혈압을 떨어뜨리면서 출혈을 멎게 한다. 또한 약한 혈관의 상태를 개선하여 출혈을 방지하는 효과가 있다.

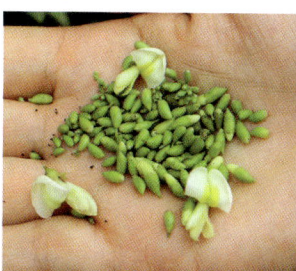
▲ 약으로 사용하기 위해서는 꽃봉오리일 때 채취해야 한다.

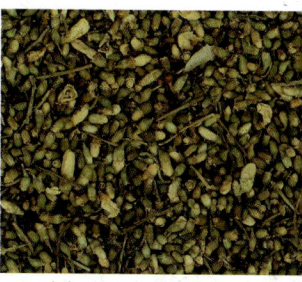
▲ 괴화(회화나무 꽃봉오리)

마치현 • 211

유튜브(youtube) 동영상 강의

장이 약한 사람에게 좋은
산약

- **식물 이름** : 마과에 속한 다년생 덩굴식물인 **마·참마**
- **사용 부위** : 뿌리줄기
- **약초 이름** : 산약(山藥)
- **맛과 성질** : 맛은 달고, 성질은 평(平)하다.

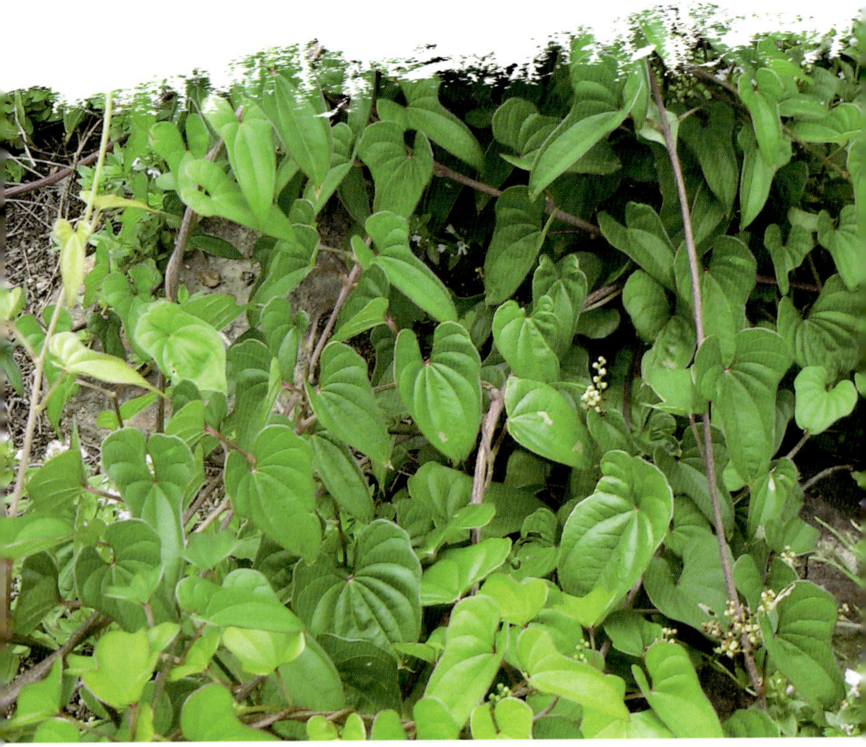

자생지 및 생태 마는 전국 각지의 산기슭이나 숲에서 자생하는 다년생 덩굴식물이며, 햇볕이 좋은 등산로에서도 쉽게 볼 수 있는 친근한 약초이다. 품종에 따라 뿌리가 긴 것, 손바닥처럼 생긴 것, 덩어리 같은 것 등 여러 가지이다. 꽃은 흰색이며 초여름부터 한여름에 걸쳐 피고, 암꽃과 수꽃이 다른 그루에서 피는 암수딴그루이다. 열매는 다 익으면 저절로 벌어지는 삭과이며, 날개라고 부르는 돌출판처럼 생긴 구조가 세 개 있다. 이 날개 속에 씨앗이 하나씩 들어 있는데, 씨앗 주변에 매우 얇은 반투명막이 동그랗게 돌라붙어 있어서 바람에 날려 멀리 갈 수 있다. 하지만 마는 씨앗으로만 번식해서는 성이 차지 않았는지 구슬눈, 즉 주아(珠芽)를 통해 번식하는 방법을 더불어 택했다. 구슬눈은 생긴 것도 그렇고 기능도 그렇고 꼭 씨앗이 하는 역할을 해낸다. 열매도 아닌 것이 씨앗도 아닌 것이, 잎겨드랑이에서 동그랗게 자라나고, 때가 되면 이것이 똑 떨어져 나가서 새로운 개체로 자란다. 마의 수요가 많아서 약용 및 식용으로 재배하는 곳이 많은데, 재배하기에는 따뜻한 지방이 좋고, 토

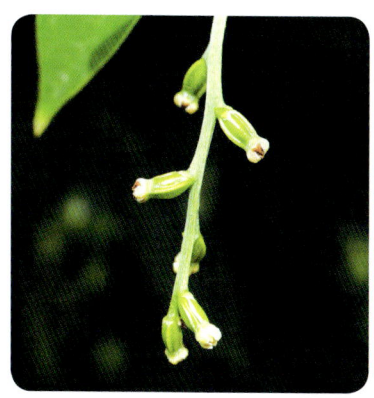

▲ 마 암꽃

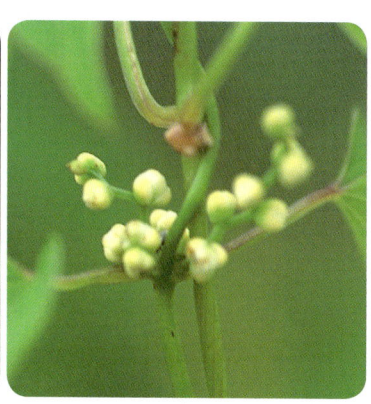

▲ 마 수꽃

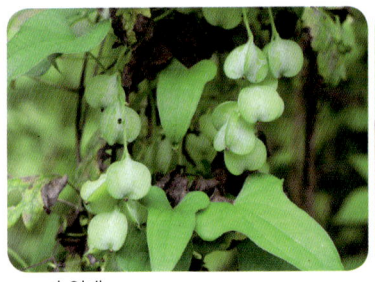
▲ 마 열매

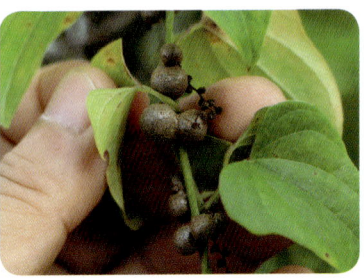
▲ 구슬눈은 씨앗이 아니지만 씨앗의 역할을 한다.

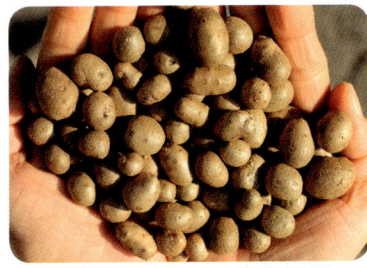
▲ 구슬눈을 요리에 활용하면 맛과 영양 면에서 아주 좋다.

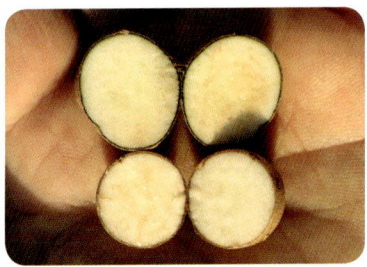
▲ 구슬눈(절단)

질은 비옥한 땅으로서 겉흙이 깊은 모래참흙이면 가장 적당하다. 겉흙이 얕고 돌이 받치는 땅에서는 길고 굵은 덩이뿌리를 생산할 수 없으므로 재배에 적당하지 않다.

채취 및 건조 산에서 마의 뿌리를 캐보면 엄지손가락 크기의 작은 것부터 제법 굵은 것까지 다양하다. 땅속으로 깊게 들어가는 것을 캐다가는 부러지기 일쑤여서 초보자는 포기하는 경우가 많다. 뿌리를 사용하는 약초는 약의 기운(氣運)이 뿌리에 충만해졌을 때 채취한다. 산약은 가을이 되어 잎이 마른 이후(11~12월)에 채취하는 것이 좋다. 뿌리를 캐서 머리 부분을 잘라내고 흙을 깨끗이 씻은 다음 햇볕이나 불에 말려 사용한다.

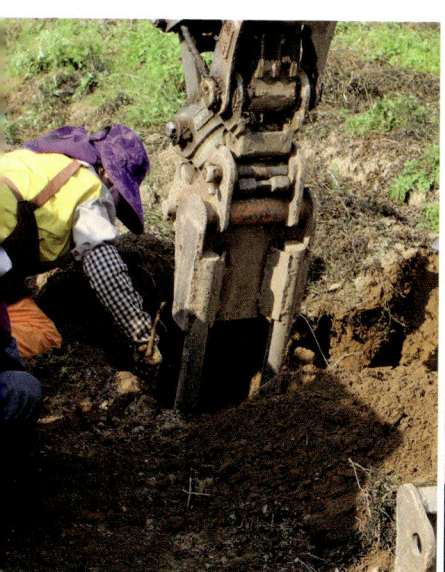
▲ 마를 수확하는 모습. 마의 뿌리가 수직으로 깊게 뻗기 때문에 농기구를 이용해야 캘 수 있다.

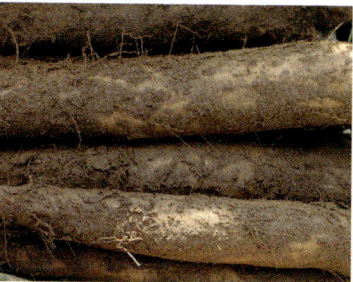
▲ 수확한 마 뿌리

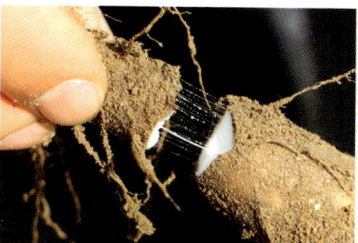
▲ 뿌리의 점액질에는 사포닌과 아르기닌 성분이 들어 있어 스태미나를 강화한다.

> **약초 이야기** '자메이카는 몸속에 도핑 물질을 갖췄다.' 2016년 리우데자네이루올림픽에서 자메이카 단거리 육상선수 우사인 볼트가 4년 연속 금메달을 목에 건 이후 영국의 타블로이드지 《더 선》에서 붙인 기사 제목이다. 우사인 볼트의 부모는 아들의 힘이 마(산약)에서 나온다고 강조했다. 우사인 볼트가 어려서부터 마를 즐겨 먹었다는 것인데, 일본의 《산케이 신문》은 이를 뒷받침해주는 기사를 다음과 같이 썼다.

마에는 디오스게닌 성분이 풍부한데, 이 성분은 체내에서 디하이드로에피안드로스테론(DHEA)과 같은 효능을 보여준다. DHEA는 체내에서 남성의 경우 테스토스테론(남성호르몬)으로, 여성은 에 스트로겐(여성호르몬)으로 바뀐다. 이 물질은 노화방지와 기억력 향상 등 신체개선 효과가 있다고 알려지면서 미국에서는 보조식품으로 판매되었다. 하지만 남성호르몬 작용을 하기 때문에 부작용이 우려되며, 세계반도핑기구(WADA)는 이미 DHEA를 금지물질로 지정했다. 그런데 마를 통해 디오스게닌을 섭취하면 전혀 문제가 없다. 마는 천연 도핑인 셈이다.

마는 약해진 장기를 강화하는 효능이 있다. 그것이 위(胃)일 수도 있고, 장(腸)일 수도 있으며, 우사인 볼트처럼 근육일 수도 있다. 따라서 마는 젊은 사람보다는 노인에게 적합하고, 급성질환보다는 만성질환에 적합하다.

산약의 효능

○ 대변이 묽고 설사를 자주 하는 증상을 치료한다

장이 약한 사람에게 산약처럼 좋은 약이 없다. 따라서 장기능이 발달하지 않은 어린아이, 장기능이 약한 장년과 노인에게 모두 적합하며 백출, 복령과 함께 사용하면

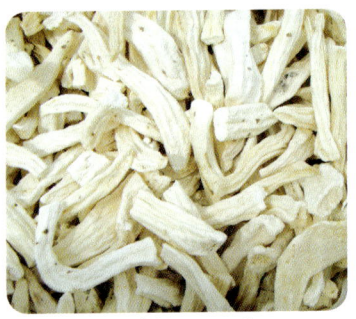

▲ 산약(마 뿌리줄기)

좋다. 예를 들어 산약 40g, 백출 20g, 복령 20g이 하루 분량이며, 물 2L에 이들 약초를 넣고 중불로 1~2시간 달여서 두 번에 나누어 복용하면 된다. 또한 이들 약초를 분말로 만들어 1회에 4~8g씩, 1일 2회 복용해도 된다. 쌀(볶은 것) 180g에 산약(볶은 것) 40g을 넣어서 죽을 쑤어 먹는 간단한 방법도 있다.

○ 만성위염을 치료한다

만성위염 때문에 산약을 복용할 때는 장기간 복용해야 효과를 볼 수 있다. 약해진 위를 강화시켜 위염을 치료하는 것이므로 며칠 복용한다고 해서 위염이 좋아지는 것은 아니다. 산약을 곱게 가루 내어 두유에 타서 먹거나 백출, 인삼과 함께 환을 만들어 복용하면 좋다. 예를 들어 산약 40g, 백출 20g, 인삼 10g을 가루 내어 녹두 크기의 환으로 만들어서 1회에 50개씩 공복에 따뜻한 물로 먹는다.

○ 만성기관지염 및 만성폐질환을 치료한다

산약은 폐와 기관지가 약한 노인에게 사용하면 좋다. 장기간 복용하는 것이 중요하며 맥문동, 사삼, 백합, 복령, 진피와 함께 사용하면 더욱 좋다. 예를 들어 산약 40g, 맥문동 20g, 사삼 15g, 백합 20g, 복령 10g, 진피 8g이 하루 분량이며, 물 2L에 이들 약초를 넣고 중불로 1~2시간 달여서 두 번에 나누어 복용하면 된다.

○ 대하증(帶下症)을 치료한다

여성의 생식기에서 냉이 나오는 것을 대하증이라고 한다. 세균감염이 원인이기도 하지만 몸이 약해진 경우에도 냉이 나올 수 있다. 산약은 몸이 약해져서 냉이 나오는 경우에 적합한데, 검인과 연자육을 함께 사용하면 더욱 좋다. 예를 들어 산약 40g, 검인 30g, 연자육 30g이 하루 분량이며, 물 1.5L에 이들 약초를 넣고 중불로 1~2시간 달여서 두 번에 나누어 복용하면 된다. 또한 이들 약초를 분말로 만들어 1회에 4~8g씩, 1일 2회 복용해도 된다.

○ 남녀의 정력을 강화한다

의서(醫書)에 산약을 복용하면 '힘줄과 뼈가 튼튼해진다.'는 말이 나온다. 이는 우사인 볼트의 이야기와 맥을 같이하는 것으로 산약을 오래 복용하면 체력이 좋아지고, 그 결과 정력이 강해지는 효과가 나타난다. 실제로 성기능을 강화하는 처방에 산약이 포함되는 경우가 많다. 토사자, 두충, 육종용, 산수유, 복분자 등과 함께 사용하면 효과가 좋고 장기간 복용해도 탈이 없다.

 활용법 및 참고사항

- 산약의 1회 복용량은 건조된 것으로 8~24g이다. 달여서 복용해도 되고, 가루 내어 분말이나 환을 만들어 복용해도 된다.
- 약으로 사용할 때는 마(산약)의 껍질을 벗기는 것이 좋다.
- 생것보다는 말린 것을 약으로 사용하는 것이 좋은데, 《동의보감》에서는 생것을 많이 복용하면 기체(氣滯)를 일으킬 수 있어 약으로 사용하지 말라고 하였다.
- 구슬눈도 산약과 유사한 효능이 있어 약으로 사용한다. 《본초강목》에서는 '구슬눈을 잘 삶아서 껍질을 벗기고 먹으면 뿌리(산약)보다 낫다.'고 하였다. 《본초습유》에서도 '구슬눈은 주로 허(虛)를 보(補)하고 허리와 다리를 강하게 하는 효능이 있다. 햇볕에 말린 것의 효능이 산약보다 강하다.'고 하였다.
- 가루 낸 산약으로 반죽을 해서 수제비나 칼국수를 만들어 먹으면 맛이 좋다. 《동의보감》에도 산약으로 국수를 만들어 먹었다는 기록이 있다.
- 가루 낸 산약으로 죽을 쑤거나 수프를 만들어 먹으면 맛이 좋다.
- 산약 분말을 쌀가루와 섞어서 떡을 해도 좋은데, 위장이 약하고 소화력이 떨어진 노인에게 아주 좋은 보양식이 된다.
- 산약과 구슬눈 모두 밥을 지을 때 넣으면 맛이 아주 좋고, 체력을 강화하는 데도 도움이 된다.

유튜브(youtube) 동영상 강의

변비를 치료하는
후박

- **식물 이름** : 목련과에 속한 낙엽교목인 **일본목련**
- **사용 부위** : 줄기껍질
- **약초 이름** : 후박(厚朴)
- **맛과 성질** : 맛은 쓰면서 맵고, 성질은 따뜻하다.

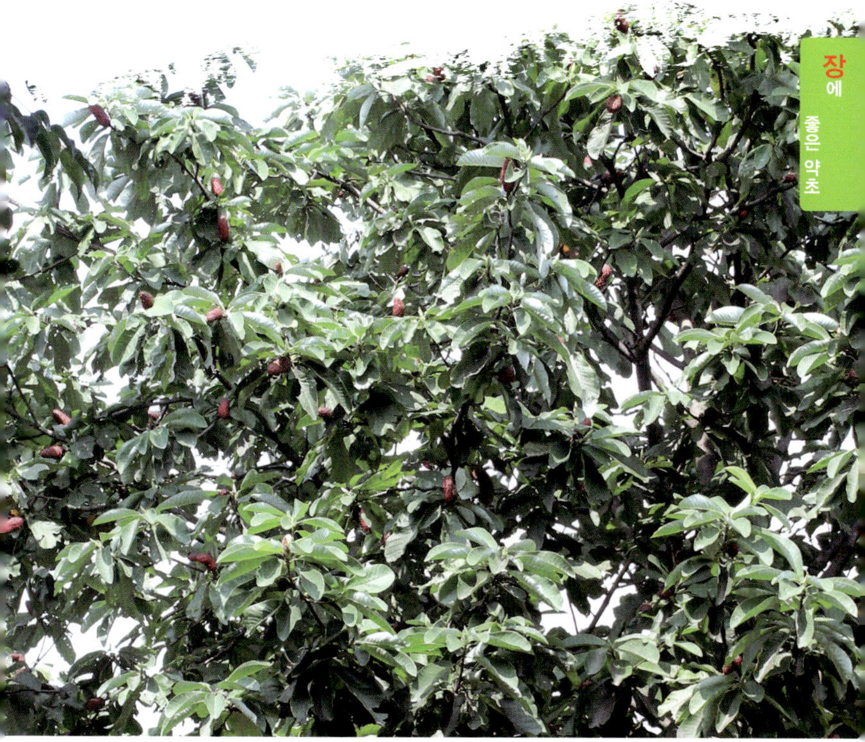

장에 좋은 약초

자생지 및 생태　일본이 원산지이며 나무 전체에 향기가 있어 향목련이라고도 한다. 생장이 빠르고 곧게 자라는 원줄기와 돌아가면서 둥글게 나는 곁가지의 수형이 아름다워서 공원, 유원지, 정원 등에 관상용으로 많이 심는다. 햇빛이 잘 들고 표토가 깊고 배수가 잘되는 비옥한 땅을 좋아하기 때문에 낮은 산에 자라는 것은 매우 크고 웅장하다. 그늘진 숲속에서도 볼 수 있지만 키가 작고 원줄기도 가늘어서 볼품이 없다. 5~6월에 흰색 꽃이 가지 끝에서 1개씩 피는데, 지름이 15cm 정도로 매우 크고 향기가 강하다.

채취 및 건조　나무껍질을 사용하는 약초는 일반적으로 봄에 채취한다. 봄이 되어 뿌리에서 진액(津液)이 올라와 새순이 돋아날 무렵에 나무껍질에도 진액이 충만해지기 때문이다. 그리고 봄에 채취해야 껍질이 잘 벗겨진다. 일본목련은 5월 초순에서 6월 중순 사이에 껍질을 벗겨 그늘에서 말린다. 단, 약효가 없는 코르크층(cork layer)을 제거해야 한다.

약초 이야기　까까머리 청년들이 육군훈련소에서 부모님께 작

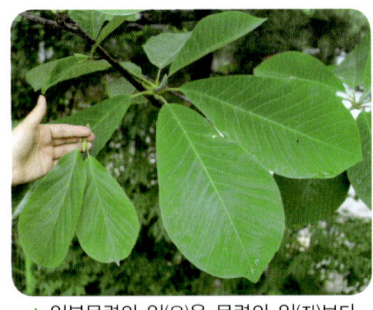
▲ 일본목련의 잎(우)은 목련의 잎(좌)보다 2~3배 크다.

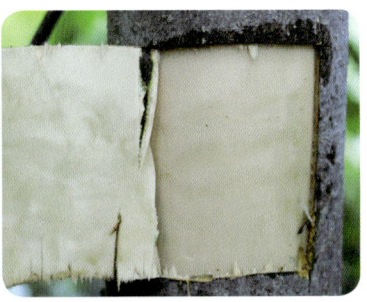
▲ 일본목련 나무껍질

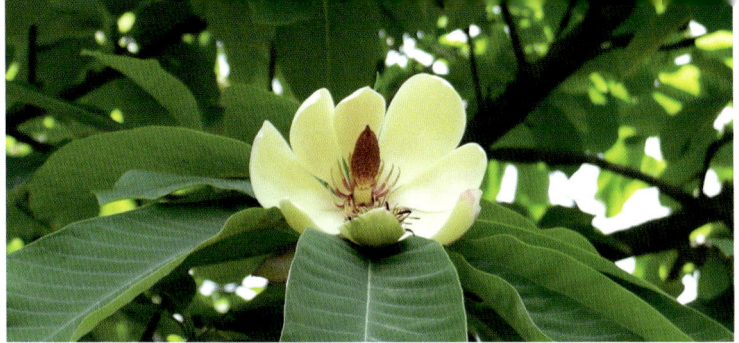

▲ 일본목련의 꽃은 크고 향기가 좋다. 약으로 사용할 수 있고 꽃차로 이용해도 좋다.

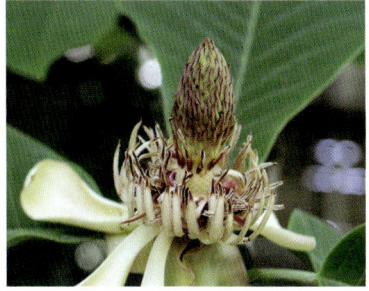

▲ 일본목련 꽃이 시들고 열매가 생기는 모습

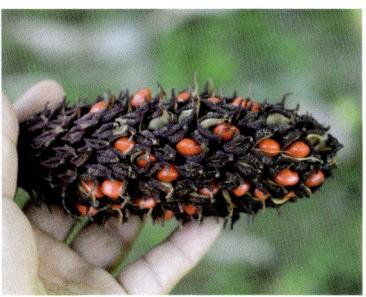

▲ 약으로 사용되는 일본목련의 열매와 씨앗

별을 고하는 순간, 잠시 후 정신없이 땅바닥을 굴러야 하는 자신을 상상이나 했을까. 필자도 그들 속에서 함께 구르던 때가 있었다. 숨 막히는 긴장감과 힘든 훈련 탓인지 배식판에 놓인 밥은 항상 부족했다. 비가 오는 날, 철모(鐵帽)에서 떨어진 흙물이 밥으로 들어갔는데 고민할 것도 없이 흙물 섞인 밥을 넘겼을 정도로 말이다. 그렇게 일주일이 지나는 동안 필자는 대변을 한 번도 보지 못했다. 강한 스트레스와 긴장감이 위장을 멈추게 한다는 사실을 실감한 것이다.

이런 일은 육군훈련소 밖에서도 생긴다. 즐거운 여행 중에 대변을 보지 못하는 이들이 주인공이다. 그들의 얼굴에는 즐거움이 있지만, 머리는 긴장감으로 낯선 환경을 맞이한다. 해외여행이라면 여권과 지갑을 챙기는 걱정거리가 더해져 결국 긴장감은 즐거움을 짓누르고 변비를 선물한다. 이것을 신경성 변비라고 한다. 신경성 변비는 직장과 가정생활에서도 생긴다. 바쁘고 고민거리가 많으면 위장이 멈추기 때문에 섭취한 음식은 오랜 시간 장에 머문다.

변비는 위험한 질환이 아니지만, 심각한 질병의 원인이 될 수 있다. 변비가 있을 때 머리가 무겁고 두통이 생기는 것을 경험했을 것이다. 실험동물의 장을 실로 묶었을 때 뇌혈관에 출혈이 생기는 것이 관찰되었다. 반면 정신이상자의 변비를 치료하면 정신이상이 치료되기도 한다. 필자는 변비가 뇌 이상을 비롯하여 여러 질병의 원인이 된다는 것을 강조하고 싶다. 특히 신경성 변비는 오장육부의 기능이 흐트러진 상태에서 생기기 때문에 복합적인 질병을 일으킬 수 있다. 다행히 자연은 신경성 변비를 치료하는 약초를 준비하였는데, 껍질이 두껍고[厚] 질이 투박한[朴] 후박이다.

후박의 효능

○ 신경성 변비를 치료한다

후박은 장의 연동운동을 촉진하는 효능이 있어 변비를 치료한다. 특히 후박은 매운맛과 방향성(芳香性)이 있어 신경성 변비에 더욱 효과적이다. 지실과 함께 복용하면 좋은데, 예를 들어 후박 12g, 지실 12g이 하루 분량이며, 물 1L에 이들 약초를 넣

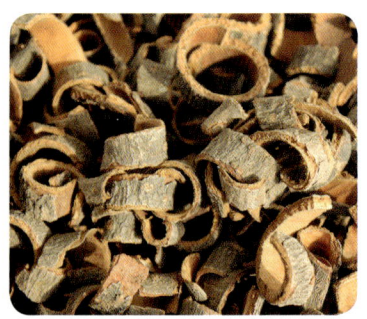

▲ 후박(일본목련 줄기껍질)

고 중불로 1시간 정도 달여서 두 번에 나누어 복용하면 된다.

○ 복부에 가스(gas)가 차는 증상을 치료한다

후박은 대표적인 소화제이다. 특히 복부에 가스가 차는 증상을 개선하는 효과가 아주 뛰어나다. 《동의보감》에서도 후박의 쓰임새를 다음과 같이 표현하였다. '명치가 답답하고 아프며 그득하게 불러오는 것을 치료하고, 뭉친 것을 풀어주는 신묘한 약이다.' 실제로 후박은 장내(腸內)의 가스를 제거하는 효능이 좋다. 배에 가스가 정체되는 증상은 위장질환이 있을 때, 또는 복부 및 부인과 수술 후에 흔히 나타나는데, 이때 후박을 달여서 복용하면 가스 차는 증상을 줄일 수 있다. 또한 수술 전에 복용하면 가스가 차는 것을 예방하는 효과도 있다.

○ 천식을 치료한다

가래가 끓으면서 가벼운 천식 증상이 있을 때 후박을 사용한다. 특히 신경성 천식에 유효하다. 정신적인 불안감 때문에 호흡이 곤란해지고 숨이 찰 때 후박이 좋다는 뜻이다. 또한 천식은 아니지만 목에 뭔가 끼어 있는 듯한 증상 때문에 헛기침이 계속되는 경우에도 후박을 사용한다.

활용법 및 참고사항

- 후박의 1회 복용량은 건조된 것으로 4~12g이다. 달여서 복용해도 되고, 가루 내어 분말이나 환을 만들어 복용해도 된다.
- 국산 후박은 약용할 수 없으므로 수입품을 써야 한다. 후박나무, 왕후박나무라고 하여 국산으로 유통되는데 이름만 같을 뿐 효과는 없다.
- 일본목련의 꽃봉오리도 약으로 사용된다. 꽃봉오리는 향기가 아주 좋아서 꽃차로 활용하면 좋은데, 일본목련의 껍질(후박)처럼 위장의 운동을 촉진시켜 소화를 돕고 복부 팽만감을 없애는 효능이 있다.
- 일본목련의 열매와 씨앗도 약으로 사용되는데, 역시 소화를 촉진하는 효능이 있다.

지실 枳實

강화도에는 날카로운 가시를 품은 탱자나무가 많이 있다. 탱자나무의 가시는 크고 단단해서 적의 침입을 막는 역할을 하는데, 강화도에 있는 천연기념물 제78호와 제79호의 탱자나무 역시 외적의 침입을 저지할 목적으로 심은 것 중의 일부이다. 중국으로 유학을 다녀온 한 스님의 제안으로 심어졌다고도 하는 탱자나무는 성벽 아래 줄지어 서서 적군이 성벽을 기어오르지 못하게 하는 울타리 역할을 했다. 방패 역할을 했던 탱자나무는 열매를 사람에게 약으로 허락하는데, 미성숙한 열매 중에서 작은 것을 지실(枳實), 큰 것을 지각(枳殼)이라고 한다.

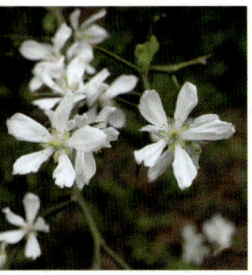

▲ 탱자나무 꽃

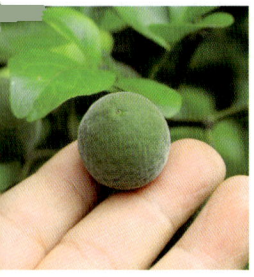

▲ 미성숙한 열매를 따서 약으로 사용한다.

지실 효능

• 변비를 치료한다

지실은 위장의 운동을 항진시키는 힘이 강하다. 따라서 후박과 함께 사용하면 배에 가스가 차는 증상과 변비를 치료한다.

• 소화불량을 치료한다

지실은 소화불량을 치료하는 효능이 좋아서 소화가 더디게 되고, 입에서 냄새가 심하게 나거나 트림이 자주 나오는 경우에 사용하면 좋다. 또한 위장이 약한 사람에게 소화불량이 있을 때는 보약에 지실을 넣어서 사용하면 된다.

• 두드러기를 치료한다

옛날 사람들은 두드러기가 났을 때 탱자나무 열매의 즙을 피부에 바르고 마셨다. 이렇게 하면 두드러기가 빨리 사라지는데, 탱자나무 열매에 항알레르기 효과가 있기 때문이다. 두드러기가 났을 때는 산사와 함께 달여서 복용하면 좋은데, 예를 들어 산사 30g, 지실 15g을 1회 분량으로 달여 하루에 2~3회 복용한다.

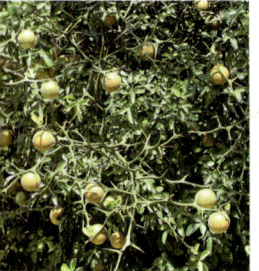

▲ 노랗게 익은 탱자나무 열매는 소화제로 쓰인다.

발기부전과 조루를 치료하는
복분자

- **식물 이름** : 장미과에 속한 낙엽관목인 **복분자딸기**
- **사용 부위** : 미성숙 열매
- **약초 이름** : 복분자(覆盆子)
- **맛과 성질** : 맛은 달면서 시고, 성질은 따뜻하다.

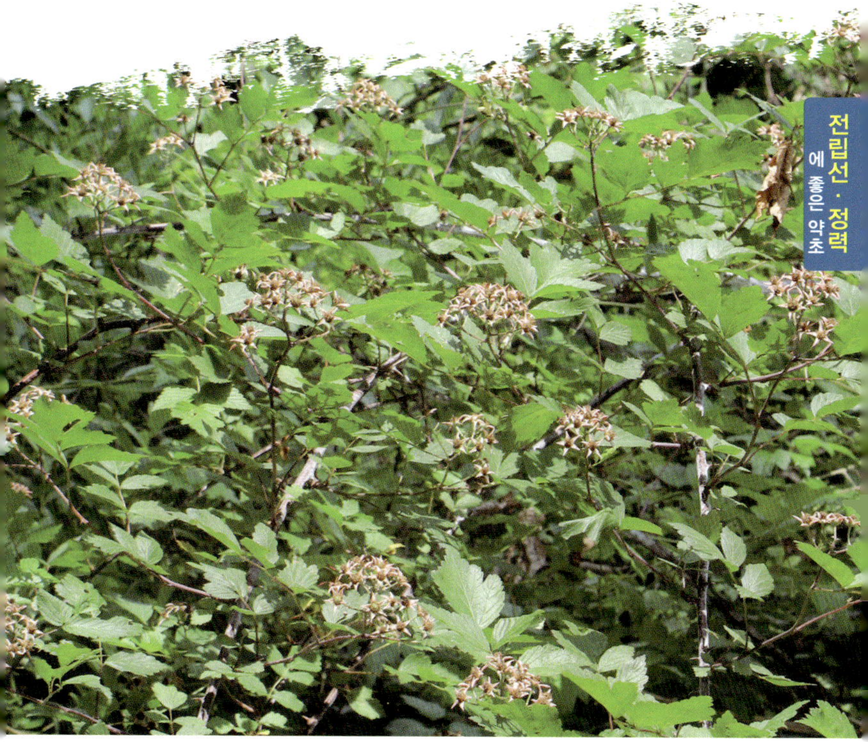

전립선 · 정력에 좋은 약초

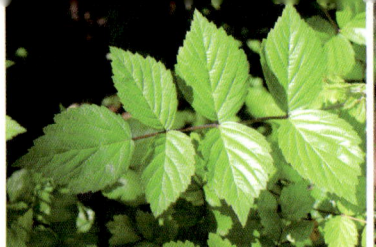

▲ 복분자딸기 잎

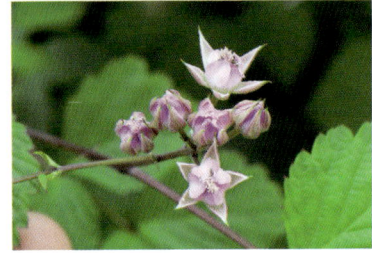

▲ 복분자딸기 꽃

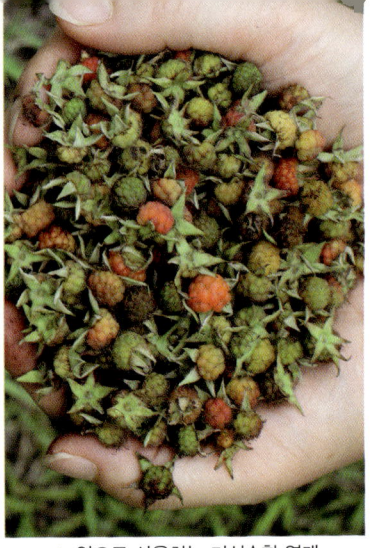

▲ 약으로 사용하는 미성숙한 열매

자생지 및 생태 복분자딸기는 산기슭이나 계곡의 양지바른 곳에서 잘 자란다. 건조한 곳에서도 자란다고 하지만 야생하는 것을 보면 땅에 습기가 적당히 있어야 잘 자란다는 것을 알 수 있다. 산행을 하다 보면 햇볕이 잘 들어오고 항상 물이 마르지 않는 계곡 주변에서 복분자딸기를 흔히 볼 수 있다. 지역별로 차이가 있지만 꽃은 5~6월에 피고 열매는 7~8월에 익는데, 처음에는 붉은색이었다가 완전히 익으면 검은색으로 변한다. 복분자딸기의 줄기는 흰색 가루로 덮여 있는 것이 특징이며, 처음 나왔을 때는 녹색이다가 해가 지날수록 자줏빛을 띤 붉은색으로 변한다. 크게 자라면서 줄기 끝이 휘어져 땅에 닿으면 그곳에서 새로 뿌리를 내린다.

채취 및 건조 약으로 사용하는 복분자는 열매가 다 자랐으나 아직 녹색을 띠고 있을 때 채취한다. 일반적으로 유통되는 복분자는 열매가 완전히 익어 검은색으로 변한 이후에 채취한 것인데,

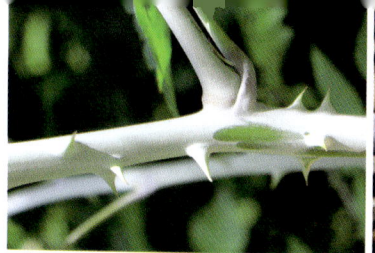
▲ 새로 나온 줄기는 녹색이며 흰색 가루로 덮여 있다.

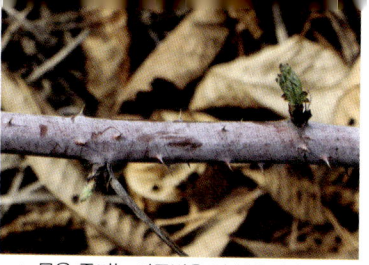
▲ 묵은 줄기는 자줏빛을 띤 붉은색이며 흰색 가루로 덮여 있다.

이것은 약효가 없어 식용은 가능하지만 약용할 수는 없다. 야생하는 복분자를 약으로 사용하기 위해 채취하려면 보통 7월 초중순경이 좋다. 물론 지역마다 열매의 성장 속도가 다르고, 같은 지역이라도 한꺼번에 성장하는 것이 아니므로 1~2주 정도 차이가 날 수 있다. 덜 익은 열매를 따서 끓는 물에 1~2분쯤 담근 후에 뜨거운 햇볕에 말려서 약으로 사용한다.

약초 이야기 만수는 농사일을 잘하고 인성도 좋아서 서로 품앗이를 하려고 할 정도로 인기가 좋은 청년이었다. 어느 날 이웃 마을에서 일을 마치고 돌아오던 만수는 몹시 배가 고파서 목이라도 축여야겠다는 생각에 개울가로 향했다. 그런데 시원하게 물을 마시고 길을 재촉하려던 만수의 눈에 붉게 익어가는 딸기가 보였다. 몹시 배가 고팠던 터라 만수는 익은 것인지 설익은 것인지 생각하지 않고 닥치는 대로 입에 넣었다. 배를 채운 만수는 집으로 돌아와 잠이 들었다. 다음 날 일찍 일어난 만수가 오줌을 누는데, 오줌발이 얼마나 강했던지 요강이 엎어지는 일이 벌어졌다. 자신의 몸이 평소와 다르다는 것을 느낀 만수는 곰곰이 생각을 했고, 어제 개울가에서 먹었던 딸기가 그 원인이라는 결론을 내렸다. 그래서 설익은 것까지 모두 따와서 짓찧은 후에 말렸다가 허기가 질 때마다 먹었는데, 이후부터 남성의 힘이 강해지는 것을 느꼈고 결혼을 해서 자식을 많이 두게 되었다.

만수가 먹었던 딸기는 복분자이다. 복분자를 약으로 사용할 때는 설익은 것을 채취해야 한다. 설익었을 때 복분자의 맛은 시고 떫다. 시고 떫은 맛은 몸에 있는 기운, 소변, 정액 등이 배출되는 것을 막는 역할을 한다. 《동의보감》에 복분자를 먹으면 '남자의 음경이 단단해지고 길어진다.'는 말이 있는데, 이는 복분자의 시고 떫은 맛이 늘어진 조직을 수축시켜 단단하게 만들어주기 때문이다.

복분자의 효능

○ 발기부전과 조루(早漏)를 치료한다

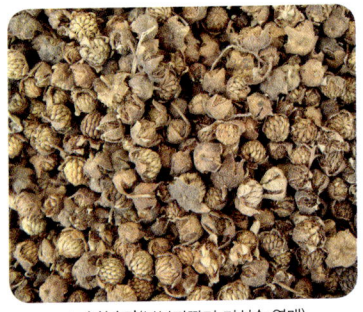
▲ 복분자(복분자딸기 미성숙 열매)

복분자는 발기부전을 개선하는 효능이 있다. 하지만 주약(主藥)으로 사용하지 않고 숙지황, 토사자, 육종용, 보골지 등의 보조약으로 사용한다. 특히 몸이 약해진 사람의 발기부전에는 체질에 맞는 보약에 복분자를 보조약으로 사용하는 것이 좋다. 대표적인 처방으로는 연령고본단(378쪽 참조)이 있다. 또 복분자는 조루를 개선하는 효능이 있는데, 조루는 심인성(心因性)인 경우가 많기 때문에 연자육과 검인을 함께 사용하는 것이 좋다.

○ 요실금을 치료한다

복분자는 배뇨를 억제하는 작용이 있어 방광무력증, 요실금

등의 치료에 사용한다. 이 경우 하복부를 따뜻하게 해주는 육계와 함께 사용하면 좋고, 증상이 심하다면 산수유와 두충을 더해서 사용해야 한다. 예를 들어 복분자 15g, 육계 8g, 산수유 15g, 두충 20g이 하루 분량이며, 물 1.5L에 이들 약초를 넣고 중불로 1~2시간 달여서 두 번에 나누어 복용하면 된다.

○ 노인의 야간 빈뇨(頻尿)를 치료한다

밤에 소변을 자주 보는 증상은 몸이 약하고 냉한 경우에 생기기 때문에 하수오, 구기자, 연자육, 육계와 함께 복분자를 사용하면 좋다. 예를 들어 복분자 15g, 하수오 15g, 구기자 20g, 연자육 20g, 육계 8g이 하루 분량이며, 물 1.5L에 이들 약초를 넣고 중불로 1~2시간 달여서 두 번에 나누어 복용하면 된다.

○ 퇴행성 시력저하를 개선한다

복분자는 시력을 강화하는 효능이 있다. 나이가 들면서 시신경과 각막의 퇴화로 시력이 떨어졌을 때 토사자, 구기자, 숙지황, 하수오, 당귀 등과 함께 환을 만들어 장기간 복용하면 약해진 시력을 강화하는 데 도움이 된다. 또한 아직 시력이 약해지지 않은 사람이 복용하면 노안(老眼)을 예방하는 효과를 얻을 수 있다.

활용법 및 참고사항

- 복분자의 1회 복용량은 8~16g이다. 가루나 환을 만들어 복용한다.
- 복분자는 녹색이거나 황록색일 때 채취해야 한다. 그리고 먹었을 때 신맛이 나야 약으로 쓸 수 있다. 신맛이 나지 않는 것은 약효가 없다.
- 복분자를 복용할 때는 술과 밀가루를 먹지 말아야 한다.
- 복분자를 장기간 복용하더라도 부작용이 없다. 《동의보감》에도 '얼굴빛을 좋아지게 한다. 오랫동안 먹는 것이 좋다.'라는 구절이 있다.

전립선질환을 치료하는
차전자

- **식물 이름** : 질경이과에 속한 다년생 식물인 **질경이**
- **사용 부위** : 씨앗
- **약초 이름** : 차전자(車前子)
- **맛과 성질** : 맛은 달고 성질은 차갑다.

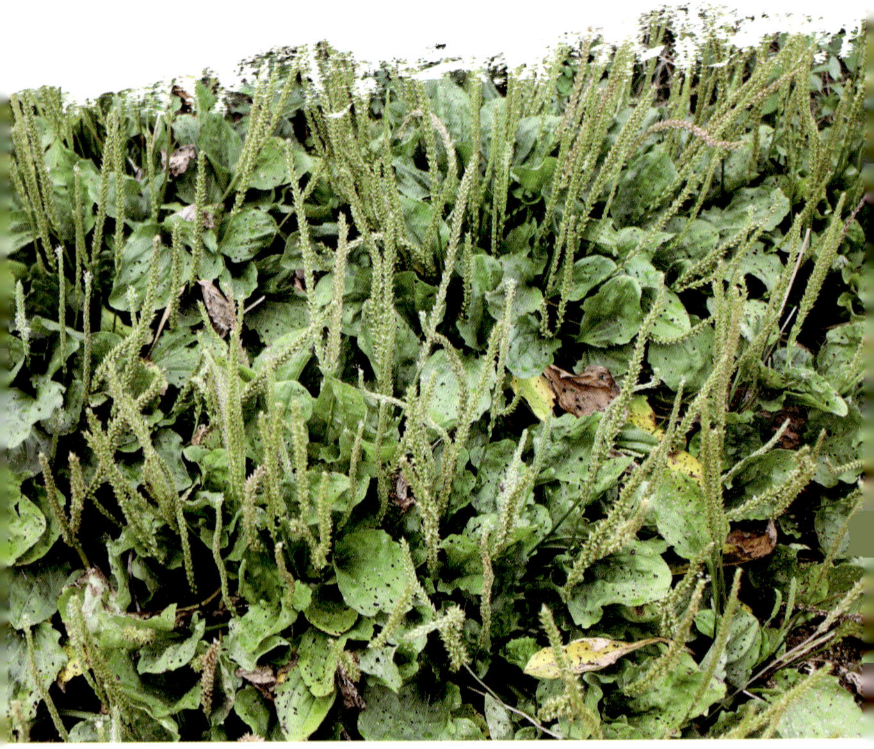

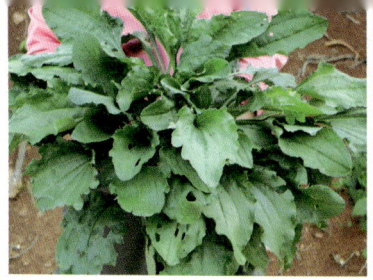
▲ 토질이 좋은 곳에서 자라는 질경이는 매우 크게 자란다.

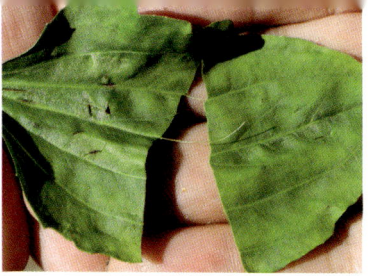
▲ 질경이 잎에는 질긴 심이 있어서 쉽게 찢어지지 않는다.

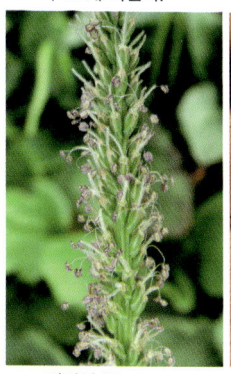
▲ 질경이 꽃

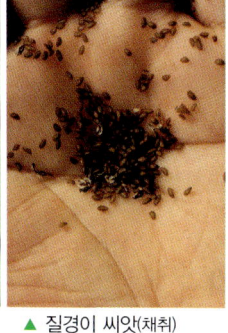
▲ 질경이 씨앗(채취)

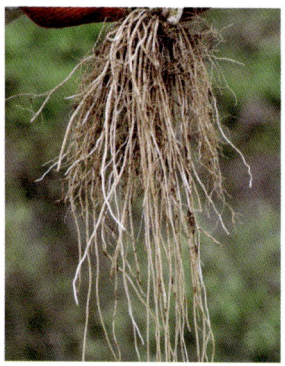
▲ 질경이 뿌리

자생지 및 생태 질경이는 우리나라 각처의 들과 산, 길가에서 자라는 다년생 식물이다. 햇빛이 잘 드는 곳은 물론이고 반그늘에서도 잘 자란다. 사람과 동물이 지나는 길가에서 자라기 때문에 찢길 수 있는데, 질경이는 이에 대응하여 질기고 억센 잎을 가지고 있다. 질경이는 줄기가 없어 잎이 뿌리에서 뭉쳐 나온다. 꽃은 6~8월에 흰색으로 피고 씨앗은 가을에 성숙한다.

채취 및 건조 씨앗을 사용하는 약초는 씨앗이 완전히 성숙했을 때 채취하는 것이 일반적이다. 일찍 채취하면 약의 기운이 씨앗으로 완전히 전달되지 못하기 때문이다. 차전자는 가을철에 씨앗이 익었을 때 과수(果穗)를 베어 햇볕에 말린 다음 비벼서 씨앗을 떨고, 체로 불순물을 제거한 후 사용한다.

> **약초 이야기**

약초산행은 길이 없는 곳으로 가는 일이 많은데, 보고 싶은 약초를 기대하며 나만의 길을 만들면서 가는 것이 필자에게는 매우 흥미롭다. 그런데 한참 걷다 보면 길을 잃어버리는 경우가 있다. 약초 찾는 것에 집중하느라 지형(地形)과 지물(地物)을 인지하지 않았기 때문이다. 이때 길을 찾을 수 있게 해주는 약초가 있는데, 바로 질경이다.

질경이는 동물과 사람이 다니는 길가에 서식하기 때문에 산에서 길을 잃었을 때 질경이를 따라가면 민가가 나온다. 질경이 씨앗에는 종이 기저귀에 사용하는 것과 흡사한 화학구조를 가진 젤리 모양의 물질이 있어 물에 닿으면 부풀어 오르면서 달라붙는다. 질경이는 이 성질을 이용하여 씨앗을 퍼뜨린다. 사람의 신발이나 동물의 발에 붙어 새로운 서식지를 찾아가는 것이다. 독일에서는 질경이를 '길의 파수꾼'이라고 부르는데, 질경이가 등산로를 따라 산으로 올라간다고 해서 이렇게 부르는 것이다.

질경이는 잎과 씨앗을 약으로 사용하며, 모두 대변과 소변을 통하게 하는 효능이 있다. 한의학에서는 질경이를 신장염, 방광염, 요도염에 사용하였고, 소변에서 피가 나오는 증상을 치료하는 데 쓰기도 하였다. 최근에는 씨앗에 있는 젤리 모양의 물질이 변비를 치료하고 다이어트에 효과가 있다고 알려지면서 유명세를 치르고 있다. 그리고 질경이는 나이 든 남성들에게 좌절감을 안겨주는 전립선질환을 치료하는 데도 효과가 있다. 자연은 참으로 놀랍다. 잃어버린 길을 찾게 해주는 질경이가 소변이 통하는 길, 대변이 통하는 길을 찾게 해주는 '길의 파수꾼' 역할을 하고 있지 않는가!

차전자의 효능

○ 전립선질환을 치료한다

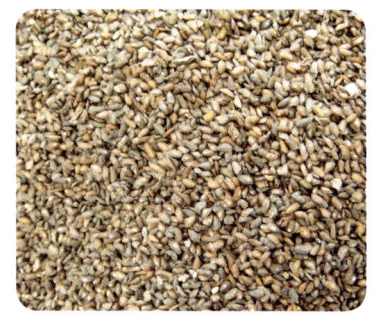

▲ 차전자(질경이 씨앗)

차전자는 전립선염이나 전립선비대증에 사용한다. 전립선질환을 치료하기 위해서는 이뇨작용이 있는 약초를 복용하는 것이 좋은데, 이뇨를 시키면 몸에서 열과 기운이 빠지기 때문에 장기간 사용하기 어렵다는 단점이 있다. 하지만 차전자는 이뇨작용과 몸을 보(補)하는 작용이 함께 있어서 전립선질환처럼 장기간 약을 복용해야 하는 경우에 적합하다. 차전자를 단독으로 복용하는 것보다 육미지황원(六味地黃元)이라는 처방에 넣어서 복용하면 많은 도움이 된다.

○ 방광염 및 신장염을 치료한다

차전자는 이뇨작용이 좋아서 비뇨기 계통의 다양한 질환에 사용한다. 방광염, 요도염, 신장염 등으로 소변이 시원하게 나오지 않고, 소변에 피가 섞여 나오거나 소변이 막혀서 잘 나오지 않을 때 두루 사용하는 약초이다. 특히 이뇨작용이 있는 약초 중에서도 기력을 소모시키는 작용이 약하여 주로 노인이나 허약한 사람에게 적합하다. 《동의보감》에서 '차전자는 음(陰)을 강하게 하고 정(精)을 보익(補益)하니 자식을 가질 수 있다.'고 하였는데, 이는 다른 이뇨제와 달리 몸을 보(補)하는 효능을 지녔다는 뜻이다.

O 요로결석을 치료한다

차전자는 신장이나 방광에 생긴 결석을 녹이는 작용을 한다. 이 경우 금전초와 함께 사용하면 좋은데, 예를 들어 차전자 30g, 금전초 40g을 진하게 달여서 하루 종일 수시로 복용한다.

O 시력을 강화한다

차전자는 눈을 밝게 하는 효능이 있다. 몸이 약해지고 간기능이 저하되어 시력이 나빠진 경우에 차전자를 활용할 수 있는데, 《동의보감》에도 '차전자는 간을 자양(滋養)해준다.'는 말이 있어 예전부터 노안(老眼)에 사용하였다는 것을 알 수 있다. 노안(老眼)에는 구기자, 숙지황, 토사자 등과 함께 사용하면 좋다.

활용법 및 참고사항

- 차전자의 1회 복용량은 건조된 것으로 4~20g이다. 달여서 복용해도 되고, 가루 내어 분말이나 환을 만들어 복용해도 된다.
- 차전자를 달일 때는 작은 보자기에 싸서 봉한 후에 달여야 한다. 그렇지 않으면 약물이 끓는 동안 차전자가 뚜껑에 달라붙어 약성분이 추출되지 않는다.
- 어린아이의 단순성 소화불량에는 차전자 볶은 것을 가루 내어 먹인다. 4~12개월의 유아는 1회에 0.5g, 1~2세 어린아이는 1g 전후로 하루에 3~4번 복용시킨다. 이렇게 하면 대부분 설사가 멎고 소화불량이 없어진다.
- 씨앗(차전자)과 잎, 뿌리를 함께 사용하면 더 좋다. 잎, 뿌리, 씨앗을 한꺼번에 고아서 조청처럼 만들어 먹으면 살도 빠지고 변비가 해결되어 몸이 가벼워지는 효과를 얻을 수 있다.
- 잎이 쇠지 않았을 때 질경이 잎을 채취해서 나물로 먹거나 국거리로 이용하면 맛이 아주 좋다.
- 질경이를 나물로 재배할 때, 4~5월에 베어내면 다시 싹이 나오므로 1년에 3회 정도 수확할 수 있다.

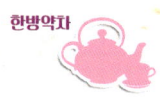

질경이차

색은 연한 갈색이고, 맛은 달다.

| 채취 방법 | 5~8월에 질경이 잎이 싱싱할 때 채취한다.

| 만드는 방법 |

❶ 채취한 질경이의 잎과 뿌리를 깨끗하게 세척한다.

❷ 잎은 1~1.5cm 크기로 자르고, 뿌리는 3cm 크기로 자른다.

❸ 적당량의 소금, 감초, 대추를 넣고 물을 끓인다. 김이 올라오면 면포를 깐 찜망에 잎을 올려놓고 1분 정도 증제(蒸製)한다. 뿌리는 2분 정도 증제한다.

❹ 증제가 끝나면 신속하게 식히고 유념(揉捻)[1]한다.

❺ 유념이 끝나면 8~10시간 정도 음건(陰乾)[2]한다.

❻ 건조[3]된 잎과 뿌리를 직화(저온)로 덖은 후에 식힌다. 잎은 1회, 뿌리는 연속하여 2회 실시한다.

❼ 위의 과정이 끝나면 다시 직화(고온)로 덖은 후에 식힌다.

❽ 완전 건조[4]된 잎과 뿌리를 섞어서 숙성시키고 습기를 확인한 후에 병에 넣어 보관한다.

| 음용법 |

❶ 90~100℃의 뜨거운 물을 찻잔에 붓는다.

❷ 제다(製茶)한 잎과 뿌리를 3~5분 정도 우린다.

❸ 처음 우린 찻물은 가볍게 헹구어 버리고, 이후부터 연속해서 두세 번 우려 마시면 좋다.

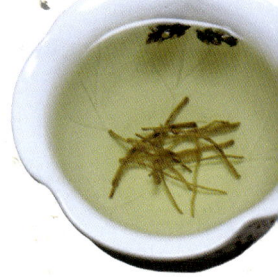

1_ 차의 제조공정에서 비비는 조작을 말한다.
2_ 바람이 잘 통하는 음지에서 자연 건조하는 것을 말한다.
3_ 손으로 만졌을 때 마른 느낌이다.
4_ 손으로 만졌을 때 바삭한 느낌이다.

유튜브(youtube) 동영상 강의

식물성 영양제
토사자

- **식물 이름** : 메꽃과에 속한 일년생 덩굴식물인 **새삼·실새삼**
- **사용 부위** : 씨앗
- **약초 이름** : 토사자(菟絲子)
- **맛과 성질** : 맛은 달면서 맵고, 성질은 약간 따뜻하다.

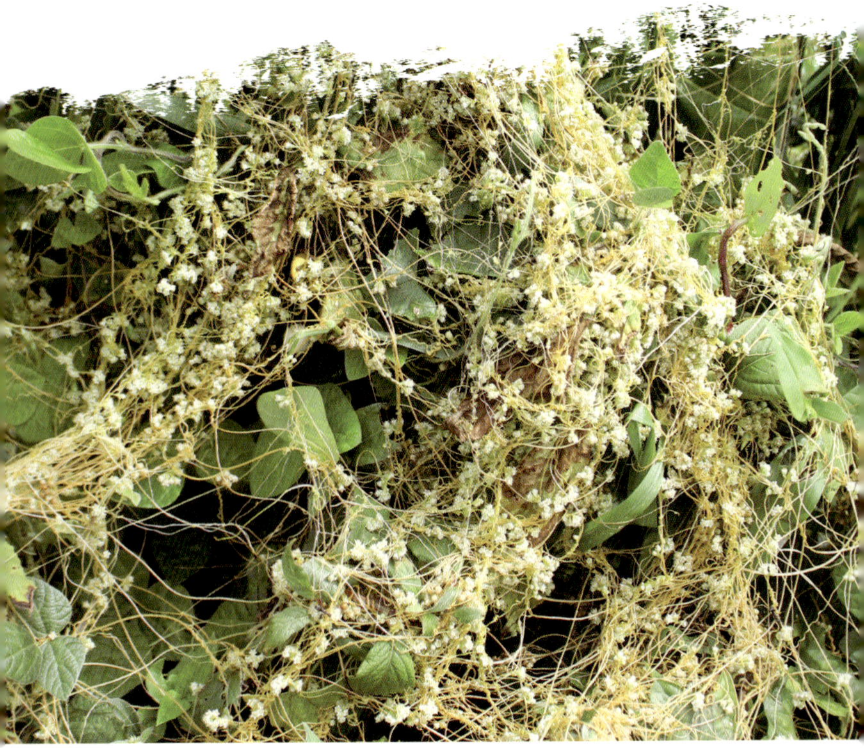

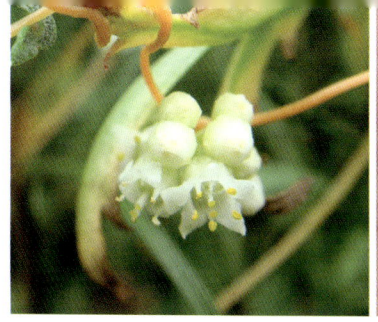

▲ 새삼 꽃　　　　　　　▲ 새삼 씨앗(채취)

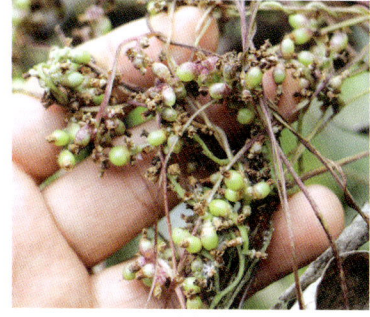
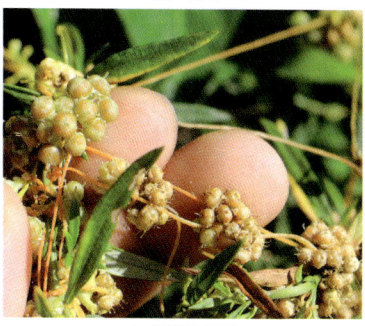

▲ 새삼 열매　　　　　　▲ 실새삼 열매

전립선·정력에 좋은 약초

자생지 및 생태　실새삼은 농촌 들녘이나 제방의 풀밭, 도심의 하천 둑에서 주로 볼 수 있고, 쑥이나 환삼덩굴 등 여러 식물에 기생하며 살아간다. 이름에서 알 수 있듯이 노란색 줄기가 실처럼 가늘다. 반면 새삼은 숲 가장자리에서 주로 볼 수 있고 칡이나 버드나무, 찔레꽃 등 비교적 키가 큰 나무를 타고 올라간다. 새삼의 줄기는 실새삼과 달리 철사처럼 굵다. 새삼과 실새삼은 씨앗에서 발아할 때 떡잎이나 뿌리를 만들지 않고 줄기만 길게 내어 숙주를 찾는다. 숙주를 찾으면 기생근을 내리고 숙주에서 영양분을 흡수하면서 살아가는데, 더구나 광합성을 하는 잎이 없어서 (실)새삼은 완전기생식물에 속한다. 서양에서 새삼을 마귀 창자, 마귀 머리털, 마귀 곱슬머리 등으로 부르는 이유가 여기에 있다.

토사자 · 237

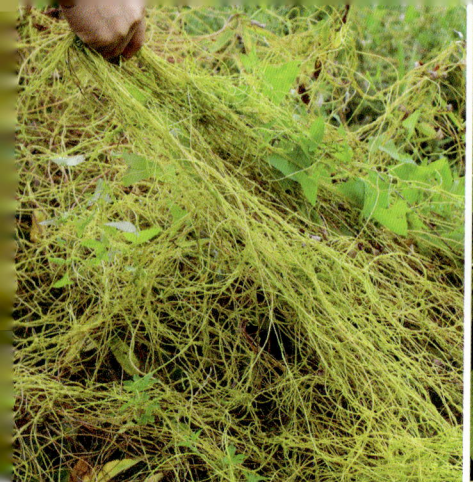

▲ 새삼 줄기　　　　　　　　　　▲ 환삼덩굴을 감싸고 있는 실새삼

채취 및 건조　씨앗을 사용하는 약초는 가을이 되어 씨앗이 완전히 성숙했을 때 채취한다. 너무 일찍 채취하면 약의 기운(氣運)이 씨앗으로 온전히 전달되지 않기 때문이다. 새삼의 씨앗은 10월쯤 되어야 성숙하므로 이 시기에 맞춰 채취한다. 줄기와 함께 잘라 햇볕에 말린 다음 씨앗을 털고 체로 불순물을 제거한 뒤 사용한다.

약초 이야기　숲에서 자라는 나무가 가장 무서워하는 것은 아마도 산불과 사람일 것이다. 그리고 불이나 사람 못지않게 무서운 적을 꼽으라면 아마도 칡을 포함한 덩굴식물일 것이다. 칡은 주변에 큰 나무가 있으면 이를 기둥 삼아 감고 올라간다. 빠르게 기둥을 감아 올라간 칡은 가지를 치고 넓은 잎을 많이 매달아서 기둥인 나무를 뒤덮는다. 칡잎이 기둥 나무를 덮어 버리면 햇빛을 받을 수 없는 기둥 나무는 광합성을 할 수 없어 죽게 된다.

이렇게 무서운 칡도 천적이 있는데, 바로 새삼이다. 칡이 큰 나무를 감아 오르는 것처럼 새삼도 칡의 줄기를 휘감지만 목적이 다르다. 높은 곳을 선점하여 햇빛을 차지하려는 것이 아니라 칡에서 영양분을 강탈하는 것이 목적이다. 놀랍게도 새삼은 땅에 뿌리를 내리지 않는다. 잎이 없어서 광합성을 할 수도 없다. 오직 강력한 빨판을 이용해 칡에서 수분과 영양분을 강탈하면서 살아간다. 새삼은 덩굴식물에 대한 지식을 새삼스럽게 만드는 존재이다.

새삼은 칡을 포함하여 다양한 식물에 기생하면서 영양분을 빼앗기 때문에 새삼에 붙잡힌 식물들은 결국 죽음을 맞이한다. 한편 새삼에는 영양분이 넘치도록 쌓인다. 뼈가 부러진 토끼[菟]가 실[絲]처럼 기다란 새삼을 먹고 금세 골절이 치유된 이야기가 전해지는데, 이 때문에 새삼의 씨앗을 토사자(菟絲子)라고 했다. 새삼은 일년생 식물이기 때문에 다른 식물에서 강탈한 영양분을 씨앗에 모두 저장한다. 그래서 토사자에는 영양분이 매우 풍부하여 뼈를 잘 붙게 하고, 근육과 생식기능을 강화하는 효능이 좋다.

전립선 · 정력에 좋은 약초

토사자의 효능

○ 정력(기초체력)을 강화한다

토사자는 몸을 보(補)하고 양기(陽氣)를 더해주는 효능이 좋아서 예로부터 보신(補身)의 목적으로 많이 사용되었다. 《동의보감》에도 '토사자를 오래 복용하면 수명이

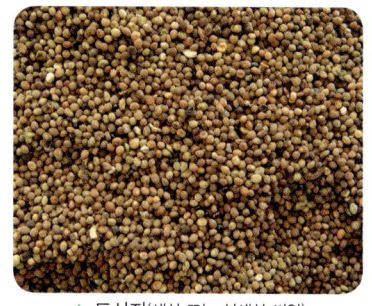

▲ 토사자(새삼 또는 실새삼 씨앗)

늘어나고 몸이 가벼워지며 자식을 두게 된다.'는 말이 나온다. 이는 체력을 길러주는 토사자의 효능을 설명한 것이다. 체력이 강해지면 정력은 자연스럽게 강화된다. 토사자를 단독으로 사용하는 것보다는 유사한 효능을 지닌 약초와 함께 사용하는 것이 좋은데, 대표적인 처방으로 연령고본단(378쪽 참조)이 있다.

○ 남녀의 불임증을 치료한다

토사자는 남녀의 불임증을 치료하는 효과가 좋다. 약리학적인 연구에서 밝혀진 바에 따르면 토사자는 월경과 성호르몬의 분비를 조절하는 작용이 있다고 한다. 한방적으로도 토사자는 임신을 주관하는 경락인 임맥(任脈)과 충맥(衝脈)을 강화하는 작용이 있어 남녀 불임증에 요긴하게 사용된다.

○ 골절 및 골다공증을 치료한다

토사자에는 칼슘, 마그네슘, 나트륨, 니켈, 라듐, 철, 아연, 망간, 구리 등 다양한 미네랄이 들어 있어 뼈를 튼튼하게 하는 효능이 아주 좋다. 의서(醫書)에서도 토사자는 '힘줄과 뼈를 튼튼하게 하고 끊어지거나 상한 것을 이어준다.'고 하였다. 따라서 골절을 당한 후에 토사자를 복용하면 뼈가 빨리 붙는다. 골절을 치료할 때는 두충과 속단을 함께 사용하면 좋다. 또한 토사자는 골다공증 치료의 보조약으로 활용해도 아주 좋다.

○ 요통 및 무릎 관절염을 치료한다

토사자는 뼈와 근육을 강화시키는 약초이다. 특히 나이가 들면서 근골이 약해진 사람에게 사용하면 좋고, 근력이 약한 여성에게 비교적 잘 맞는다. 《동의보감》에서도 토사자는 '허리나 무릎이 시큰거리고 연약한 것을 치료한다.'고 하였다. 두충과 함께 사용하면 좋은데, 예를 들어 토사자 80g, 두충 40g을 가루 낸 다음 마(산약)로 풀을 쑤어서 녹두 크기의 환을 만들고 한 번에 50~70개씩 복용한다.

○ 노안(老眼)을 개선한다

나이가 들면서 시력이 떨어지는 경우에 토사자를 장기간 복용하면 좋다. 《동의보감》에도 '토사자를 장기간 복용하면 눈이 밝아지고 몸이 가뿐해지며 오래 산다.'는 말이 나온다. 이 경우 숙지황, 구기자, 차전자 등과 함께 사용하면 좋다.

활용법 및 참고사항

- 토사자의 1회 복용량은 건조된 것으로 6~12g이다.
- 불순물을 제거하고 술에 2~3일간 재웠다가 쪄서 말린 후에 약으로 사용한다. 급한 경우에는 술로 볶은 뒤 가루로 만들어 사용한다. 이렇게 하면 토사자의 껍질이 잘 벗겨진다. 이처럼 토사자는 껍질을 벗긴 후에 사용해야 하며, 술로 가공하는 것이 보통이다. 그리고 토사자는 탕약에는 넣지 않고 가루나 환으로 먹어야 한다.
- 토사자는 설사를 멎게 하는 효능이 있다. 보통 영양분이 많은 약초를 복용하면 설사가 생길 수 있는데, 토사자는 그렇지 않다. 따라서 장이 약한 사람이 복용해도 좋다.
- 토사자를 곱게 가루 내어 쌀을 섞어서 떡을 만들면 맛이 좋고 근육과 뼈를 튼튼하게 하는 데도 도움이 된다.
- 새삼의 새순은 피부를 곱게 하는 효능이 있다. 《동의보감》에는 '새삼의 새순에서 즙을 내어 얼굴에 바르면 기미와 주근깨, 여드름이 없어진다.'는 말이 나온다.
- 새삼의 줄기는 근육통과 관절통, 반신불수에 효과가 있다.
- 새삼의 줄기를 채취해서 샐러드에 넣으면 맛이 아주 좋다. 또한 국거리나 나물로 이용해도 된다.

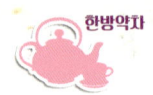

새삼차

색은 연한 갈색이고, **맛**은 달고 구수하다.

| 채취 방법 | 여름철에 오염되지 않은 곳에서 새삼 줄기를 채취한다.

| 만드는 방법 |

❶ 채취한 줄기를 깨끗하게 세척한다.

❷ 줄기를 1.5cm 크기로 자른다.

❸ 면포를 깐 찜망에 줄기를 올려놓고 1분 30초 정도 증제(蒸製)한다.

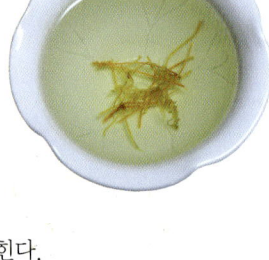

❹ 증제가 끝나면 줄기를 신속하게 식힌다.

❺ 증제한 줄기를 8~10시간 정도 음건(陰乾)[1]한다.

❻ 건조[2]된 줄기를 직화(저온)로 덖은 후에 식힌다.

❼ 위의 과정이 끝나면 다시 직화(고온)로 덖은 후에 식힌다.

❽ 완전 건조[3]된 줄기를 숙성시키고 습기를 확인한 후에 병에 넣어 보관한다.

| 음용법 |

❶ 90~100℃의 뜨거운 물을 찻잔에 붓는다.

❷ 제다(製茶)한 줄기를 3~5분 정도 우린다.

❸ 처음 우린 찻물은 가볍게 헹구어 버리고, 이후부터 연속해서 두세 번 우려 마시면 좋다.

---

[1] 바람이 잘 통하는 음지에서 자연 건조하는 것을 말한다.
[2] 손으로 만졌을 때 마른 느낌이다.
[3] 손으로 만졌을 때 바삭한 느낌이다.

방광염을 치료하는
목통

- **식물 이름** : 으름덩굴과에 속한 다년생 덩굴식물인 **으름덩굴**
- **사용 부위** : 줄기
- **약초 이름** : 목통(木通)
- **맛과 성질** : 맛은 쓰고 성질은 차갑다.

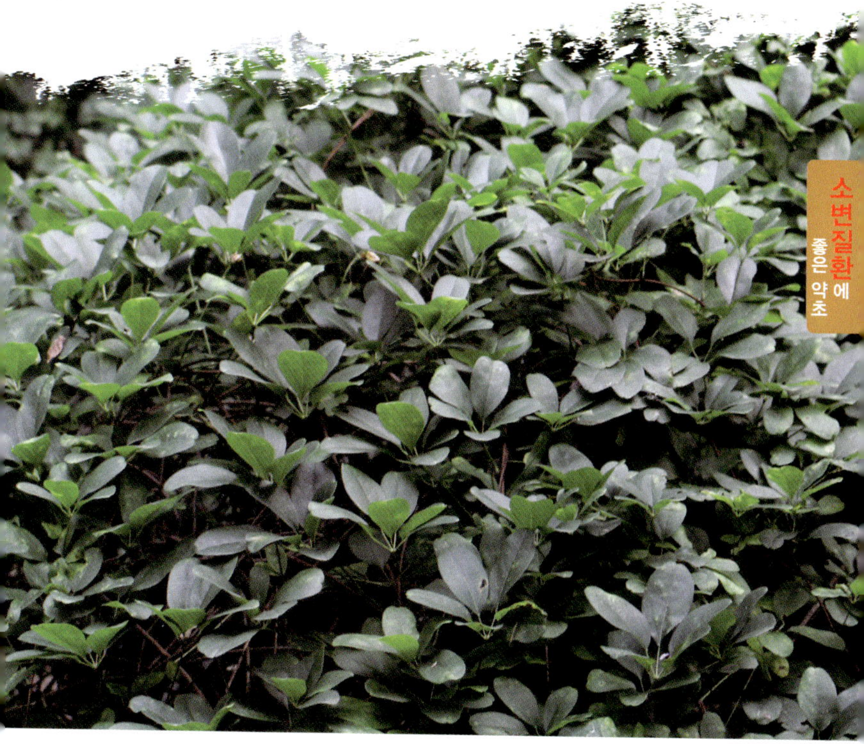

소변질환에 좋은 약초

자생지 및 생태 으름덩굴은 숲 가장자리에서 흔히 볼 수 있다. 계곡 비탈면이나 야산의 잡목이 우거진 곳에서 주로 자라며, 어두운 숲속이나 건조한 환경에서는 살지 않는다. 완전히 개방되어 햇빛이 충분하게 들어오면서 땅이 건조하지 않은 곳은 으름덩굴이 자라는 최적지이다. 이는 등산을 시작하는 산비탈 계곡 입구에서 으름덩굴을 자주 만나는 까닭이다. 으름덩굴은 암수한그루로서 4~5월에 자줏빛을 띤 갈색 꽃이 핀다. 잎은 5장(간혹 6장)씩 손바닥 모양으로 모여 달리고, 10월에 작은 바나나 모양의 열매가 익으면 먹을 수 있다. 약으로 사용하는 줄기의 안쪽 한가운데에는 짙은 갈색 심이 있으며 시간이 갈수록 썩어서 텅 비게 된다.

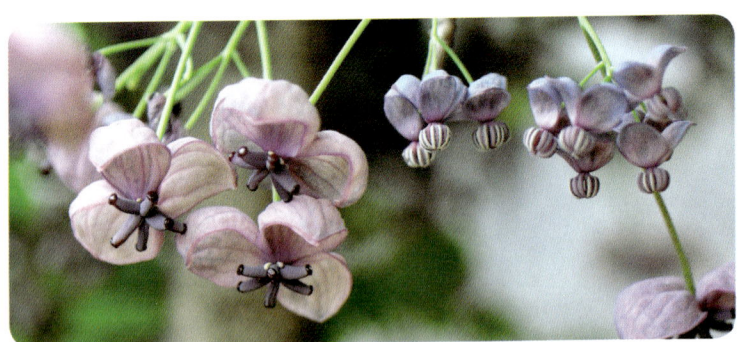

▲ 으름덩굴 암꽃(좌)과 수꽃(우)

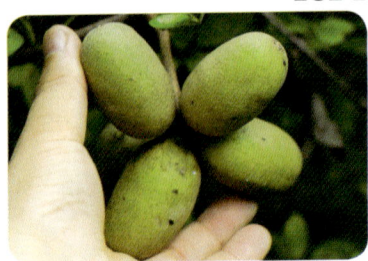

▲ 으름덩굴 열매(미성숙)

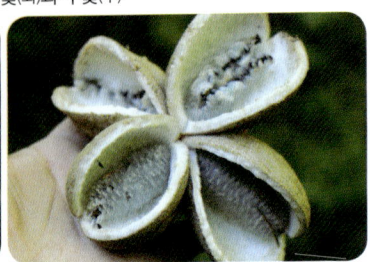

▲ 으름덩굴 열매(성숙)

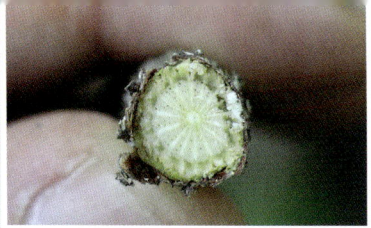
▲ 으름덩굴 줄기를 절단하면 작은 구멍이 보인다.

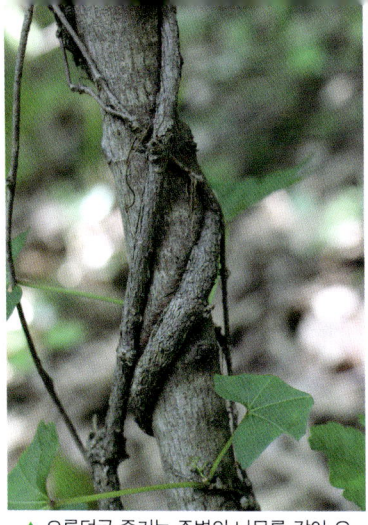
▲ 으름덩굴 줄기는 주변의 나무를 감아 오른다.

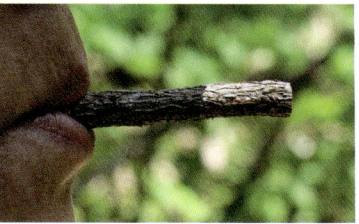
▲ 줄기 속에 구멍이 있어서 빨대처럼 바람이 통한다.

채취 및 건조 으름덩굴의 줄기(목통)는 9월경에 채취해서 겉껍질을 벗기고 말려서 약으로 사용한다. 줄기의 껍질만 사용한다면 봄에 채취해야 하지만, 목통은 목심(木心)을 포함한 줄기 전체를 사용하기 때문에 9월에 채취한다.

약초 이야기 사람에게 흔한 질병을 치료하는 약초는 사람이 거주하는 곳 주변에서 쉽게 구할 수 있다. 아마도 신(神)이 세상을 만들었을 때 처음부터 그렇게 계획했다는 생각이 든다. 으름덩굴도 그러한 약초인데, 높은 산을 오르거나 컴컴한 숲속으로 들어갈 필요 없이 햇볕이 잘 드는 낮은 산비탈과 계곡 주변에서 흔히 볼 수 있다.

물을 좋아하는 으름덩굴은 무더운 여름철에 땅에서 수분을 빨아들여 대기의 습도를 높이는 데 기여한다. 대기의 습도가 높아지면 이윽고 구름이 만들어져서 메마른 땅에 비가 쏟아지고 산야에 자라는 풀과 나무는 갈증을 해결한다. 이렇듯 으름덩굴은 자연의 대순환, 특히 물의 대순환에 참여하고 있다. 그래서일까, 으름덩굴의 약효는 물과 관련이 있다.

으름덩굴은 몸속에서 물이 통과하는 길이 막혔을 때 사용한다. 신장, 방광, 요도에 염증이 생기면 소변이 원활하게 나오지 않고 출혈이 생길 수 있는데, 이럴 때 으름덩굴은 염증을 없애 소변길을 뚫어준다. 방광염과 요도염은 흔한 질병이지만 옛날에는 치료하는 것이 여의치 않았을 터, 신(神)은 햇볕이 잘 들고 도랑이 있는 집 주변에 으름덩굴을 자라게 하여 사람들의 민망한 고통을 달래주었다.

목통의 효능

○ 방광염과 요도염을 치료한다

목통은 소염작용과 이뇨작용이 뛰어난 약초이다. 따라서 비뇨기의 염증성 질환에 자주 활용된다. 방광염과 요도염에 사용하는 경우가 많은데 치자와 함께 사용하면 효과가 더 좋다. 예

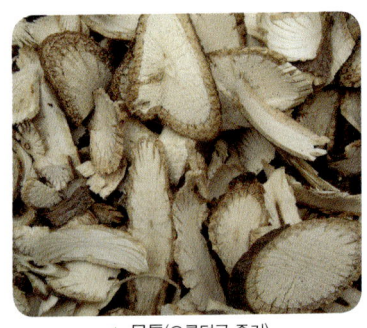

▲ 목통(으름덩굴 줄기)

를 들어 목통 20g, 치자 10g이 하루 분량이며, 물 1L에 이들 약초를 넣고 1시간 정도 중불로 달여서 두 번에 나누어 복용하면 된다.

○ 요로결석을 치료한다

이뇨작용이 뛰어난 목통은 요로결석을 치료하는 데에 자주 활용된다. 금전초, 구맥과 함께 사용하면 좋은데, 예를 들어 목

통 20g, 금전초 10g, 구맥 10g이 하루 분량이다. 물 1L에 이들 약초를 넣고 중불로 1시간 정도 달여서 두 번에 나누어 복용하면 된다.

○ 산모의 모유량을 증가시킨다

목통은 산후에 젖이 적게 나오거나 전혀 나오지 않을 때 사용한다. 단, 몸이 허약한 산모에게는 주의해서 사용해야 하는데, 이유는 목통이 비교적 강한 이뇨작용을 지니고 있기 때문이다. 소변으로 수분만 나가는 것이 아니라 체열(體熱)도 함께 빠져나가기 때문에 몸이 약하고 추위를 타는 사람에게 목통을 과량 사용하는 것이 좋지 않다는 뜻이다. 모유량을 증가시킬 때는 보통 황기, 백출과 함께 사용하면 좋다. 예를 들어 목통 20g, 황기 30g, 백출 20g이 하루 분량이며, 물 1.5L에 이들 약초를 넣고 중불로 1~2시간 달여서 두 번에 나누어 복용하면 된다.

활용법 및 참고사항

- 목통의 1회 복용량은 건조된 것으로 4~12g이다. 달여서 복용해도 되고, 가루 내어 분말이나 환을 만들어 복용해도 된다.
- 목통은 어린아이의 아구창을 비롯하여 입안에 염증이 생겼을 때 치자, 황련 등과 함께 복용하면 신속한 효과를 얻을 수 있다.
- 목통은 인후나 성대가 부어서 목소리가 나오지 않을 때, 급성결막염과 외이도염이 있을 때 효능이 유사한 다른 약초와 함께 사용하면 좋다.
- 으름덩굴의 열매를 예지자(預知子)라고 한다. 《동의보감》에서는 예지자를 늘 먹는 것이 좋다고 하였으며, 속을 시원하게 하고 갈증을 멎게 하는 효능과 위열(胃熱)과 반위증(反胃症)을 치료하는 효능이 있다고 하였다. 여기서 위열과 반위증은 지금의 위염에 해당한다.
- 《동의보감》에 의하면 으름덩굴의 뿌리는 영류(癭瘤)를 치료하는 효능이 있다. 영류는 지금의 갑상선질환이다.

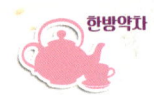

으름덩굴차

색은 갈색이고, **맛**은 약간 쓰고 달다.

| 채취 방법 | 9월경에 줄기를 채취한다.

| 만드는 방법 |

① 채취한 줄기를 깨끗하게 세척한다.

② 줄기를 0.5cm 정도로 잘게 자른다.

③ 적당량의 소금, 감초, 대추를 넣고 물을 끓인다. 김이 올라오면 면포를 깐 찜망에 줄기를 올려놓고 2~3분 정도 증제(蒸製)한다.

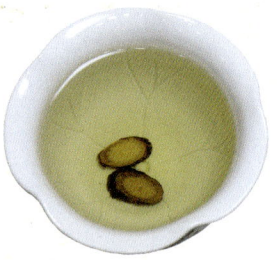

④ 증제가 끝나면 줄기를 신속하게 식히면서 수분을 제거한다.

⑤ 증제한 줄기를 10~12시간 정도 음건(陰乾)[1]한다.

⑥ 건조[2]된 줄기를 직화(저온)로 덖은 후에 식힌다.

⑦ 위의 과정이 끝나면 다시 직화(고온)로 덖은 후에 식힌다.

⑧ 완전 건조[3]된 으름덩굴 줄기를 숙성시키고 습기를 확인한 후에 병에 넣어 보관한다.

| 음용법 |

① 90~100℃의 뜨거운 물을 찻잔에 붓는다.

② 제다(製茶)한 으름덩굴 줄기를 3~5분 정도 우린다.

③ 처음 우린 찻물은 가볍게 헹구어 버리고, 이후부터 연속해서 두세 번 우려 마시면 좋다.

---

[1] 바람이 잘 통하는 음지에서 자연 건조하는 것을 말한다.
[2] 손으로 만졌을 때 마른 느낌이다.
[3] 손으로 만졌을 때 바삭한 느낌이다.

치자 梔子

치자나무의 꽃은 음력 6~7월에 피는데 술잔처럼 생겼다. 그래서 '술잔이 달린 나무'라고 하여 '치'(梔, 바닥이 둥근 술잔) 자를 써서 치자(梔子)라고 했다. 치자나무의 흰색 꽃이 필 무렵에 그 옆을 거닐면 향긋한 꽃내음에 취할 정도로 향기가 진하다. 어릴 적 고추밭 경계에 길게 치자나무가 있었는데, 열매가 익으면 따다가 부침개를 노랗게 물들이는 재료로 이용했었다. 요즘에도 치자는 식재료나 섬유를 염색하는 용도로 사용된다.

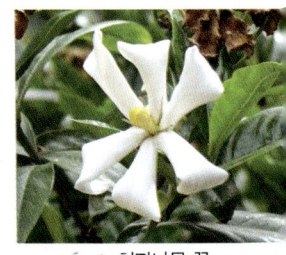
▲ 치자나무 꽃

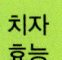 **치자 효능**

• 방광염과 요도염을 치료한다

치자는 임증(淋症)에 사용하는 대표적인 약초이다. 임(淋)은 '방울방울 떨어진다.'는 의미가 있다. 즉, 임증은 요로(尿路)에 감염증이 있거나 결석 또는 전립선의 염증 때문에 소변이 잘 나오지 않고, 나올 때 통증이 나타나는 증상을 포괄하는 한의학 용어이다. 따라서 방광염과 요도염이 있을 때 목통과 치자를 함께 사용하면 효과가 좋다.

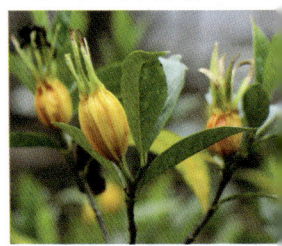
▲ 치자나무 열매

• 가슴이 답답한 증상을 치료한다

치자는 화병과 과도한 스트레스로 인하여 가슴속에 열이 나고 답답한 증상이 있을 때 사용한다. 이러한 증상을 번열(煩熱)이라고 하는데, 몸에 체액이 부족해지고 혈액이 고갈되었을 때 나타난다. 열감기로 땀을 과도하게 흘려 체액이 부족해졌을 때 번열이 생기고, 화병으로 혈액과 체액이 말랐을 때도 번열이 생긴다. 《동의보감》에 의하면 치자를 다음과 같은 증상에 사용하였다. '감기에 걸렸을 때 오진(誤診)으로 설사하는 약을 사용하여 심번(心煩)이 생겼을 때, 또는 감기가 나은 이후 노역(勞役)을 한 결과 다시 감기에 걸려 번열(煩熱)이 있을 때 치자를 사용한다.'

• 간염과 황달을 치료한다

치자는 담즙분비를 촉진하는 효능이 있어 황달과 간염에 사용한다. 이는 실험적으로 증명되었고, 《동의보감》에서도 '치자는 황달(黃疸), 곡달(穀疸), 주달(酒疸), 여로달(女勞疸), 흑달(黑疸) 등 다섯 가지 황달을 치료한다.'고 하였다.

만성 비뇨기질환을 치료하는
복령

- **식물 이름** : 구멍장이버섯과에 속한 진균(眞菌)인 **복령**
- **사용 부위** : 균핵(菌核)
- **약초 이름** : 복령(茯苓)
- **맛과 성질** : 맛은 담담하고 약간의 점액성이 있다. 성질은 평(平)하다.

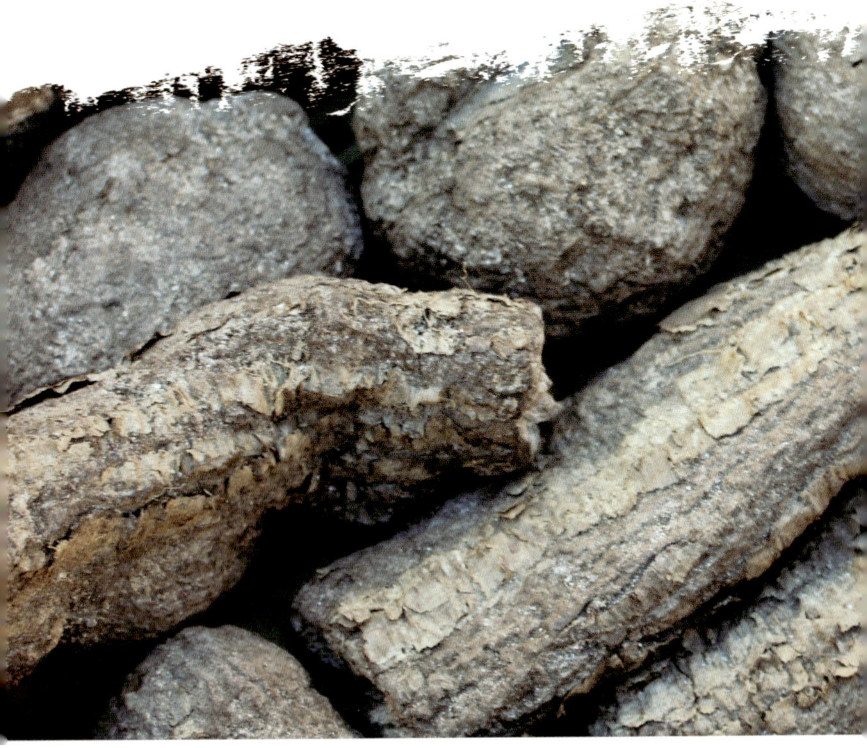

자생지 및 생태 복령은 소나무 뿌리에 혹처럼 붙어 기생하는 균체(菌體)이다. 소나무를 벌목한 이후 3~6년이 지난 뒤에 소나무 뿌리에서 형성되는데, 시간이 지나면 자연스럽게 사라진다. 옛 문헌에는 소나무의 신령스러운 기운이 땅속으로 스며들어서 복령이 생긴다고 하였는데, 소나무 뿌리에서 영양분을 흡수하며 살아가는 존재이므로 소나무의 신령스러운 기운(약효)이 어느 정도 복령으로 전달된다. 예를 들어 소나무의 꽃가루와 잎, 뿌리는 모두 몸에 기운을 더해주고 장수(長壽)하게 하는 효능이 있는데, 복령에도 이와 같은 약효가 있다. 복령의 크기와 형태는 일정하지 않으나 대개 10~30cm 정도의 공 모양 또는 타원형이며, 무게는 50g에서 10kg까지 다양하다. 표면은 적갈색 또는 흑갈색이고 거칠다.

채취 및 건조 재배하는 복령은 일반적으로 균사체를 접종한 이후 2~3년 뒤에 채취하는데, 입추가 지난 뒤에 채취해야 품질

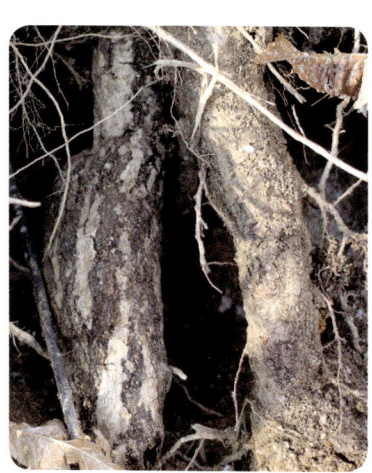
▲ 복령(좌)과 소나무 뿌리(우)

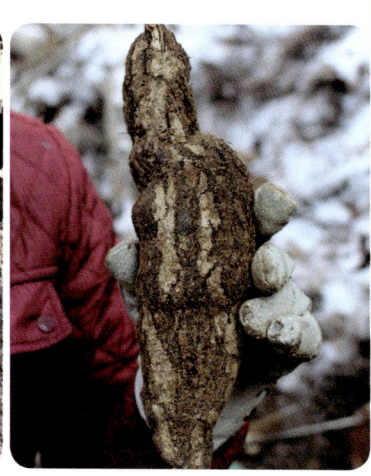
▲ 복령(채취)

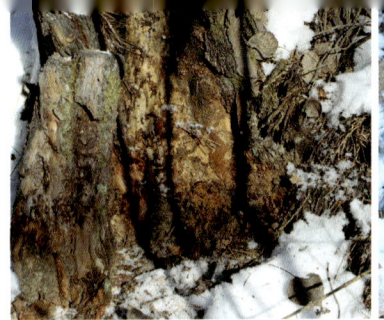
▲ 충분히 썩지 않은 그루터기 주변의 소나무 뿌리에는 복령이 아직 달리지 않는다.

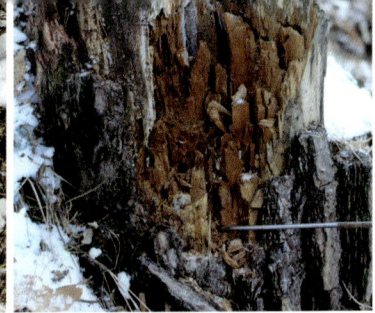
▲ 충분히 썩은 그루터기 주변의 소나무 뿌리에는 복령이 달려 있다.

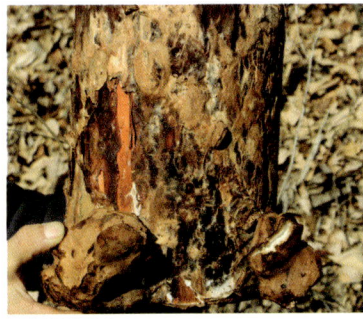
▲ 복령(재배)

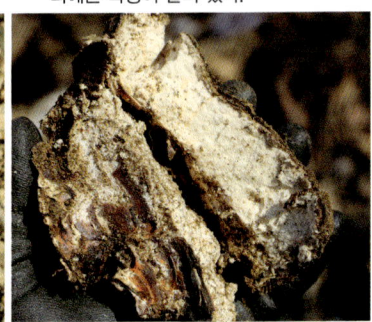
▲ 복령(절단)

이 좋다. 야생 복령은 보통 7월에서 다음 해 3월 사이에 채취하는데, 소나무 그루터기 주변을 쇠꼬챙이로 찔러가면서 찾아낸다. 사방으로 뻗어 있는 소나무 뿌리 중에서도 동쪽으로 뻗은 뿌리 주변을 탐색하면 비교적 쉽게 찾을 수 있다. 또한 비탈지고 햇볕이 잘 드는 곳에서 자랐던 소나무의 그루터기 주변에서 잘 보인다. 채취한 복령의 껍질을 벗기고 말린 뒤에 약으로 사용한다.

약초 이야기 필자가 살았던 시골에서는 아궁이에 불을 지펴서 밥을 했었다. 당시 아궁이에 불을 지피는 당번은 어린 필자였고, 불을 지피기 위한 불쏘시개는 '솔가지'였다. 시골에서는 소나무 가지를 솔가지라고 했는데, '솔'은 소나무를 일컫는 순우

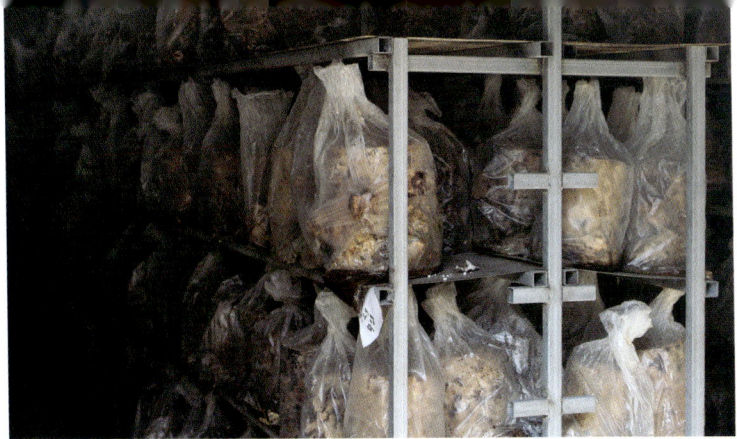
▲ 온실에서 복령을 재배하는 모습

리말이며 으뜸이라는 의미가 담겨 있다. 소나무는 사람에게 주는 것이 많아서 으뜸이다. 송지(松脂)는 피부병을 치료하고 상처가 난 피부에 새살을 돋게 한다. 송화(松花) 또한 피부가 헐고 진물이 나는 것을 치료하고 출혈을 멎게 한다. 송절(松節, 소나무 가지가 갈라지는 마디)은 근육통과 관절통을 치료하고, 송엽(松葉)은 혈액순환을 촉진하고 발모(發毛)시키는 효능이 있다. 소나무의 속껍질은 새살을 돋게 하며, 소나무 뿌리의 속껍질은 몸에 기운을 더해주고 배고픔을 멎게 한다. 솔방울은 만성기관지염에 쓰이며, 송연묵(松煙墨, 소나무 그을음으로 만든 먹)은 베인 상처를 잘 아물게 하고 출혈을 멎게 한다.

자신의 모든 것을 약으로 주는 소나무가 비장의 무기처럼 꼭꼭 숨겨 놓은 것이 있는데, 바로 복령이다. 복(茯)은 '잠복하다[伏]'는 뜻이고, 령(苓)은 '신령스럽다[靈]'는 뜻이다. 복령은 땅속에 있는 소나무 뿌리에 붙어서 자라기 때문에 지상에서는 볼 수 없다. 따라서 경험이 없는 사람이 복령을 찾기란 무척 어렵다. 복령은 소나무의 정기(精氣)를 취하면서 자라므로 몸을 튼튼하게 하고 염증을 없애는 효능을 지닌다. 또한 소나무 숲에 누우면 마음이 편안해지는 것처럼 복령은 복잡한 생각으로 엉킨 뇌 신경을 안정시킨다.

복령의 효능

○ 신장염과 방광염을 치료한다

복령은 가벼운 이뇨작용이 있어 비뇨기의 염증성 질환을 치료하는 데 사용된다. 특히 몸을 보(補)하는 효능이 있어 만성신장염, 만성 방광염에 보다 적합하다. 《동의보감》에는 복령을 장

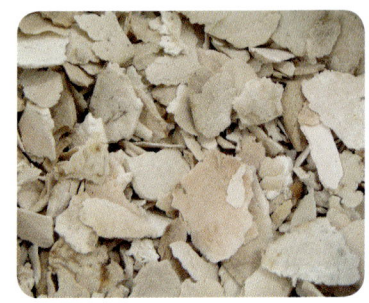
▲ 복령(복령 균핵)

기간 복용했을 경우 '오래 살고 늙지 않으며 얼굴이 어린아이처럼 팽팽해진다.'는 말이 나온다. 따라서 몸이 약하거나 비뇨기의 만성적인 염증질환이 있을 때 황기, 백출 등의 보약과 함께 복령을 장기간 복용할 필요가 있다.

○ 위장을 튼튼하게 한다

복령은 위장을 튼튼하게 하는 효능이 있다. 특히 대변이 항상 묽게 나오거나 설사를 자주 하는 경우에 사용하면 좋다. 의서(醫書)에는 복령을 복용하면 '장(腸)이 힘줄처럼 튼튼해진다.'는 표현이 있어 위장이 약한 사람에게 사용했음을 알 수 있다. 또한 복령은 몸을 보(補)하는 효능이 있어서 인삼, 백출, 감초 등 보약과 함께 사용하면 약한 위장을 튼튼하게 하는 효능을 보다 강화할 수 있다. 예를 들어 복령 8g, 인삼 8g, 백출 8g, 감초 8g이 하루 분량이며, 물 1.5L에 이들 약초를 넣고 중불로

1~2시간 달여서 두 번에 나누어 복용하면 된다.

○ 신경을 안정시키고 건망증을 치료한다

신경을 안정시키는 복령의 효능에 대하여 의서(醫書)에서 다음과 같이 표현하고 있다. '복령은 근심하거나 화내거나 놀란 것을 치료하고, 두려운 듯 두근거리는 것을 치료한다.' 복령은 불면증을 치료하는 데도 효과가 있는데 인삼, 용안육, 산조인과 함께 복용하면 좋다. 또한 건망증에는 석창포, 원지와 함께 사용하면 좋다.

활용법 및 참고사항

- 복령의 1회 복용량은 10~15g이다. 달여서 복용해도 되고, 가루 내어 분말이나 환을 만들어 복용해도 된다.
- 복령을 물에 달여서 차나 음료로 마시면 맛이 구수하고 몸에도 좋다.
- 《동의보감》에는 복령으로 만든 떡이 다음과 같이 소개되어 있다. '보릿가루(또는 밀가루) 600g과 복령가루 160g을 생우유로 반죽해서 떡을 만들어 먹는다.' 이 방법은 흉년에 곡식이 부족할 때 식량을 대신하기 위한 것으로 배고픔을 달래는 효과가 아주 좋다고 하였다.
- 《동의보감》에는 복령으로 만든 전병도 소개되어 있다. '복령가루 160g과 밀가루 80g을 물로 반죽하고 황랍(기름 대신에 사용)에 지져서 전병을 만들어 배가 부르게 한 번 먹으면 밥을 먹지 않아도 된다.' 이 방법 또한 슬기롭게 흉년을 나기 위한 것으로 영양이 과잉되어 있는 현대인에게 적용하면 질병을 치료하는 데 도움이 된다.
- 다른 의서(醫書)에는 복령죽이 소개되어 있는데, 방법은 다음과 같다. '쌀로 죽을 쑤는데 반쯤 익으면 복령가루를 넣고 잘 섞어서 끓여 완전히 익혀서 공복에 먹는다.' 이처럼 복령은 아주 좋은 약이면서 음식으로 활용할 수 있는 좋은 식재료이다.
- 강원도 지방에서는 겨울에 복령을 캐서 밀가루와 섞어 수제비를 만들어 먹었다고 한다.
- 삼계탕에 복령을 넣는 방법도 있다. 닭 한 마리에 복령 40g과 산사 40g을 넣고 끓이면 되는데, 이렇게 하면 맛도 좋고 지방을 분해하는 산사의 효능까지 더해진다.

복령차

색은 연한 미색이고, **맛**은 담백하다.

| 채취 방법 | 7월부터 이듬해 3월 사이에 소나무 그루터기 주변을 쇠꼬챙이로 찔러가면서 찾아낸다.

| 만드는 방법 |

① 채취한 복령을 깨끗하게 세척한다.

② 복령의 겉껍질을 벗기고 얇게 저민다. 두껍게 저미면 부서지기 쉽다.

③ 적당량의 소금, 감초, 대추를 넣고 물을 끓인다. 김이 올라오면 면포를 깐 찜망에 복령을 올려놓고 2분 정도 증제(蒸製)한다.

④ 증제가 끝나면 복령을 신속하게 식힌다.

⑤ 증제한 복령을 8~10시간 정도 음건(陰乾)[1]한다.

⑥ 건조[2]된 복령을 직화(저온)로 덖은 후에 식힌다.

⑦ 위의 과정이 끝나면 다시 직화(고온)로 덖은 후에 식힌다.

⑧ 완전 건조[3]된 복령을 숙성시키고 습기를 확인한 후에 병에 넣어 보관한다.

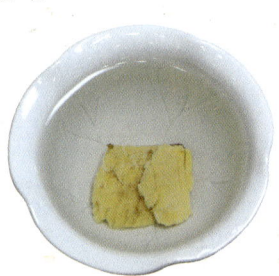

| 음용법 |

① 90~100℃의 뜨거운 물을 찻잔에 붓는다.

② 제다(製茶)한 복령을 3~5분 정도 우린다.

③ 처음 우린 찻물은 가볍게 헹구어 버리고, 이후부터 연속해서 두세 번 우려 마시면 좋다.

1_ 바람이 잘 통하는 음지에서 자연 건조하는 것을 말한다.
2_ 손으로 만졌을 때 마른 느낌이다.
3_ 손으로 만졌을 때 바삭한 느낌이다.

요실금을 치료하는
산수유

- **식물 이름** : 층층나무과에 속한 낙엽교목인 **산수유**
- **사용 부위** : 성숙한 열매의 과육
- **약초 이름** : 산수유(山茱萸)
- **맛과 성질** : 맛은 떫으면서 신맛이 강하고, 성질은 따뜻한 편이다.

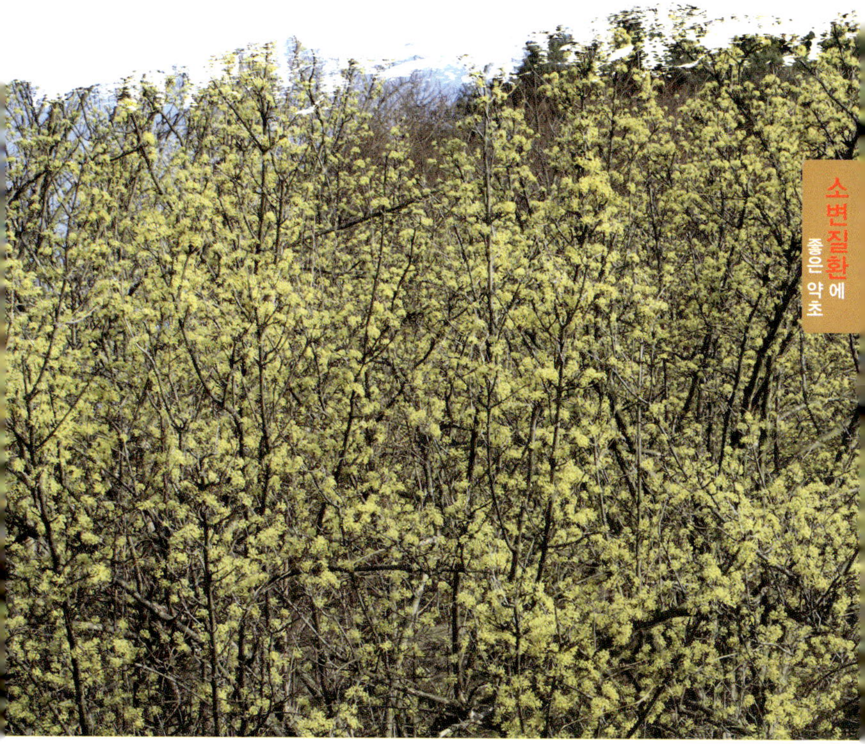

소변질환에 좋은 약초

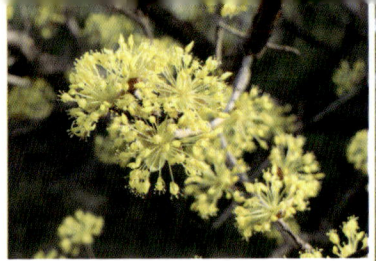

▲ 산수유 꽃

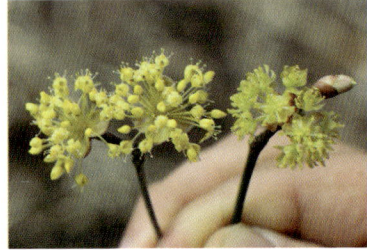

▲ 산수유 꽃(좌)과 생강나무 꽃(우)

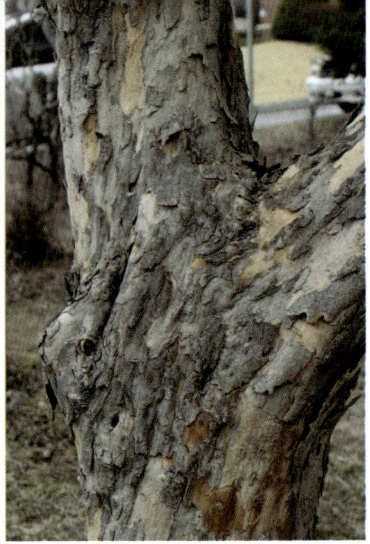

▲ 산수유 나무껍질

자생지 및 생태 산수유는 중국에서 들여온 것으로 알려졌으나 1970년에 광릉 지역에서 자생지가 발견되어 우리나라 자생종임이 밝혀진 약용수이다. 산수유는 산골짜기에 얼음이 풀리는 3월 중순경에 화사한 황금색 꽃을 피우고, 가을에 붉은 열매가 익어 겨울 내내 붙어 있기 때문에 관상수로도 인기가 좋다. 산수유는 서북풍이 막힌 양지바른 곳에서 잘 자라기 때문에 높은 산보다는 인가 주변의 낮은 산에서 볼 수 있다. 비슷한 시기에 황금색 꽃을 피우는 생강나무와 혼동하는 경우가 있는데, 낮은 산에서 주로 볼 수 있는 산수유와 달리 생강나무는 높은 산에서도 볼 수 있어 구분이 된다. 또한 나무껍질이 불규칙하게 벗겨지는 산수유와 달리 생강나무의 껍질은 기름을 바른 것처럼 매끈하다.

채취 및 건조 열매를 사용하는 약초는 가을에 열매가 완전히 성숙했을 때 채취한다. 너무 일찍 채취하면 약의 기운(氣運)이

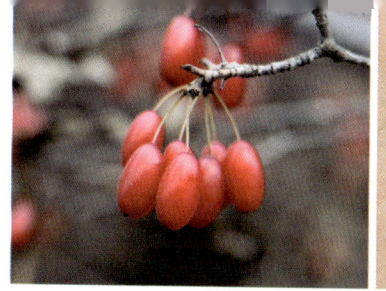
▲ 산수유 열매

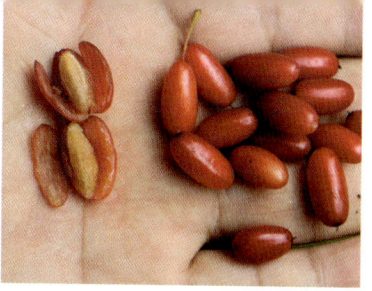
▲ 산수유를 약으로 사용할 때는 씨앗을 빼고 과육만을 사용한다.

열매에 온전하지 않기 때문이다. 산수유는 10~11월에 열매가 익어서 붉은색으로 변했을 때 채취한다. 채취한 열매에 열을 가해서 씨앗을 제거한 후 과육(果肉)만을 취해 햇볕에 말려서 약으로 사용한다.

약초 이야기 나른한 봄날 구례군 산동면으로 발걸음을 옮긴다. 산수유 꽃을 카메라에 담기 위해서다. 산동면에는 11만 그루가 넘는 산수유가 있다. 우리나라 최대 산수유 생산지인 이곳은 산수유 꽃망울이 터지기 시작하는 3월 중순부터 4월 초순까지 마을마다 노란 물결로 뒤덮인다. 산동(山洞)면은 '산동네'라는 의미이다. 지리산 노고단 아래에 자리 잡고 있는 이곳은 산비탈에서 잘 자라는 산수유가 살기 좋은 환경을 갖추었다.
그 옛날 산동면 처녀들은 며느릿감으로 상종가(上終價)였다. 얼굴을 보지 않고도 데려갈 정도였다고 하니 무슨 말이 필요할까. 그런데 그 이유가 산수유 때문이라고 하니 흥미롭다. 붉게 익은 산수유를 약으로 사용할 때는 씨앗을 빼야 하는데, 옛날에는 산동면 처녀들이 입으로 씨앗을 빼내었다. 그래서 산동면 처녀들은 매년 산수유를 먹을 수밖에 없었다. 산수유는 생식기능을 강화하여 임신과 출산에 긍정적인 영향을 주는데, 아마도 이것이 며느릿감으로 인기가 있었던 이유일 것이다.

모 식품회사의 광고 때문인지 산수유를 남자에게만 좋은 약으로 알고 있는 사람들이 많다. 하지만 산수유는 남녀에게 모두 좋다. 특히 근육의 탄력(彈力)이 떨어지는 중년 이후에는 자주 복용하는 것이 좋다. 신맛과 떫은맛이 강한 산수유는 약해진 근육의 탄력성을 회복시키는 데 도움이 되기 때문이다.

산수유의 효능

○ 요실금을 치료한다

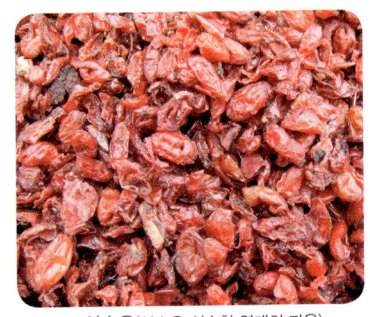
▲ 산수유(산수유 성숙한 열매의 과육)

한의학에서는 산수유를 수삽약(收澁藥)으로 분류한다. 이는 비정상적으로 배출되는 소변을 막는 약이라는 뜻이다. 따라서 산수유는 요실금이 있을 때 가장 먼저 복용해야 하는 약초이다. 《동의보감》에서도 '소변이 술술 자주 나오는 것을 멎게 해준다. 또한 노인의 오줌이 아무 때나 나오는 것을 치료한다.'고 하여 예로부터 요실금이 있을 때 산수유를 자주 사용했음을 알 수 있다. 요실금에는 황기, 두충, 계피와 함께 사용하면 좋은데, 예를 들어 산수유 15g, 황기 30g, 두충 30g, 계피 10g이 하루 분량이다. 물 1.5L에 이들 약초를 넣고 중불로 1~2시간 달여서 두 번에 나누어 복용하면 된다.

○ 남녀의 정력을 강화한다

산수유에는 사포닌 등 다양한 영양소가 포함되어 있어 예로부터 자양강장제(滋養强壯劑)로 사용되었다. 풍부한 영양소와 조직을 수축시키는 강한 신맛은 정력을 강화하는 데 도움을 주는데, 《동의보감》에서는 산수유의 효능을 다음과 같이 설명한다. '신기(腎氣)를 보하여 발기(勃起)시키며, 음경(陰莖)을 단단하고 길어지게 한다.' 정력을 강화할 목적으로 산수유를 복용할 때는 토사자, 두충, 숙지황 등과 함께 복용하는 것이 좋다.

○ 허리와 무릎이 시큰거리고 아픈 증상을 치료한다

허리와 무릎에 통증이 있을 때 산수유를 보조약으로 사용한다. 한의대 교과서에서 산수유의 효능을 설명할 때 '요슬산통(腰膝酸痛)'이라는 말을 사용하는데, 이는 허리와 무릎이 시큰거리고 아플 때 산수유를 사용한다는 뜻이다. 이 경우 두충, 우슬과 함께 사용하면 좋은데, 예를 들어 산수유 10g, 두충 30g, 우슬 15g이 하루 분량이며, 물 1.5L에 이들 약초를 넣고 중불로 1~2시간 달여서 두 번에 나누어 복용하면 된다.

활용법 및 참고사항

- 산수유의 1회 복용량은 건조된 것으로 8~16g이다. 달여서 복용해도 되고, 가루 내어 분말이나 환을 만들어 복용해도 된다.
- 산수유의 씨앗을 제거하고 사용하는데, 이는 씨앗이 정반대의 효능을 나타내기 때문이다. 《동의보감》에서 산수유의 씨앗은 '정(精)을 미끄러져 나가게 하기 때문에 제거한다.'고 하였다.
- 강정을 만들 때 산수유를 넣으면 새콤한 맛을 즐길 수 있고, 요실금과 관절통을 치료하는 데 도움이 된다.
- 산수유를 단독으로 물에 달이면 신맛이 강하다. 따라서 신맛을 좋아하지 않는 사람은 분말로 복용하거나 꿀로 반죽해서 환을 만들어 복용하는 것이 좋다.
- 몸이 허약해지면서 이명(耳鳴)이 생겼을 때도 산수유를 복용하면 좋다. 의서(醫書)에서도 '산수유는 신(腎)이 허(虛)하여 생긴 귀울림을 멎게 한다.'고 하였다.
- 산수유는 간에도 좋은 약초이다. 신맛을 지닌 약초는 대체로 간기능에 도움이 되는데, 산수유는 유기산 등을 다량 함유하고 있어 간기능을 강화하는 데 도움이 된다. 이는 산수유가 피로감을 감소시키는 이유이며, 산수유가 많이 들어가는 공진단(360쪽 참조)이 간에 좋은 처방으로 분류되는 이유이기도 하다.

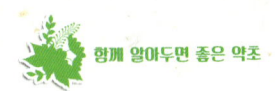

오미자 五味子

단맛, 신맛, 쓴맛, 짠맛, 매운맛의 다섯 가지 맛[五味]이 느껴진다고 해서 오미자라고 하였다. 과육에서는 단맛과 신맛, 씨에서는 매운맛과 쓴맛, 짠맛이 나며, 전체적인 맛은 신맛이다. 주의할 점은 오미자는 씨앗에 유효 성분이 많으므로 탕약에 넣을 때는 절구로 빻아서 달이는 것이 좋다. 그리고 오미자를 한 번에 너무 많이 복용하면 위장에 좋지 않기 때문에 다른 약초와 함께 사용해야 한다.

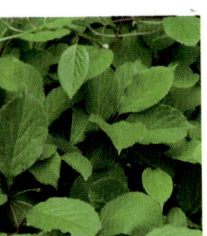

▲ 오미자 잎

오미자 효능

• 노인의 만성기침을 치료한다

오미자는 기침을 멎게 하는 효능이 좋다. 특히 노인의 만성기침에 오미자를 사용하면 효과적이다. 나이가 들었다는 것은 세포와 조직의 기능이 저하되었다는 뜻이므로 수축시킬 필요가 있는데, 오미자는 기관지와 폐의 수축을 도와 노인의 만성기침을 치료하는 데 요긴하게 사용된다.

• 땀을 멎게 한다

오미자는 땀을 멎게 하는 효능이 있다. 몸에 열이 많아서 나는 아이들의 땀에는 적합하지 않고, 몸이 허약해져서 헛땀과 식은땀이 나는 경우에 효과가 좋다. 오미자의 신맛이 조직을 수축시켜 땀의 배출을 막기 때문이다.

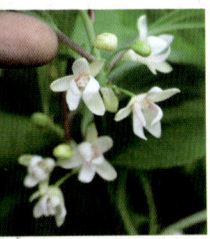

▲ 오미자 꽃

• 요실금 및 대하증을 치료한다

오미자는 소변을 자주 보는 증상과 요실금, 그리고 여성의 대하증(帶下症)을 치료한다. 이러한 효능 또한 오미자의 신맛이 조직을 수축시켜 비정상적으로 배출되는 것을 막아주기 때문이다.

• 만성피로를 개선한다

오미자는 질병이나 스트레스로 인하여 간음(肝陰)이 부족해진 경우에 사용한다. 간음은 간의 정상적인 기능에 필요한 물질을 의미한다. 따라서 간음(肝陰)이 부족해지면 만성피로, 간수치 상승, 눈 피로감 등이 나타나는데, 이럴 때 오미자를 복용하면 효과가 좋다.

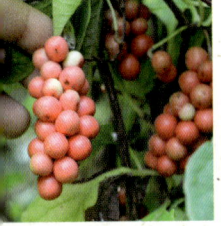

▲ 오미자 열매

유튜브(youtube) 동영상 강의

질염을 치료하는
고삼

- **식물 이름** : 콩과에 속한 다년생 식물인 **고삼**
- **사용 부위** : 뿌리
- **약초 이름** : 고삼(苦蔘)
- **맛과 성질** : 맛은 쓰고 성질은 차갑다.

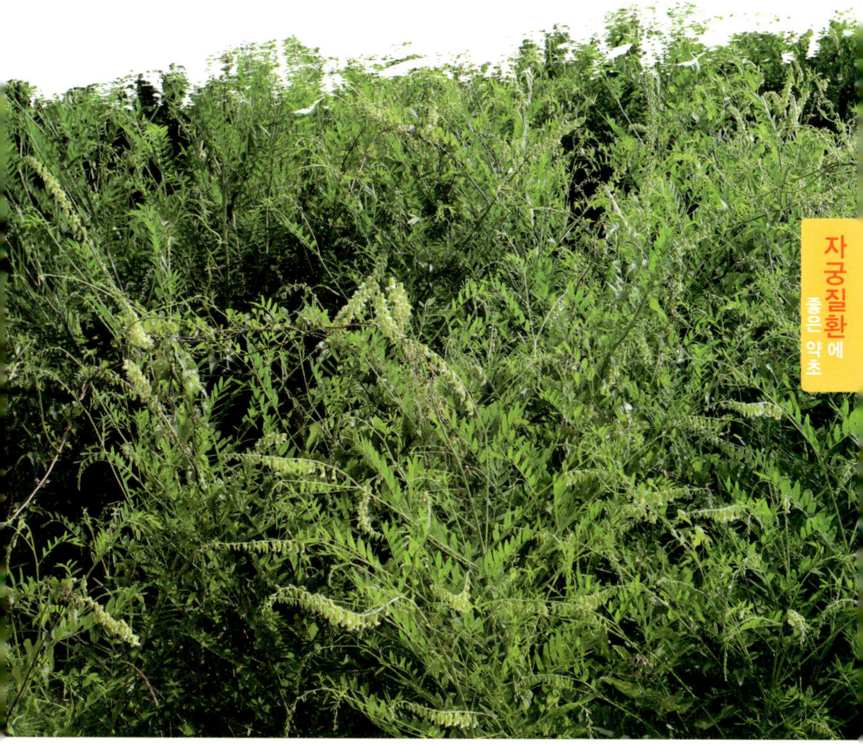

자궁질환에 좋은 약초

> **자생지 및 생태** 고삼은 우리나라 전역의 산과 들에서 자라기 때문에 비교적 쉽게 볼 수 있다. 특히 강가나 산비탈의 메마른 자갈땅 등 햇볕이 좋은 곳에서 잘 자란다. 고삼의 줄기와 잎은 녹색이고 보통 높이 80~100cm 정도로 자라지만 큰 것은 150cm 이상 자라는 것도 있다. 꽃은 6~8월에 피는데, 같은 콩과 식물인 아까시나무와 황기의 꽃처럼 긴 꽃차례에 여러 개의 꽃이 달리는 특징이 있다. 그리고 콩처럼 꼬투리 안에 작은 염주처럼 생긴 씨앗이 여러 개 들어 있는데 9~10월에 익는다. 황갈색의 고삼 뿌리는 땅속 깊이 뻗기 때문에 호미처럼 작은 농기구로는 캘 수 없다.

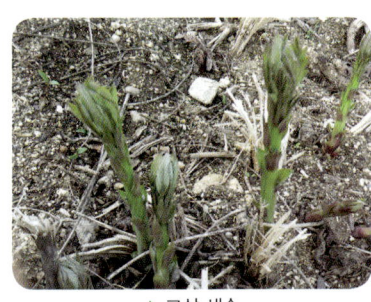

▲ 고삼 새순   ▲ 고삼 꽃

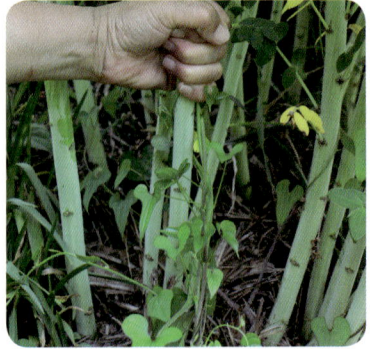
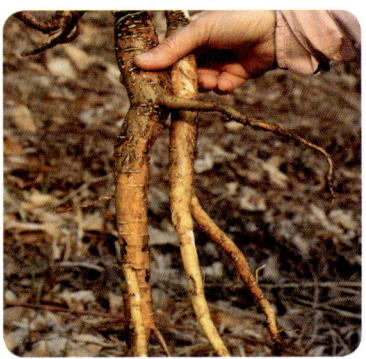

▲ 고삼 줄기   ▲ 고삼 뿌리(야생)

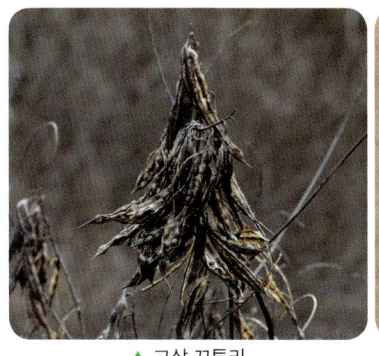
▲ 고삼 꼬투리

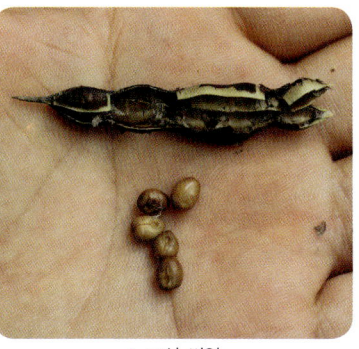
▲ 고삼 씨앗

채취 및 건조   뿌리를 사용하는 약초는 약의 기운(氣運)이 뿌리에 충만해졌을 때 채취해야 하므로 보통은 가을에 채취하지만, 시기를 놓쳤다면 잎이 나기 전 이른 봄에 채취한다. 고삼은 봄과 가을에 채취하는데, 가을철 잎이 시든 이후에 채취한 것의 품질이 좋다. 뿌리를 캐내어 뿌리의 머리 부분과 잔뿌리를 제거하고 흙을 깨끗이 씻어낸 다음 햇볕에 말려 사용한다.

약초 이야기   어린 시절을 떠올리면 절로 웃음이 나오는 것들이 참 많은데, 초등학교에서 나누어 주었던 변봉투(便封套)라는 것도 그중 하나이다. 몸속에 회충이 있는지 검사하기 위해 대변을 조금씩 가져오게 하였는데, 대변을 담아 갔던 봉투가 변봉투였다. 옛날에는 재래식 변소에 모아둔 인분(人糞)을 밭에 뿌려서 채소를 키웠기 때문에 사람들 몸속에 회충이 많았고, 그것이 학생들에게 변봉투를 나누어 준 이유였다.

재래식 변소에는 구더기가 많았다. 구더기는 파리의 유충으로 빨리 없애는 것이 상책이었는데, 아버지는 구더기를 없애기 위해 필자에게 할미꽃 뿌리를 뽑아다가 변소에 넣으라고 했었다.

할미꽃 뿌리가 구더기를 죽이는 역할을 했기 때문이다. 그리고 고삼의 뿌리도 구더기를 없애는 데 효과가 아주 좋았다. 실제로 고삼의 뿌리는 살균력이 좋아서 구더기뿐 아니라 다양한 균을 죽이는 효능이 뛰어나다. 이러한 효능 때문인지 최근에는 고삼을 기반으로 한 천연 농약이 만들어져 사용되고 있다. 고삼의 살균력을 의서(醫書)에서는 '벌레를 죽여 가려움증을 없애준다.'는 말로 표현하고 있다.

이처럼 고삼의 강력한 살균력은 피부의 가려움증과 남녀의 음부에 생긴 가려움증을 없애는 데 효과를 발휘한다. 또한 쓴맛이 강한 고삼은 염증을 가라앉히는 효능이 좋아서 요로감염, 장염, 위염, 기관지염 등을 치료할 때도 활용된다.

고삼의 효능

○ 질염을 치료한다

고삼은 살충효과가 좋은 약초이다. 특히 트리코모나스균에 의한 질염에 사용하면 효과가 좋다. 의서에도 고삼은 '충(蟲)을 죽인다.'는 표현이 있고, 음부(陰部)가 붓는 것과 가려운 것에 효

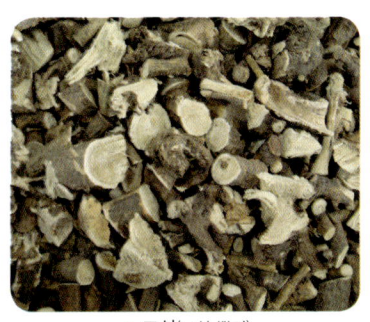
▲ 고삼(고삼 뿌리)

과적이라는 말이 나온다. 고삼을 질염에 사용할 때는 달여서 세척제로 사용하는 것이 좋은데, 고삼 40g에 익모초 20g, 백반 12g을 넣고 달여서 7일 정도 계속해서 음부에 뿌리면 된다. 또는 고삼 40g을 달인 물로 좌욕을 해도 효과가 좋다.

○ 피부염 및 가려움증을 치료한다

고삼은 습진과 가려움증에 효과가 좋다. 의서(醫書)에도 고삼은 '문둥병과 악창(惡瘡)을 치료하고 벌레를 죽여 가려움증을 없애준다.'는 표현이 있다. 고삼 80g, 사상자 40g을 진하게 달여서 해당 부위를 자주 씻으면 되는데, 장기간 사용해도 부작용이 없어서 좋다.

○ 치질 및 항문 가려움증을 치료한다

치질 때문에 항문에 통증이 있을 때, 또는 치질과 관계없이 항문에 가려움증이 생겼을 때 고삼을 진하게 달여서 그 물로 좌욕을 하면 염증과 가려움증을 없애는 효과를 얻을 수 있다.

○ 만성기관지염을 치료한다

고삼은 쓴맛이 강하기 때문에 염증을 없애는 효능이 매우 좋다. 따라서 만성기관지염으로 기침과 가래가 심하게 나올 때 전호, 행인, 길경과 함께 사용한다.

활용법 및 참고사항

- 고삼의 1회 복용량은 건조된 것으로 4~12g이다. 달여서 복용해도 되지만, 쓴맛이 매우 강하기 때문에 가루 내어 분말이나 환으로 복용하는 것이 좋다. 《동의보감》에도 '탕약으로는 별로 쓰이지 않고 환을 만들어 복용하는 일이 많다.'고 설명되어 있다.
- 화상을 입어 통증이 심한 경우에는 곱게 가루 낸 고삼을 참기름에 개어 환부에 바른다.
- 최근 탈모를 개선하는 샴푸에 고삼이 들어가는 것을 볼 수 있다. 이는 고삼이 모근(毛根)에 생긴 염증을 없애주어 머리카락이 탈락되는 것을 막아주고, 새로 나오는 머리카락이 잘 자라도록 도와주기 때문이다. 《동의보감》에서도 고삼은 '문둥병으로 인해 눈썹이 빠지는 것을 치료한다.'고 하였다. 따라서 가정에서 직접 샴푸를 만들 때 고삼을 활용하면 좋다.
- 고삼의 씨앗은 눈을 밝게 하고 오래 복용하면 장수(長壽)하게 한다.

유튜브(youtube) 동영상 강의

혈액을 보충하는
당귀

- **식물 이름** : 산형과에 속한 다년생 식물인 **일당귀·참당귀**
- **사용 부위** : 뿌리
- **약초 이름** : 당귀(當歸)
- **맛과 성질** : 맛은 일당귀는 달고, 참당귀는 달면서 쓰고 맵다. 성질은 따뜻하다.

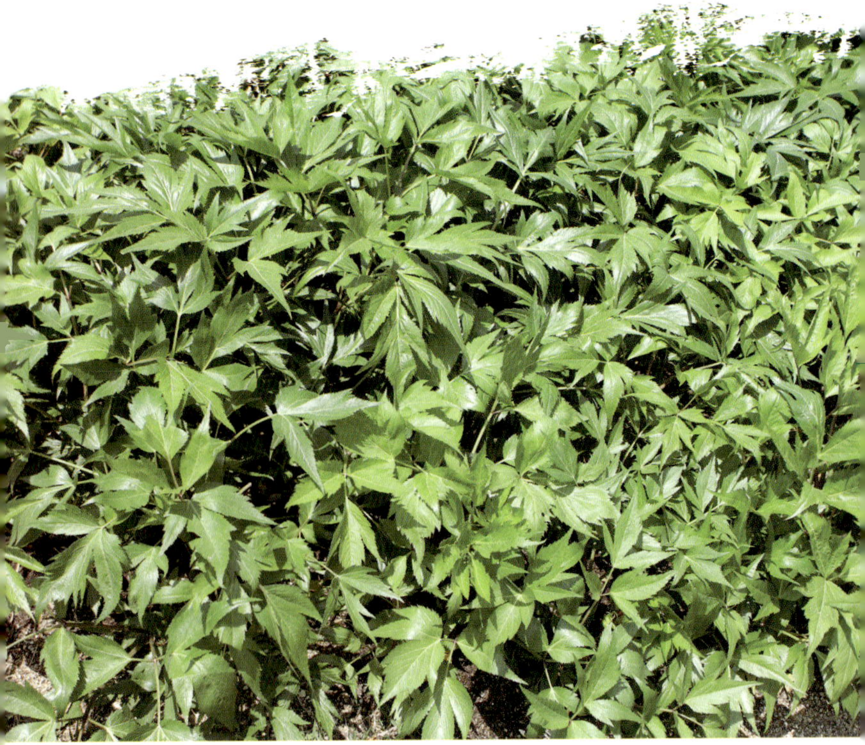

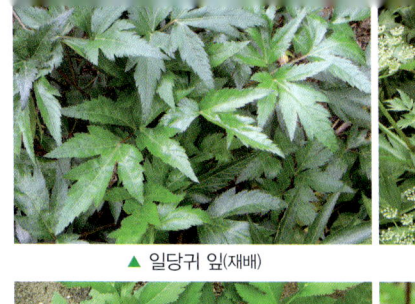
▲ 일당귀 잎(재배)

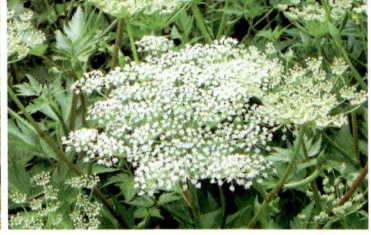
▲ 일당귀 꽃

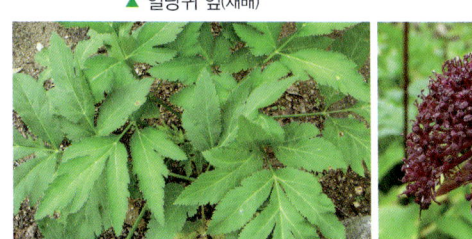
▲ 참당귀 잎(야생)   ▲ 참당귀 꽃

자생지 및 생태 약으로 사용하는 당귀는 우리나라에 자생하는 참당귀, 중국 원산의 중국당귀, 일본 원산의 일당귀이다. 이 중에서 현재 우리나라 농가에서 재배하는 당귀는 참당귀와 일당귀이다. 야생하는 참당귀는 산지의 계곡이나 습한 땅에서 자라기 때문에 등산로에서는 볼 수 없다. 전체에 자줏빛이 돌고 8~9월에 피는 꽃도 자줏빛이며, 뿌리에서는 강한 향기가 난다. 일당귀는 야생하는 것은 없으며 농가에서 재배하고 있다. 일당귀는 8~9월에 흰색 꽃이 피므로 참당귀와 구분된다. 일당귀는 따뜻한 중부와 남부 지방에서 재배하는 것이 유리하고, 참당귀는 중부 이북의 서늘한 고산 지대가 유리하다. 참고로 중국당귀는 야생하는 것도 없고 재배하는 농가도 없다.

채취 및 건조 당귀처럼 뿌리를 사용하는 약초는 약의 기운(氣運)이 뿌리에 집중되었을 때 채취해야 한다. 적기는 늦가을 잎이 진 이후, 또는 이른 봄 잎이 나오기 전이다. 잎이 무성해지면 약의 기운이 잎으로 몰리기 때문에 뿌리에서 약효를 기대할

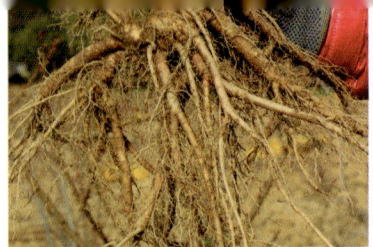
▲ 일당귀 뿌리(재배)

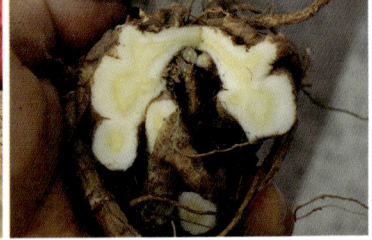
▲ 일당귀 뿌리(절단)

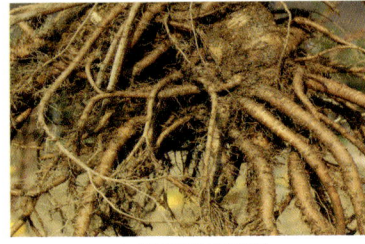
▲ 참당귀 뿌리(재배)

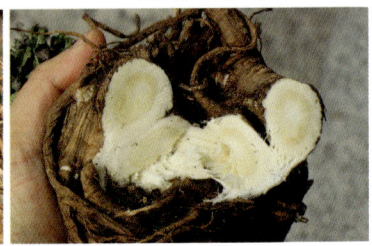
▲ 참당귀 뿌리(절단)

수 없다. 당귀는 늦가을에 뿌리를 캐서 줄기와 잎, 흙을 제거하고 바람이 통하는 그늘진 곳에서 며칠 동안 말린 다음 크기에 따라 나누어 작은 단으로 묶고 약한 불에 쬐어 다시 말린다. 당귀는 유질이 많아서 변질되기 쉽고 벌레가 생기므로 반드시 건조한 곳에 저장해야 한다.

약초 이야기 당귀는 혈액을 만드는 약초이다. 혈액은 나무의 수액처럼 반드시 필요한 생명줄이다. 청춘 남녀가 밤을 새우며 놀 수 있는 것은 혈기(血氣)가 왕성(旺盛)하기 때문이다. 혈액이 부족하면 밤을 새울 힘이 나지 않는다. 혈액은 곧 힘이고 혈액이 부족하면 인체의 모든 기능이 약해진다. 《동의보감》은 혈액의 중요성을 이렇게 강조한다.

'눈은 혈액이 있어야 볼 수 있다.'
'발은 혈액이 있어야 걸을 수 있다.'
'손은 혈액이 있어야 쥘 수 있다.'
'손가락은 혈액이 있어야 물건을 집을 수 있다.'

눈과 발, 손과 손가락뿐이겠는가. 혈액이 충분하게 공급되어야 오장육부가 움직인다. 혈액을 만드는 당귀가 약방의 감초처럼 다양한 질병에 활용되는 이유가 여기에 있다.

몸이 약해지고 혈액이 부족해졌을 때 그 영향을 가장 크게 받는 곳은 생식기(자궁)이다. 생식기는 말 그대로 생명을 위한 장기가 아니라 생식(生殖)을 위한 장기이기 때문에, 가뭄을 겪은 나무가 해거리를 하는 것처럼 생명 유지에 필요한 물질이 부족해지면 생식기는 약해질 수밖에 없다. 이처럼 혈액이 부족해지면 가장 먼저 생식기능이 약해지므로 당귀가 생식기 질환(생리불순, 불임증 등)에 많이 활용되는 것이 당연하다.

당귀의 효능

○ 생리불순 및 불임증을 치료한다

당귀는 생리불순이 있을 때 가장 먼저 사용하는 약초이다. 《동의보감》에도 '월경이 고르지 못한 경우에 주로 쓴다.'는 언급이 있다. 생리불순에는 천궁, 숙지황, 작약과 함께 사용하면 좋다.

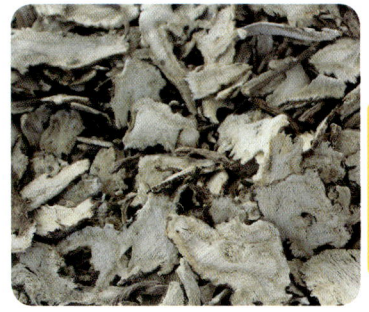

▲ 당귀(참당귀 뿌리)

자궁질환에 좋은 약초

예를 들어 당귀 8g, 천궁 8g, 숙지황 8g, 작약 8g이 하루 분량이며, 물 1.5L에 이들 약초를 넣고 중불로 1~2시간 달여서 두 번에 나누어 복용하면 된다. 당귀는 불임증에도 사용하는데, 이 경우에는 향부자, 토사자, 숙지황 등과 함께 사용한다.

○ 빈혈을 개선하고 기력을 더해준다

당귀에는 비타민 B_{12}와 엽산이 풍부하게 들어 있어 적혈구의 상태를 개선하고 철분 결핍에 의한 빈혈에 좋은 효과를 나타낸다. 쥐 실험에서도 당귀를 복용시키면 헤모글로빈과 적혈구의 생성이 현저하게 촉진되는 것으로 밝혀졌다. 빈혈이 있는 사람은 당귀를 장기간 복용할수록 좋고 몸 상태에 맞춰 다른 보약과 함께 사용해야 한다. 예를 들어 당귀 10g, 숙지황 10g, 황기 15g이 하루 분량이며, 물 1.5L에 이들 약초를 넣고 중불로 1~2시간 달여서 두 번에 나누어 복용하면 된다.

○ 임신부 및 노인변비를 치료한다

당귀의 지방 성분은 대변을 부드럽게 나오게 해준다. 의서(醫書)에서 당귀의 효능을 '윤장통변(潤腸通便)'으로 설명하는데, 말 그대로 장을 부드럽게 해서 대변을 나오게 한다는 뜻이다. 따라서 강한 변비약을 사용할 수 없는 임신부와 노인의 변비에는 당귀가 제격이다. 임신부 변비, 노인변비에는 가루 낸 당귀를 녹두 크기의 환으로 만들어 1회에 30~50환씩, 하루에 2~3회 복용한다.

활용법 및 참고사항

- 당귀의 1회 복용량은 건조된 것으로 4~20g이다. 달여서 복용해도 좋고 가루 내어 분말이나 환을 만들어 복용해도 된다.
- 일당귀의 뿌리를 물에 달이면 단맛이 나므로 국이나 죽을 끓일 때 활용하면 좋다.
- 가루 낸 당귀로 마스크팩을 하거나 당귀 달인 물을 얼굴에 바르면 피부에 윤기가 난다.
- 연한 일당귀 잎은 쌈재료로 활용할 수 있으며, 나물로 먹거나 김치에 넣어도 좋다.
- 참당귀 새순을 끓는 물에 살짝 데쳐서 먹으면 맛이 좋다.
- 일당귀와 참당귀의 말린 잎을 차로 활용하면 좋다.

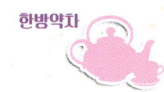

당귀차

색은 연한 갈색이고, **맛**은 진한 향기가 있고 달면서 약간 쓰다.

| **채취 방법** | 잎은 6~9월, 뿌리는 11~12월에 채취한다.

| **만드는 방법** |

① 채취한 당귀의 잎과 뿌리를 깨끗하게 세척한다.

② 잎은 1cm 크기로 자르고, 뿌리는 0.5cm 크기로 자른다.

③ 적당량의 소금, 감초를 넣고 물을 끓인다. 김이 올라오면 면포를 깐 찜망에 잎을 올려놓고 1분 정도 증제(蒸製)한다. 뿌리는 2분 정도 증제한다.

④ 증제가 끝나면 신속하게 식히고 유념(揉捻)[1]한다.

⑤ 유념이 끝나면 잎은 8~10시간, 뿌리는 10~12시간 정도 음건(陰乾)[2]한다.

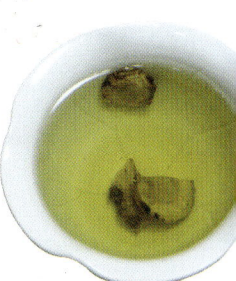

⑥ 건조[3]된 잎과 뿌리를 직화(저온)로 덖은 후에 식힌다. 잎은 1회, 뿌리는 연속하여 2회 실시한다.

⑦ 위의 과정이 끝나면 다시 직화(고온)로 덖은 후에 식힌다. 잎은 1회, 뿌리는 연속하여 2회 실시한다.

⑧ 완전 건조[4]된 잎과 뿌리를 각각 숙성시키고 습기를 확인한 후에 병에 넣어 보관한다.

| **음용법** |

① 90~100℃의 뜨거운 물을 찻잔에 붓는다.

② 제다(製茶)한 당귀 잎은 1~2분 정도 우리고, 뿌리는 3~5분 정도 우린다.

③ 처음 우린 찻물은 가볍게 헹구어 버리고, 이후부터 연속해서 두세 번 우려 마시면 좋다.

---

[1] 차의 제조공정에서 비비는 조작을 말한다.
[2] 바람이 잘 통하는 음지에서 자연 건조하는 것을 말한다.
[3] 손으로 만졌을 때 마른 느낌이다.
[4] 손으로 만졌을 때 바삭한 느낌이다.

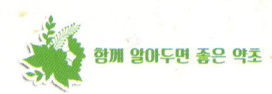

함께 알아두면 좋은 약초

천궁 川芎

한약을 달일 때 나는 특유한 향기는 당귀와 천궁에서 비롯된다. 당귀와 천궁이 다양한 처방에 기본으로 들어가기 때문에 어떤 처방을 달이더라도 비슷한 향기가 난다. 당귀가 혈액을 만드는 역할을 한다면 천궁은 혈액을 순환시키는 효능이 좋다. 따라서 당귀와 천궁을 함께 사용하는 경우가 많고, 특히 여성의 자궁질환을 치료할 때는 당귀와 천궁이 빠지면 안 된다.

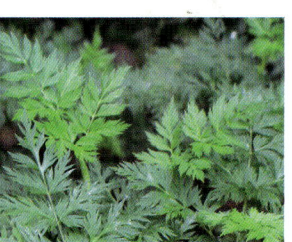

▲ 천궁 잎

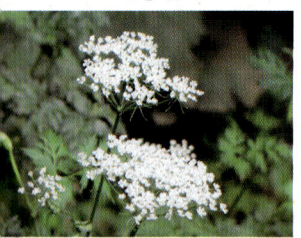

▲ 천궁 꽃

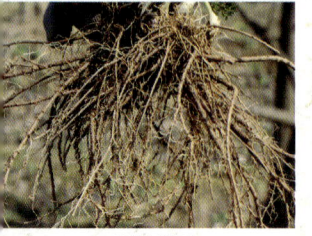

▲ 천궁 뿌리

천궁 효능

• **출산을 촉진한다**

사극에서 임신 초기에 임신맥이 잡히지 않을 때 의원이 임신 여부를 알기 위해 천궁 20g가량을 달여 복용시키는 것을 볼 수 있다. 이때 복통이 생기면 임신을 한 것이고, 복통이 없으면 임신이 아니라고 말한다. 자궁을 수축시키는 천궁의 효능으로 임신 여부를 알아낸 것이다. 이처럼 천궁을 소량 사용하면 자궁 근육의 정상적인 긴장을 유지시키는 반면, 천궁을 대량 사용하면 자궁 근육을 강하게 수축시킨다. 당귀 24g, 천궁 16g으로 구성된 불수산(佛手散)이라는 처방은 난산(難産)을 방지하고 출산을 촉진하기 위하여 사용한다. 여기서 천궁은 최산(催産)의 효과를 발휘한다. 그래서 불수산은 출산이 임박했는데도 아직 진통이 미약한 경우, 노산(老産)이거나 몸이 약하여 난산이 예상되는 경우에 사용하면 좋다.

• **두통을 치료한다**

천궁의 궁(芎)은 '하늘[窮]'에서 온 말로 지극히 높은 위치를 뜻하는데, 천궁이 머리의 병을 주로 치료하기 때문에 이렇게 이름이 붙여진 것이다. 《동의보감》에서 '모든 두통에는 천궁을 써야 한다.'고 하였을 정도이다. 두통이 있을 때는 천궁 달인 물에 녹차를 우려서 복용하면 효과가 좋다.

유튜브(youtube) 동영상 강의

생리통을 치료하는
현호색

- **식물 이름** : 현호색과에 속한 다년생 식물인 **현호색**
- **사용 부위** : 덩이줄기
- **약초 이름** : 현호색(玄胡索)
- **맛과 성질** : 맛은 쓰면서 맵고, 성질은 따뜻하다.

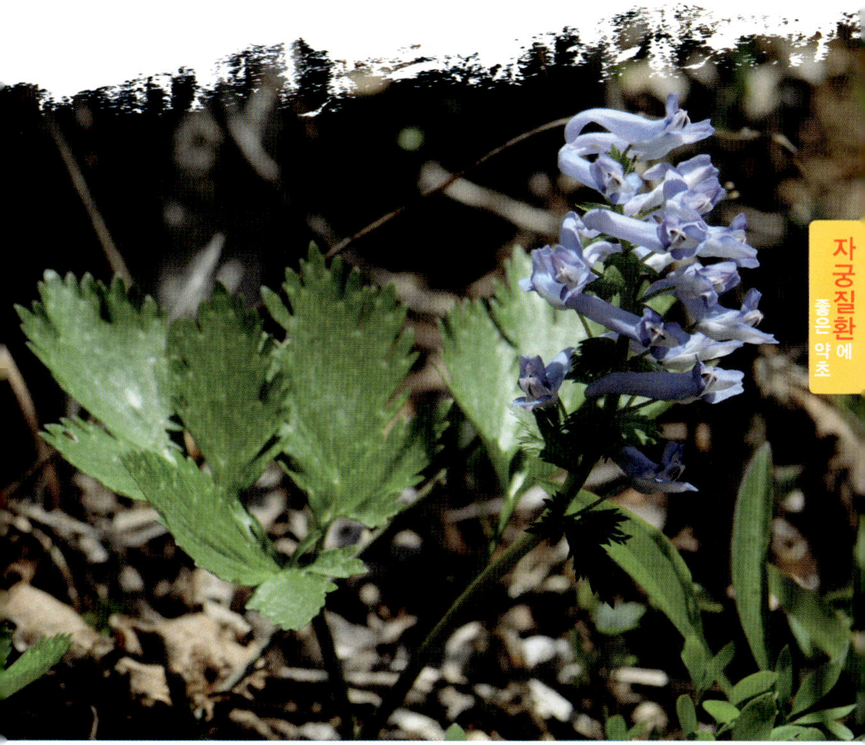

자궁질환에 좋은 약초

자생지 및 생태   현호색은 양지 또는 반그늘의 물 빠짐이 좋고 토양이 비옥한 곳에서 자란다. 그래서 등산로 초입의 산기슭에서 쉽게 볼 수 있고, 인가 주변에서도 볼 수 있다. 현호색은 우리나라를 비롯하여 중국 동북부를 거쳐 시베리아까지 분포하며, 우리나라에 서식하는 현호색의 종류는 매우 다양하다. 보통 4월에 꽃이 피고 5~6월이 되면 잎이 마른다. 잎이 마른 후에 현호색을 발견하는 것이 쉽지 않아서 채취하려면 꽃이 필 때 장소를 기억해두어야 한다. 열매는 삭과로 긴 타원형이며 6~7월에 익는다.

채취 및 건조   뿌리를 사용하는 약초는 가을이 지나 잎이 마른 이후, 또는 이른 봄에 잎이 나오기 전에 채취하는 것이 일반적이다. 하지만 현호색은 5~6월에 잎이 지기 때문에 이 시기에 맞춰 채취해야 한다. 채취한 괴경(塊莖)의 겉껍질을 제거하고 씻은 다음 끓는 물에 넣고 아래위로 저어가면서 내부의 백심(白心)이 없어지고 황색이 될 때까지 삶은 후에 말려서 사용한다.

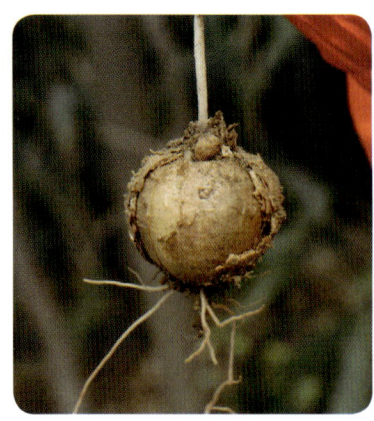

▲ 현호색 덩이줄기

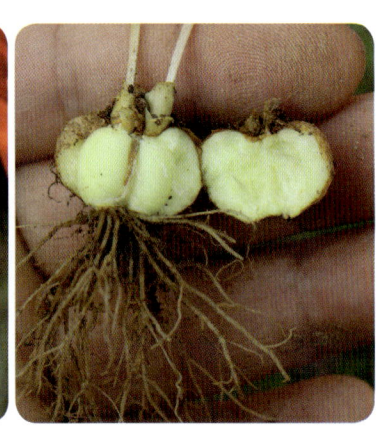

▲ 현호색 덩이줄기(절단)

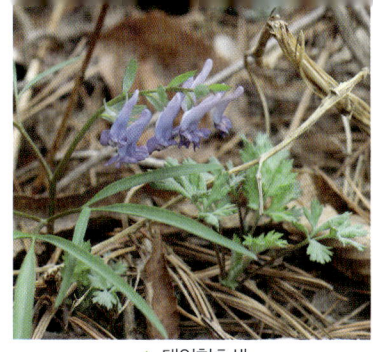

▲ 댓잎현호색

▲ 빗살현호색

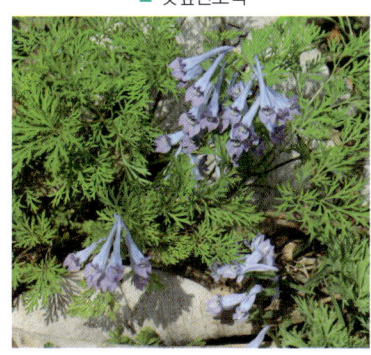

▲ 애기현호색

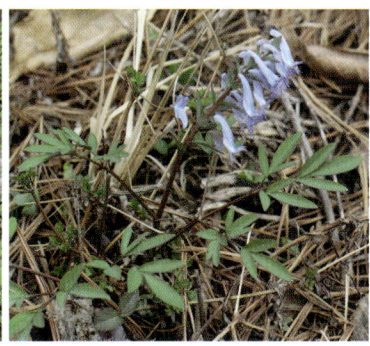

▲ 왜현호색

약초 이야기 현호색은 나른한 봄날에 예쁜 꽃을 피우고 얼마 지나지 않아서 흔적도 없이 땅에서 사라져버린다. 그래서 꽃이 없는 상태에서 현호색을 찾기란 무척 어렵다. 이러한 현호색의 생태는 봄날에 따뜻한 햇살을 맞으며 달콤한 꿈을 꾸는 일장춘몽(一場春夢)을 떠올리게 한다. 필자의 생각에는 살면서 일장춘몽으로 끝나게 될 것을 붙잡지 말고 의미 있게 살라는 신(神)의 가르침을 현호색이 보여주는 것 같다.

현호색은 어혈(瘀血)을 제거하여 통증을 멎게 하는 천연 진통제이다. 어혈은 외상(外傷)이나 염증 때문에 생기기도 하지만, 스트레스 때문에 말초혈관이 좁아져서 혈액순환이 되지 않았을 때도 생긴다. 타인을 미워하는 마음, 질투하는 마음은 오장육부의 혈액순환을 방해하고, 이러한 마음이 지속되면 어혈이 만들어진다. 어혈이 만들어진 곳이 위장이면 위염과 위통(胃痛)이 생기고, 자궁에 만들어지면 생리통이 생긴다. 그리고 어혈이 무릎 관절에 만들어지면 관절통이 생겨 다리를 절게 된다. 이때 현호색을 복용하면 일단 어혈이 제거되면서 통증이 멎겠지만, 필자가 바라는 것은 인생을 일장춘몽으로 만드는 미움과 질투, 욕심을 버리면서 현호색을 복용하는 것이다. 그러면 현호색의 효과는 보다 뚜렷하게 나타날 것이다.

현호색이 좋은 것은 내성이 생기지 않는 진통제라는 점이다. 미국 어바인 캘리포니아대학 약학과 올리버 시벨리 교수팀은 현호색에서 분리해낸 염기성 유기화학물질 'DHCB'가 통증 완화에 도움이 되는 것을 확인했고, 이 물질은 장기간 사용하더라도 내성이 생기지 않는다고 최근에 발표했다.

현호색의 효능

○ 생리통을 치료한다

현호색은 생리통을 치료하는 효과가 매우 좋다. 생리통의 원인은 다양하지만 어혈이 정체되었을 때 통증이 심해지므로 어혈 제거의 효능이 좋은 현호색을 복용하면 생리통을 치료하는 데

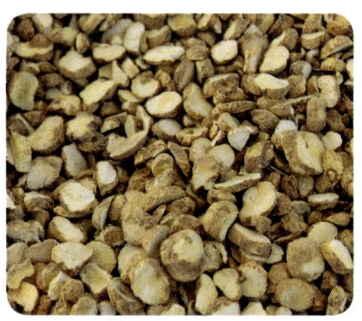

▲ 현호색(현호색 덩이줄기)

많은 도움이 된다. 생리통에는 당귀, 천궁, 작약, 홍화와 함께 사용하면 좋은데, 예를 들어 현호색 15g, 당귀 10g, 천궁 10g,

작약 10g, 홍화 8g이 하루 분량이며, 물 1.5L에 이들 약초를 넣고 중불로 1~2시간 달여서 두 번에 나누어 복용하면 된다.

○ 위통(胃痛)을 치료한다

현호색은 위통을 없애는 데 신속하게 효과를 발휘한다. 의서(醫書)에서도 현호색은 '명치가 아픈 것을 치료한다.'고 했다. 어혈을 제거할 뿐 아니라 염증성 통증을 치료하는 효능이 있어 위염 때문에 통증이 생겼을 때 사용하면 좋다. 이 경우 오적골, 작약, 감초와 함께 사용하면 좋은데, 예를 들어 현호색 20g, 오적골 12g, 작약 20g, 감초 10g이 하루 분량이며, 물 1.5L에 이들 약초를 넣고 중불로 1~2시간 달여서 두 번에 나누어 복용하면 된다.

○ 협심증으로 인한 통증을 완화시킨다

관상동맥에 생긴 동맥경화증으로 흉통이 생기는 것을 협심증이라고 한다. 상태가 심하면 스텐트(stent, 혈관 폐색 등을 막기 위해 혈관에 주입하는 것) 시술을 해야 하지만 약으로 다스릴 정도라면 현호색을 활용하면 좋다. 현호색은 예로부터 심통(心痛)을 치료하는 약초로 쓰였는데, 《동의보감》에도 '심통으로 죽을 것 같으면 빨리 현호색을 찾으라.'는 말이 나온다. 현호색을 협심증에 사용할 때는 단삼, 산사, 홍화와 함께 사용하면 좋은데, 예를 들어 현호색 20g, 단삼 20g, 산사 30g, 홍화 10g이 하루 분량이며, 물 1.5L에 이들 약초를 넣고 중불로 1~2시간 달여서 두 번에 나누어 복용하면 된다.

○ 요통(허리디스크) 및 좌골신경통을 치료한다

만성통증에 현호색을 꾸준히 사용하면 통증을 가라앉히는 데 효과적이다. 요통과 좌골신경통에 사용할 때는 허리 근육을 강화시키는 두충, 오가피와 함께 사용하면 좋고, 통증이 심하면 지룡(지렁이)과 전갈을 더해서 사용한다.

○ 타박상과 요추염좌로 인한 통증을 치료한다

물건을 들다가 허리를 삐끗했거나 타박상을 입었을 때 현호색을 복용하면 통증을 가라앉히는 데 도움이 된다. 의서(醫書)에도 현호색은 '수레나 말에서 떨어져 통증이 그치지 않는 것에 쓴다.'는 말이 나온다. 이 경우 현호색을 물에 달여서 복용해도 되고, 분말로 만들어서 복용해도 된다.

활용법 및 참고사항

- 현호색의 1회 복용량은 건조된 것으로 4~12g이다. 달여서 복용해도 좋고 가루 내어 분말이나 환을 만들어 복용해도 된다.
- 현호색을 식초에 담갔다가 식초가 현호색 안으로 스며들면 꺼내어 볶은 후에 사용하면 통증을 없애는 효과가 증가한다.
- 천연 식초를 만들 때 현호색을 첨가하면 통증을 멎게 하는 기능성 식초로 활용할 수 있다.
- 건조한 현호색을 가루 내어 냉동실에 보관하고 진통제가 필요할 때마다 복용하는 것도 좋은 방법이다.

유튜브(youtube)
동영상 강의

근육통과 관절통을 치료하는
강활

- **식물 이름** : 산형과에 속한 다년생 식물인 **강활**
- **사용 부위** : 뿌리
- **약초 이름** : 강활(羌活)
- **맛과 성질** : 맛은 맵고 쓰며, 성질은 따뜻하다.

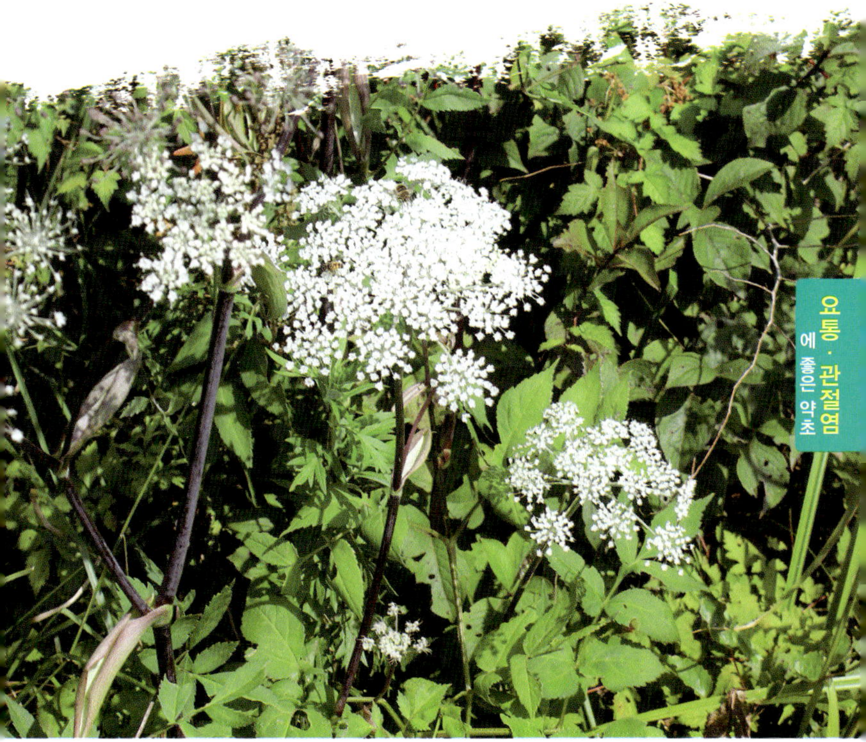

요통 · 관절염에 좋은 약초

자생지 및 생태 강활은 강원도, 경기도, 경상북도의 산골짜기 계곡에서 자생하고, 깊은 산중의 선선하고 습기가 많은 곳에 서식한다. 꽃은 8~9월에 흰색으로 피며, 자줏빛 줄기는 곧게 서고 위쪽에서 가지를 치면서 2m 안팎으로 자란다. 약으로 사용하는 부위인 원뿌리가 썩으면 옆에서 싹이 나와 다시 자라기 때문에 매년 같은 곳에서 강활을 볼 수 있다. 강활을 농가에서 재배하고 있는데, 중·북부 지방 산간 지대의 서늘한 곳에서 재배하는 것이 좋다. 평지에서는 겉흙이 깊고 습기가 상당히 있는 동북향의 식양토에서 재배하는 것이 좋고, 남향의 경사진 곳이나 습기가 적은 곳에서는 재배가 잘되지 않는다.

채취 및 건조 뿌리를 사용하는 약초는 약의 기운(氣運)이 뿌리

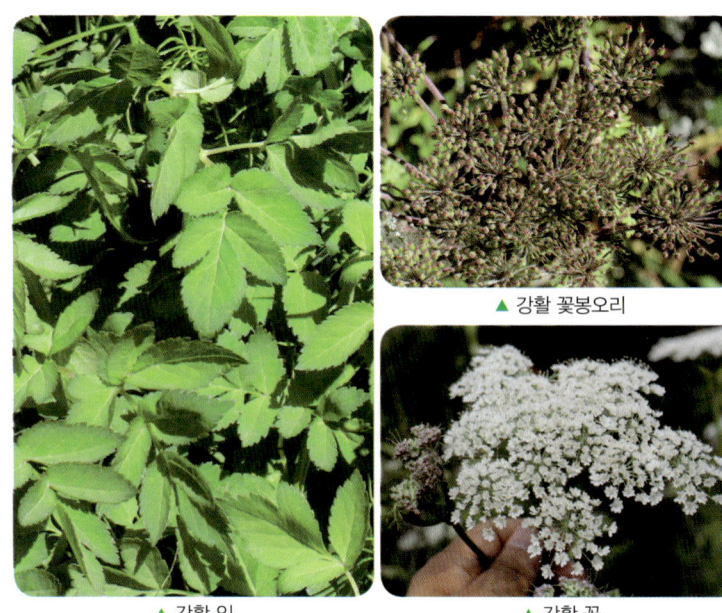

▲ 강활 꽃봉오리

▲ 강활 잎

▲ 강활 꽃

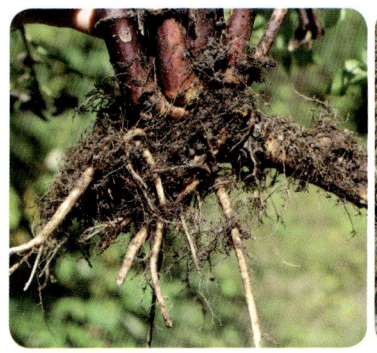
▲ 강활 뿌리(야생)

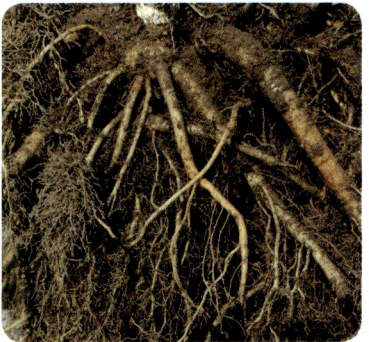
▲ 강활 뿌리(재배)

에 집중되었을 때 채취해야 한다. 따라서 이른 봄 잎이 무성해지기 전에 채취하는 것이 좋고, 아니면 잎이 시드는 가을에 채취해야 한다. 강활 또한 이른 봄이나 가을에 뿌리를 캐서 줄기와 잎, 잔뿌리를 제거하고 깨끗이 씻어서 햇볕에 말리거나 불에 말려서 약으로 사용한다.

> **약초 이야기** 일상생활을 대부분 물속에서 하는 부족이 있는데, 그들의 피부는 물에 젖지 않는다고 한다. 대대로 물속에서 생활을 했기 때문에 피부가 그에 맞게 적응한 것이다. 습지에 서식하는 약초도 이와 같은 적응력을 지니고 있다. 습지에서 자라는 약초는 뿌리가 항상 물에 젖어 있기 때문에 뿌리가 썩지 않으려면 물을 적절하게 배출시키는 힘이 있어야 한다. 그리고 물을 배출시키는 힘은 그대로 약효로 발휘되는데, 그러한 약효를 한의학에서는 거습(祛濕)이라고 한다. 몸에서 습기를 빼준다는 뜻이다.

강활은 습지에 서식하는 약초이다. 그래서 몸에 있는 습기를 빼주는 효능이 있다. 더구나 강활은 매운맛을 지니고 있어 순환을 촉진하는 효능까지 더해져 있다. 산에서 텐트를 치고 야영을 했을 때 아침에 일어나면 몸이 찌뿌드드하다. 땅에서 올라온 습기의 영향을 받았기 때문이다. 이럴 때 강활을 복용하면 몸이 가벼워진다. 장마철에 몸이 무겁고 찌뿌드드할 때도 강활을 복용하면 몸이 가벼워진다. 강활이 습기를 빼주고 순환을 촉진했기 때문이다. 현대의학에서는 습기를 빼준다는 말을 이해하지 못하겠지만, 볼 수 없고 이해할 수 없다고 해서 없는 것은 아니다.

야영이나 장마철처럼 외부의 습기가 몸에 영향을 주기도 하지만, 노화나 질병 때문에 활동량이 줄거나 살이 쪄서 순환이 되지 않을 때도 몸에는 습기(濕氣)가 정체된다. 습기가 정체되면 순환이 안되기 때문에 몸이 뻐근하고 관절통과 근육통이 생긴다. 이럴 때도 강활은 습기를 제거하고 순환을 촉진하여 통증을 감소시킨다.

강활의 효능

○ 좌골신경통 및 무릎 관절통을 치료한다

강활은 근육통과 관절통을 치료하는 효능이 좋다. 특히 당귀, 천궁, 우슬, 작약, 오가피 등과 함께 사용하면 좌골신경통 및 무릎 관절통을 치료하는 데 도움이 된

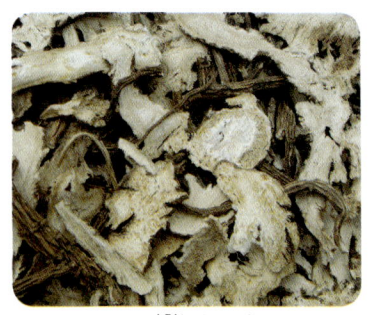

▲ 강활(강활 뿌리)

다. 예를 들어 강활 15g, 당귀 15g, 천궁 10g, 우슬 10g, 작약

15g, 오가피 15g이 하루 분량이며, 물 1.5L에 이들 약초를 넣고 중불로 1~2시간 달여서 두 번에 나누어 복용하면 된다.

○ 어깨통증과 오십견을 치료한다

강활은 상체의 근육통을 치료하는 효능이 특히 좋다. 어깨통증이 있을 때는 당귀, 천궁, 작약, 해동피, 강황과 함께 사용하는데, 예를 들어 강활 15g, 당귀 15g, 천궁 10g, 작약 15g, 해동피 20g, 강황 15g이 하루 분량이다. 물 2L에 이들 약초를 넣고 중불로 1~2시간 달여서 두 번에 나누어 복용하면 된다.

○ 몸살감기를 치료한다

강활은 발한(發汗)과 해열(解熱)의 효능이 좋기 때문에 몸에 한기(寒氣)가 들어서 발열과 오한이 있을 때 사용하면 좋다. 특히 강활은 통증을 멎게 하는 효능이 뛰어나기 때문에 몸살감기에 사용하는 경우가 많다. 쌍화탕(376쪽 참조)에 강활을 넣어서 복용하면 몸살 증상을 치료하는 데 효과가 좋고, 뚱뚱한 사람의 몸살감기에는 방풍, 의이인과 함께 사용하면 좋다.

활용법 및 참고사항

- 강활의 1회 복용량은 건조된 것으로 4~12g이다. 달여서 복용해도 되고, 가루 내어 분말이나 환을 만들어 복용해도 된다.
- 강활의 어린순을 나물로 먹을 수 있다. 단, 씹히는 느낌이 좋지만 쓴맛이 강하므로 끓는 물에 데친 다음 찬물로 여러 차례 우려내 간을 맞추는 것을 잊지 말아야 한다.
- 근육이 경직되어 목을 좌우로 돌리지 못하는 경우에는 강활, 방풍, 세신을 달여서 따뜻하게 복용한다.
- 흐린 날에 관절 마디마디가 쑤시고 몸이 무거울 때는 당귀 100g, 천궁 100g, 하수오 120g, 황기 80g, 강활 100g을 술에 담갔다가 말려서 가루 낸 다음 녹두 크기의 환으로 만들어 1회에 50개씩, 하루 2~3회 복용한다.

위령선 威靈仙

으아리는 봄에 고사리를 채취하는 사람에게 표적이 되는 나물이다. 채취한 것을 끓는 물에 데쳐서 바로 먹을 수도 있지만 보통은 고사리처럼 묵나물로 먹는다. 그리고 가을에는 으아리의 뿌리를 캐서 약으로 사용하는데, 그것을 위령선이라고 한다. 효능이 강하고[威] 신선과 같이 영험[靈仙]하다고 해서 위령선이라고 한다.

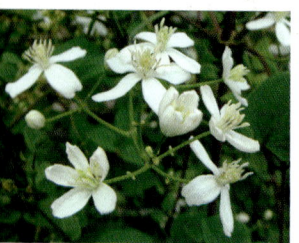

▲ 으아리 꽃

위령선 효능

• 다발성관절염을 치료한다

위령선은 통증이 한곳에 국한되지 않고 동시다발적으로 여러 부위에 나타나는 경우에 사용한다. 한의학에서는 이러한 통증을 유주성(遊走性)이라고 하며, 현대의학에서는 다발성관절염(多發性關節炎)이라고 한다. 다발성관절염에 위령선을 사용할 때 처음부터 많은 양을 사용하지 말고 조금씩 늘려가면서 자신에게 맞는 양을 찾아야 한다.

• 류머티즘성 관절염을 치료한다

위령선은 나이가 들어 여러 관절이 아프고 근육통과 신경통이 겹쳐 나타나는 경우에 사용하면 좋고, 자가면역질환으로 알려진 류머티즘성 관절염에도 효과가 있다. 단, 통증을 억제하는 효능이 강한 편이라서 몸이 약한 사람이 장기간 복용하는 것은 주의해야 하며, 통증이 만성적일 때는 보약과 함께 사용하는 것이 좋다.

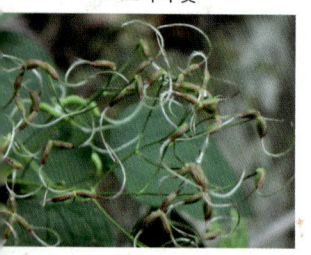

▲ 으아리 열매

• 고질적인 만성통증을 치료한다

위령선은 심한 통증이 한곳에 집중되었을 때도 사용한다. 예를 들어 고질적인 요통, 신경통, 견비통에 사용하면 매우 효과적이다. 이는 통증을 억제하는 위령선의 효능이 강하기 때문인데, 그래서 몸이 약한 사람에게는 주의해서 사용해야 한다. 강한 약을 너무 많이 사용하면 기(氣)가 소모되어 몸이 더 약해질 수 있기 때문이다.

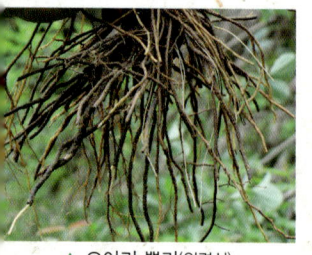

▲ 으아리 뿌리(위령선)

유튜브(youtube) 동영상 강의

허리를 튼튼하게 하는
두충

- **식물 이름** : 두충과에 속한 낙엽교목인 **두충**
- **사용 부위** : 줄기껍질
- **약초 이름** : 두충(杜冲)
- **맛과 성질** : 맛은 달고 약간 맵다. 성질은 따뜻하다.

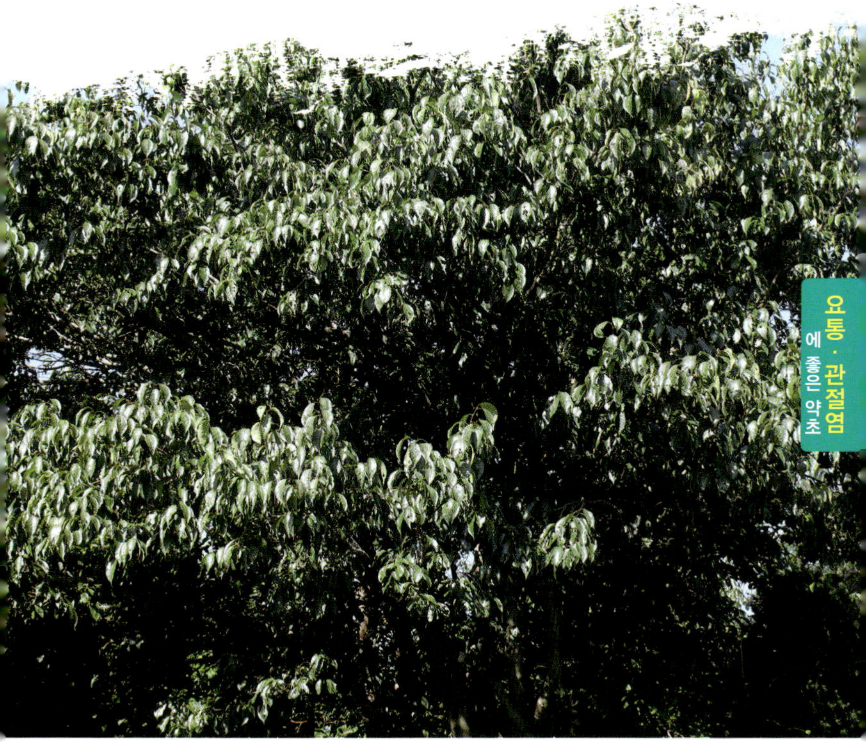

요통·관절염에 좋은 약초

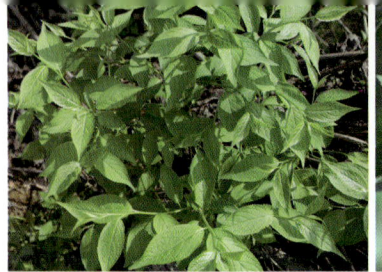
▲ 봄에 새순을 채취해서 나물로 먹는다.

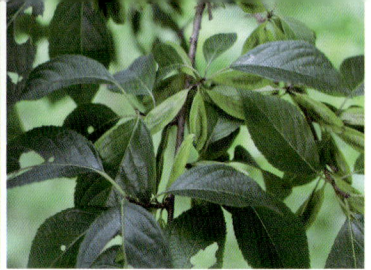
▲ 두충 잎과 열매

자생지 및 생태 두충은 세계적으로 1과 1속 1종밖에 없는 특별한 나무이며 원산지는 중국이다. 1926년 당시 임업시험장 촉탁이며 동경대학 교수였던 나카이 박사가 최초로 도입하여 임업연구원 수목원에 심었고, 지금은 농가에서 약용식물로 재배하고 있다. 꽃은 5월에 피고 열매는 10~11월에 익는데 느릅나무 종자와 비슷하다. 초겨울까지 푸른 잎이 무성하며 가지와 잎, 나무껍질을 자르면 질긴 섬유성의 실(gutta-percha)이 나오는 특징이 있다. 적당한 수분이 있으면서 비옥하고 토심이 깊고 배수가 잘되는 사질양토가 두충을 재배하는 적지이며, 산지에 있어서는 산기슭의 완만한 경사지와 개간지가 적지이다. 평지는 하천 유역, 퇴적층, 농경지 주위의 비옥한 곳 등이 적지이고 도심지에서도 생장이 양호한 편이다. 두충은 내한성이 있어 전국 대부분 지역에서 재배가 가능하다.

채취 및 건조 줄기껍질을 약으로 사용하는 약초는 진액(津液)이 껍질에 충만해졌을 때 채취해야 하므로 봄이 채취의 적기이다. 겨울을 지낸 두충이 봄이 되어 가지와 잎을 펼칠 때 뿌리에서 올라온 진액은 껍질을 타고 꼭대기까지 올라간다. 이때 껍질을 벗기면 잘 벗겨지고 약효도 좋다. 보통 5~6월에 채취하는데, 나무에서 껍질을 벗겨내어 코르크층을 제거하고 적당한 크기로 자른 후 말린다.

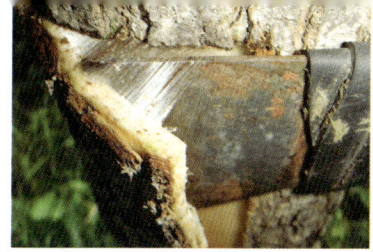
▲ 두충 줄기껍질에는 질긴 섬유질이 있다.

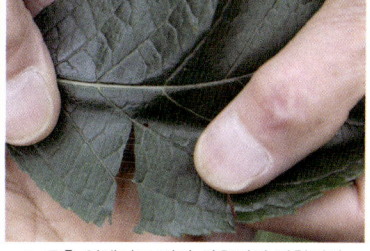
▲ 두충 잎에서도 질긴 섬유질이 관찰된다.

약초 이야기 필자는 재활치료학을 전공했기 때문에 평소 근육에 관심이 많다. 그중에서도 엄지손가락을 움직이는 근육의 강약(強弱)과 탄력성(彈力性)을 통해 몸 전체의 근력을 평가하는 것을 연구하였다. 엄지손가락은 다섯 손가락 중에서 가장 힘이 세다. 이는 손에 있는 근육 중에서 엄지손가락을 움직이는 근육들[모지구, 母指球]이 가장 크고 힘이 세기 때문이다. 모지구가 약한 사람들의 손을 만져보면 전체적으로 손의 탄력이 약하고 손에 가느다란 잔선이 발달해 있다. 그리고 그런 사람들은 몸 전체의 근력이 약한 경우가 많다. 그래서 필자는 모지구가 약한 사람들에게 직접적으로 "허리나 무릎에 통증이 있나요?"라고 묻는데, 대부분 그렇다고 답한다. 근력이 약해지는 현상이 손에 국한되지 않고 몸 전체에 나타나기 때문이다.

근력이 약해졌을 때 가장 먼저 떠올려야 하는 약초는 두충의 껍질이다. 나무껍질은 해충이나 동물에 의한 손상을 방어하고, 상처가 났을 때는 진(津)을 뿜어 상처를 치료하고, 나무가 성장하면서 꺾이지 않도록 튼튼하게 해주는 역할을 한다. 두충의 껍질은 세 번째 역할, 즉 나무를 튼튼하게 해주는 역할을 사람에게 약효로 제공한다. 그래서 두충 껍질을 달여서 먹으면 근육이 강해지는 효과를 얻는다. 요통, 허리디스크, 무릎 관절염, 요실금, 성기능 강화에 두충 껍질을 사용하는 것은 모두 이러한 효능 때문이다.

두충의 효능

○ 요통과 무릎 관절염을 치료한다

두충은 뼈와 근육을 강화하는 효능이 있다. 따라서 사고나 질병, 노화로 근력과 뼈가 약해지고 관절통이 생겼을 때 두충을 활용하면 좋다. 근력이 약해져서 생긴 요통에는 두충(생강즙으로 볶은 것) 160g, 파고지(볶은 것) 160g, 호도 30개를 가루 내어 생강즙 100g과 함께 버무려서 녹두 크기의 환을 만들어 공복에 100개씩 복용한다. 퇴행성관절염 때문에 무릎이 아플 때는 우슬과 함께 복용하는 것이 좋다.

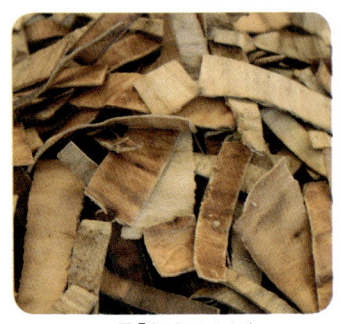
▲ 두충(두충 줄기껍질)

○ 요실금을 치료한다

골반저근(pelvic floor muscle)이 약해지면 요실금이 생기는데, 두충을 복용하면 골반저근이 강화되므로 요실금을 치료하는 데도 두충을 활용한다. 《동의보감》에도 두충은 '소변이 방울방울 떨어지는 것을 치료한다.'는 구절이 있어 예전에도 요실금에 사용하였음을 알 수 있다. 요실금에는 산수유와 함께 복용하면 좋은데, 예를 들어 두충 20g, 산수유 10g이 하루 분량이며, 물 1L에 이들 약초를 넣고 중불로 1~2시간 달여서 두 번에 나누어 복용하면 된다.

○ 정력을 강화한다

두충은 골반저근을 포함하여 허리와 생식기 주변의 근육을 강화시키는 효능이 있다. 따라서 남녀의 성기능 강화에 도움을 주고, 조루나 불감증을 개선하는 데도 기여한다. 이 경우 두충이 주약(主藥)이 되고, 여기에 토사자, 육종용, 산수유, 복분자 등을 넣어서 복용하면 좋다. 처방으로는 연령고본단(378쪽 참조)이 있다.

○ 고혈압을 치료한다

두충을 볶아서 차로 마시면 고혈압을 치료하는 효과가 있다. 일본에서도 고혈압 예방을 위한 건강기능식품으로 두충을 인정하고 있다. 두충을 고혈압에 사용할 때는 15~40g이 1회 복용량이며, 달여서 복용해도 되고 가루 내어 분말이나 환을 만들어 복용해도 된다.

활용법 및 참고사항

- 두충의 1회 복용량은 건조된 것으로 8~12g이다. 달여서 복용해도 되고 가루 내어 분말이나 환을 만들어 복용해도 된다.
- 두충 껍질에 있는 코르크층을 벗기고 약으로 사용해야 한다. 코르크층에는 약효 성분이 없을 뿐 아니라 코르크층이 있는 상태에서 두충을 물에 달이면 불순물이 많아져서 먹기에 불편하다.
- 두충을 물에 달여서 음료수 대용으로 마시면 아주 좋다. 단, 두충을 달였을 때 약간의 쓴맛이 나므로 꿀을 섞어야 한다.
- 두충을 곱게 가루 낸 다음 꿀로 반죽해서 환으로 만들면 오랫동안 보관해도 변질되지 않고, 휴대가 편리하며 복용하는 것도 용이하다.
- 두충을 다음과 같이 가공한 후에 사용하면 근육을 강화하는 효능이 좋아지고 소화불량 같은 부작용도 예방할 수 있다. 두충에 소금물을 넣고 골고루 뒤집어 소금물이 웬만큼 스며들면 솥에 넣고 중간 불로 볶는데, 내부의 실 같은 섬유질(gutta-percha)이 쉽게 끊어질 때쯤 꺼내어 식힌다. 두충 100g당 소금 2g을 사용한다.
- 두충의 처음 나온 어린잎을 면아(櫋芽)라고 하는데, 봄과 초여름에 어린잎을 따서 나물이나 장아찌로 만들어 먹으면 좋다. 두충 잎에 대한 동물 연구에서는 두충 잎이 콜레스테롤 합성을 억제하고 당뇨병을 개선하는 것으로 나타났다.

두충차

색은 진한 흑갈색이고, 맛은 달고 약간 쓰다.

| 채취 방법 | 두충 껍질은 5월에 진액이 오를 때 채취하고, 잎은 6~7월에 벌레가 먹기 전에 채취한다.

| 만드는 방법 |

❶ 채취한 두충 껍질과 잎을 깨끗하게 세척한다. 단, 껍질의 경우 겉껍질을 벗기고 소금물에 담가두어야 하는데, 껍질 속으로 소금물이 완전히 스며들 때까지 담가둔다.

❷ 두충 껍질을 0.2~0.3cm 크기로 자른다.

❸ 적당량의 소금, 감초를 넣고 물을 끓인다. 김이 올라오면 면포를 깐 찜망에 잎을 올려놓고 1분 30초 정도 증제(蒸製)한다. 껍질은 2분 30초 정도 증제한다.

❹ 증제가 끝나면 신속하게 식히는데, 잎은 유념(揉捻)[1]해야 한다.

❺ 이후 잎은 8~10시간, 껍질은 10~12시간 정도 음건(陰乾)[2]한다.

❻ 건조[3]된 잎과 껍질을 직화(저온)로 덖은 후에 식힌다. 잎은 1회, 껍질은 연속하여 2회 실시한다.

❼ 위의 과정이 끝나면 다시 직화(고온)로 덖은 후에 식힌다.

❽ 완전 건조[4]된 잎과 껍질을 각각 숙성시키고 습기를 확인한 후에 병에 넣어 보관한다.

| 음용법 |

❶ 90~100℃의 뜨거운 물을 찻잔에 붓는다.

❷ 제다(製茶)한 두충 잎은 1~2분 정도 우리고, 껍질은 3~5분 정도 우린다.

❸ 처음 우린 찻물은 가볍게 헹구어 버리고, 이후부터 연속해서 두세 번 우려 마시면 좋다.

---

[1] 차의 제조공정에서 비비는 조작을 말한다.
[2] 바람이 잘 통하는 음지에서 자연 건조하는 것을 말한다.
[3] 손으로 만졌을 때 마른 느낌이다.
[4] 손으로 만졌을 때 바삭한 느낌이다.

오가피 五加皮

오갈피나무의 껍질을 오가피라고 하는데, 나무껍질도 약으로 사용하지만 뿌리껍질의 효능이 더 좋다. 오가피는 2002년 월드컵 당시 한국 대표선수들이 먹었던 것으로 알려지면서 관심을 끌었다. 오가피의 학명은 아칸토파낙스(*Acanthopanax*)이며, '만병을 치료하는 가시가 있는 나무'라는 의미를 담고 있다. 오가피는 러시아의 인삼이라고 불릴 정도로 몸을 보(補)하는 효능이 좋은데, 특히 근육과 뼈를 튼튼하게 하는 효능이 좋아서 두충과 함께 사용하면 좋다.

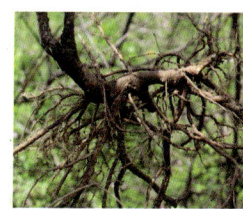
▲ 오갈피나무 뿌리(야생)

오가피 효능

• **만성근육통과 관절통을 치료한다**

오가피는 근육을 강화하는 효능이 있어 급성 통증보다는 만성적이고 허약한 상태에서 나타나는 통증에 보다 효과적이다. 농사일을 많이 하는 시골 사람이나 건설 현장에서 일하는 사람, 그리고 운동선수들이 허리가 아프다고 할 때 오가피를 사용하면 좋다. 《동의보감》에서도 오가피는 '기운을 돕고 정수(精髓)를 보충하며, 근골(筋骨)을 튼튼하게 하고 의지를 굳게 하며, 허리와 등골뼈가 아픈 것, 다리가 아프고 저린 것, 뼈마디가 조여드는 것, 다리에 힘이 없어 늘어지는 것 등을 치료한다.'고 하였다.

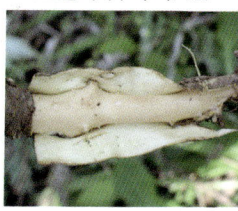
▲ 나무껍질보다 뿌리껍질의 약효가 더 좋다.

• **좌골신경통을 치료한다**

오가피는 좌골신경통을 치료하는 효능이 좋다. 통증이 심한 경우에는 지룡(지렁이), 세신 등과 함께 사용하면 좋고, 통증 부위가 일정하지 않고 이곳저곳으로 돌아다니는 경우에는 강활, 방풍 등과 함께 사용한다. 또한 만성적인 통증이라면 당귀, 황기 등과 함께 사용해야 한다.

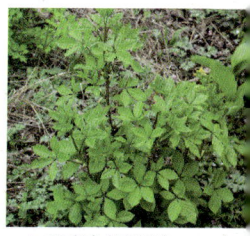
▲ 오갈피나무(야생)

• **각종 마비증을 치료한다**

중풍이나 척수신경의 손상 때문에 근육마비가 생겼을 때 오가피를 사용하면 치료에 도움이 된다. 마비증이 초기일수록 효과가 좋고, 몸을 보(補)하는 황기, 백출, 우슬 등과 함께 사용하면 효과가 크다.

무릎을 튼튼하게 하는

우슬

- **식물 이름** : 비름과에 속한 다년생 식물인 **쇠무릎**
- **사용 부위** : 뿌리
- **약초 이름** : 우슬(牛膝)
- **맛과 성질** : 맛은 쓰면서 시고, 성질은 평(平)하다.

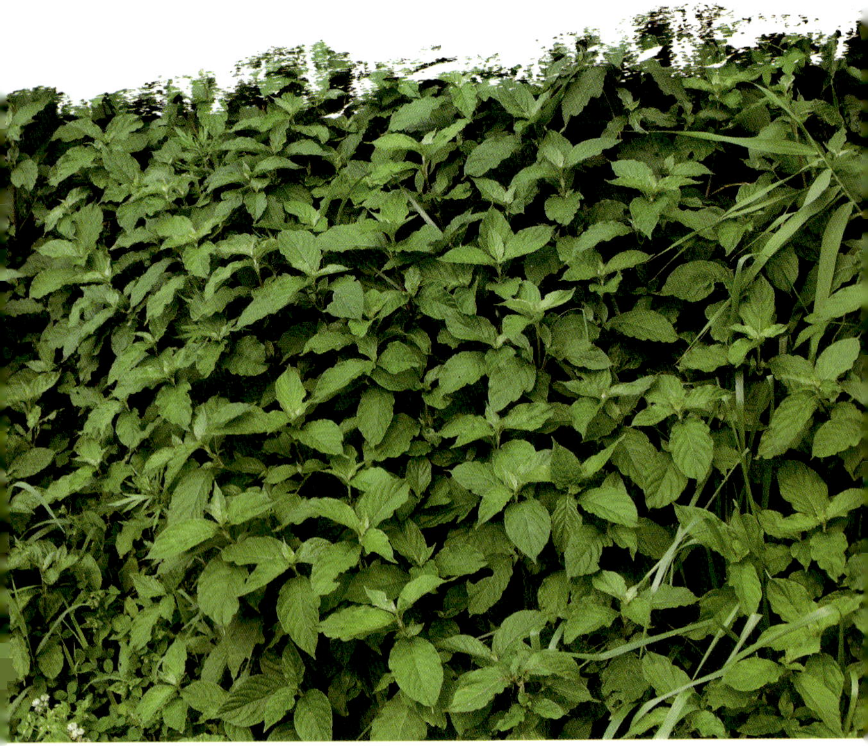

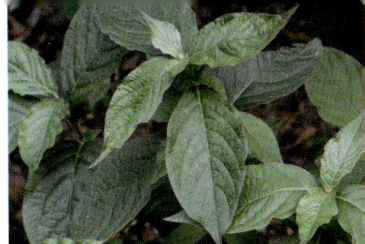
▲ 쇠무릎 잎

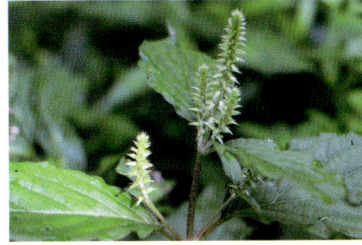
▲ 쇠무릎 꽃

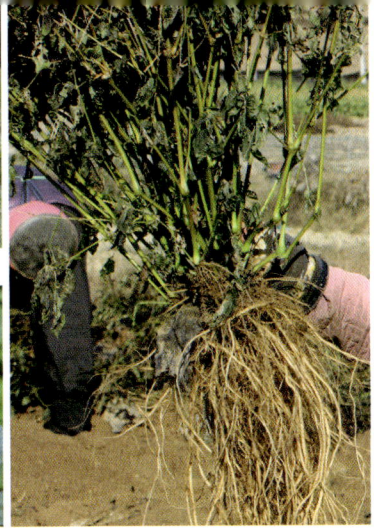
▲ 수확한 쇠무릎

자생지 및 생태   쇠무릎은 전국의 산과 들에 자생하지만 추위가 심하거나 강수량이 적은 곳에서는 잘 자라지 않고 땅에 항상 습기가 있는 곳에서만 자란다. 따라서 중부 지방보다는 남부 지방에서 흔하게 볼 수 있고, 북부 지방으로 갈수록 희귀하다. 그리고 벼농사가 발달한 지역과 지리적으로 그 분포가 일치하는 특징이 있다. 쇠무릎은 원줄기가 네모지며 마디가 굵어지면 마치 소의 무릎처럼 보여서 이 이름이 붙여졌다. 줄기의 마디 속은 곤충이 알을 낳아 애벌레를 키우는 곳이기도 하다. 꽃은 8~9월에 연한 녹색으로 핀다. 쇠무릎 열매에는 갈고리 같은 가시가 있어 사람의 옷이나 동물의 털에 달라붙는다. 그래서 늦여름 산비탈이나 농촌 들녘의 응달진 길을 걷다 보면 쇠무릎 열매가 바짓가랑이에 달라붙어 있는 것을 볼 수 있다. 이러한 특성은 사람이 이동하는 등산로나 야생동물의 이동로를 따라 쇠무릎이 서식하는 이유이기도 하다. 따라서 농촌이나 도시 근교 숲속에 쇠무릎이 흔하다면 분명 고양이, 고라니, 멧돼

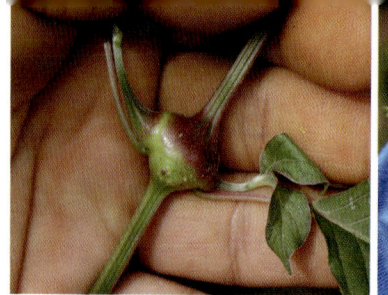
▲ 가을이 되면 쇠무릎 줄기의 마디가 굵어진다.

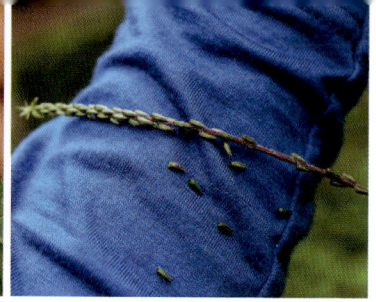
▲ 쇠무릎의 열매는 동물의 털과 사람의 옷에 달라붙어 먼곳까지 이동한다.

지, 너구리와 같은 동물이 서식한다는 증거이다.

채취 및 건조 뿌리를 사용하는 약초는 잎이 마르는 가을 이후에 채취한다. 잎이 마르지 않으면 약의 기운(氣運)이 여전히 잎과 줄기에 남아 있어 뿌리에서 좋은 약효를 기대할 수 없기 때문이다. 우슬은 늦가을부터 채취할 수 있는데, 겨울에 줄기와 잎이 말라 시들었을 때 캐는 것이 좋다. 뿌리를 캐서 잔뿌리와 흙을 제거하고 주름이 잡힐 때까지 햇볕에 말린다.

약초 이야기 시골에서 태어난 필자는 졸업 후에 반드시 시골에서 살아야겠다고 생각할 정도로 시골을 좋아했다. 그래서 첫 직장도 시골병원으로 정했다. 그곳 사람들은 정해진 농한기가 없이 계절마다 일거리가 있었고, 그래서 아픈 데도 많았다. 대부분 허리와 무릎의 통증이었다.

당시에 일을 하면서 이런 생각을 했다. 그 옛날 병원이 없었던 시절에 아픈 사람들은 어떻게 치료를 했을까? 약초 공부는 그 궁금증을 해결하는 열쇠가 되었다. 신(神)은 자연을 창조하면서 치밀한 계획을 세운 것으로 보인다. 특히 사람에게 필요한 것들은 사람이 살아가는 주변에서 찾을 수 있도록 하였다. 아플 때 사용하는 약초를 포함하여.

농번기에 논밭을 관리하는 농부는 허리를 펼 시간이 없을 정도로 바쁘다. 농부였던 필자의 아버지도 일을 마치고 돌아오면 꼬마였던 필자에게 자신의 등에 올라가 밟아 달라고 했다. 농부에게 허리병과 무릎병은 직업병이다. 신(神)은 농부의 허리병과 무릎병의 아픔을 덜어주기 위해 논밭 주변에 약초를 자라게 하였는데, 바로 쇠무릎(우슬)이다.

쇠무릎은 깊은 산속이 아니라 논밭 주변에서 자란다. 농부에게 너무도 흔한 허리병과 무릎병을 치료하는 약초가 논밭에서 흔하게 자라는 것은 신의 섭리이고 자연의 순리라는 생각이 든다. 이러한 뜻을 모르는 농부의 눈에는 쇠무릎이 잡초로 보이겠지만, 잡초를 뽑듯이 뽑아 버리지 않고 뿌리를 달여 먹으면 허리병과 무릎병을 치료할 수 있으니 혜안(慧眼)이 있는 농부에게는 도랑 치고 가재 잡는 격이며, 꿩 먹고 알 먹는 셈이다.

우슬의 효능

○ 퇴행성 무릎 관절염을 치료한다

우슬은 하체 쪽으로 혈액순환을 촉진하는 효능이 있어서 허리나 무릎 통증을 치료하는 효과가 좋다. 보통 두충, 속단, 오가피, 곡기생과 함께 사용하는데, 예를 들어 우슬 15g, 두충 20g, 속단 15g, 오가피 15g, 곡기생 15g이 하루 분량이다. 물 1.5L에 이들 약초를 넣고 중불로 1~2시

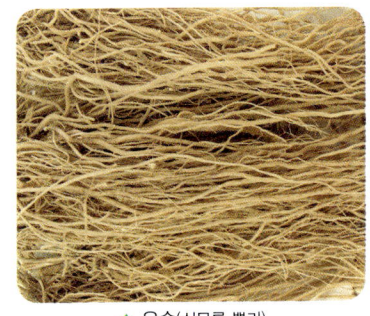

▲ 우슬(쇠무릎 뿌리)

간 달여서 두 번에 나누어 복용하면 된다.

○ 생리통 및 생리불순을 치료한다

우슬은 혈액순환을 촉진하고 어혈(瘀血)을 제거하는 효능이 있으며, 약성이 인체의 하반신에 작용하기 때문에 생리통과 생리불순이 있을 때 당귀, 천궁, 단삼, 향부자와 함께 사용하면 좋다. 예를 들어 우슬 10g, 당귀 15g, 천궁 10g, 단삼 15g, 향부자 8g이 하루 분량이며, 물 1.5L에 이들 약초를 넣고 중불로 1~2시간 달여서 두 번에 나누어 복용하면 된다.

○ 신장염 및 신장결석으로 인한 소변출혈을 치료한다

우슬은 지혈작용과 이뇨작용이 있어서 소변출혈이 있을 때 사용한다. 대계, 치자와 함께 사용하면 좋은데, 예를 들어 우슬 15g, 대계 25g, 치자 10g이 하루 분량이며, 물 1.5L에 이들 약초를 넣고 중불로 1~2시간 달여서 두 번에 나누어 복용하면 된다.

활용법 및 참고사항

- 우슬의 1회 복용량은 건조된 것으로 6~12g이다. 달여서 복용해도 되고, 가루 내어 분말이나 환을 만들어 복용해도 된다.
- 쇠무릎의 뿌리가 길게 쭉 뻗고 색이 누르스름한 것이 상품(上品)이다.
- 우슬을 관절통에 사용할 때 두충과 함께 사용하면 효과적이다.
- 우슬로 식혜를 만들어서 먹을 수 있다.
- 쇠무릎의 부드러운 잎과 연한 순을 쌈으로 먹거나 데쳐서 된장이나 초고추장에 무치기도 한다. 튀김을 하기도 하고, 된장국에 넣으면 맛이 좋다. 쇠무릎을 산현채(山莧菜) 또는 대절채(對節菜)라고 했던 것을 보면 예전에도 나물로 먹었다는 것을 알 수 있다.
- 허리와 무릎이 아플 때 쇠무릎의 잎을 따서 죽을 쑤어 먹는다. 《동의보감》에도 쇠무릎의 어린잎을 따서 쌀과 간장을 넣고 죽을 쑤어 먹었다는 내용이 나온다.
- 쇠무릎의 잎과 줄기는 염료로 사용된다.

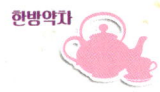

쇠무릎차

색은 연한 갈색이고, **맛**은 달고 향긋하다.

| 채취 방법 | 늦가을에 잎과 줄기가 말라서 시들었을 때 뿌리를 채취한다.

| 만드는 방법 |

① 채취한 뿌리를 깨끗하게 세척한다.

② 뿌리를 1cm 크기로 자른다.

③ 적당량의 소금, 감초를 넣고 물을 끓인다. 김이 올라오면 면포를 깐 찜망에 뿌리를 올려놓고 2분 30초 정도 증제(蒸製)한다.

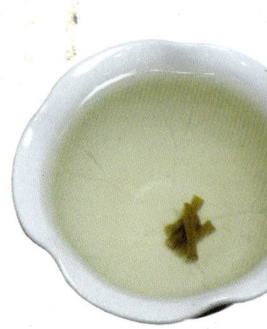

④ 증제가 끝나면 뿌리를 신속하게 식힌다.

⑤ 증제한 뿌리를 8~10시간 정도 음건(陰乾)[1]한다.

⑥ 건조[2]된 뿌리를 직화(저온)로 덖은 후에 식힌다. 연속하여 2회 실시한다.

⑦ 위의 과정이 끝나면 다시 직화(고온)로 덖은 후에 식힌다. 연속하여 2회 실시한다.

⑧ 완전 건조[3]된 뿌리를 숙성시키고 습기를 확인한 후에 병에 넣어 보관한다.

| 음용법 |

① 90~100℃의 뜨거운 물을 찻잔에 붓는다.

② 제다(製茶)한 뿌리를 3~5분 정도 우린다.

③ 처음 우린 찻물은 가볍게 헹구어 버리고, 이후부터 연속해서 두세 번 우려 마시면 좋다.

1_ 바람이 잘 통하는 음지에서 자연 건조하는 것을 말한다.
2_ 손으로 만졌을 때 마른 느낌이다.
3_ 손으로 만졌을 때 바삭한 느낌이다.

유튜브(youtube)
동영상 강의

심장병을 치료하는
단삼

- **식물 이름** : 꿀풀과에 속한 다년생 식물인 **단삼**
- **사용 부위** : 뿌리
- **약초 이름** : 단삼(丹蔘)
- **맛과 성질** : 맛은 달면서 약간 쓰다. 성질은 약간 차갑다.

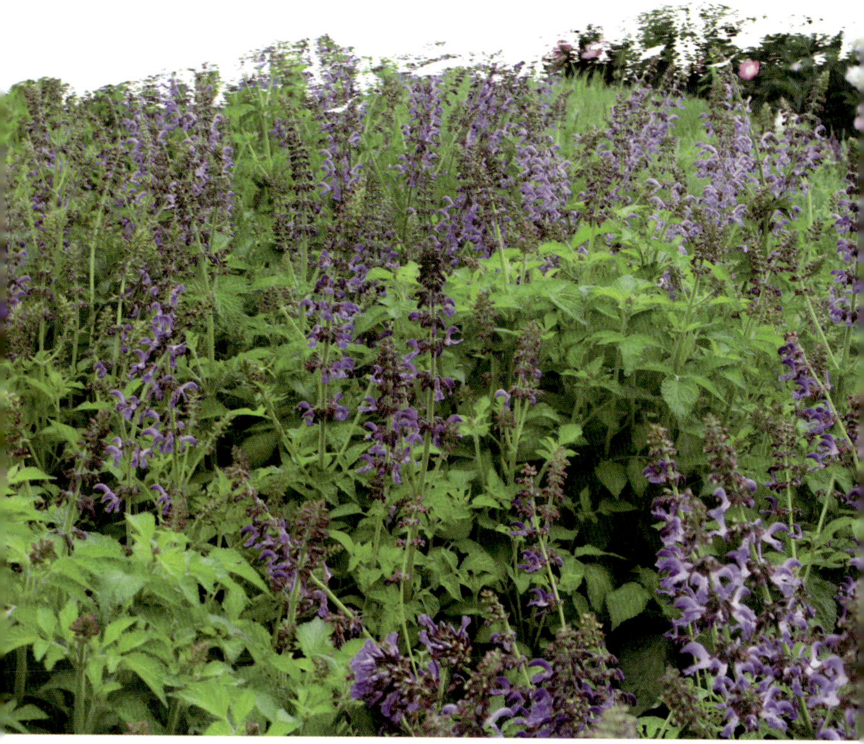

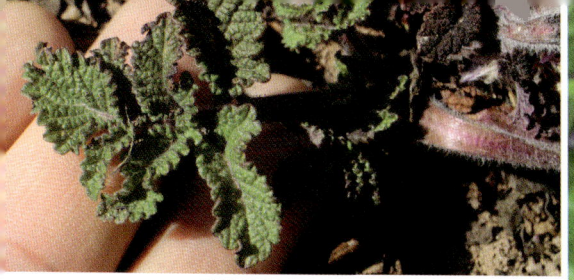
▲ 단삼 새순(늦가을)

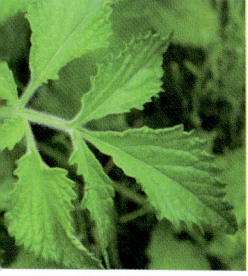
▲ 단삼 잎

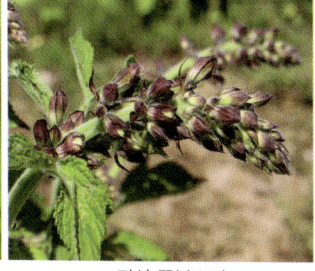
▲ 단삼 꽃봉오리

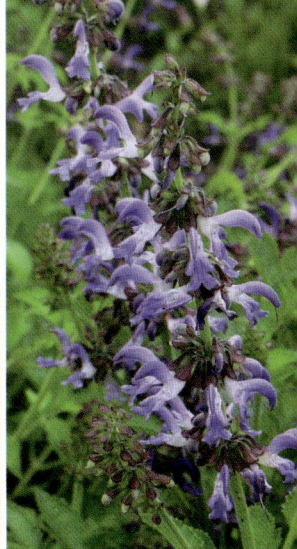
▲ 단삼 꽃

자생지 및 생태   단삼의 원산지는 중국이다. 중국 대부분 지역에서 자생하는 것으로 알려져 있으며 산시성, 허베이성, 쓰촨성, 장쑤성 등에서 재배하고 있다. 단삼은 40~80cm 정도의 크기로 자라고 식물 전체에 털이 많다. 줄기는 자줏빛을 띠고 뿌리는 붉은색이며, 꽃은 5~6월에 자주색으로 피는데 꿀풀과 식물답게 층층으로 달린다. 우리나라 영양군, 장흥군, 고창군 등지의 농가에서 단삼을 재배하고 있는데, 내한성이 있는 식물이므로 전국 어디에서나 재배할 수 있다. 단삼은 내건성이 강한 식물이고 배수가 잘되는 땅에서 잘 자라기 때문에 비탈진 곳의 사질양토가 재배의 적지이다. 또한 발아와 육묘를 하는 시기에는 습기에 매우 약하므로 주의해야 한다. 단삼은 씨앗과 뿌리로 번식을 한다.

채취 및 건조   단삼처럼 뿌리를 사용하는 약초는 잎이 시들고

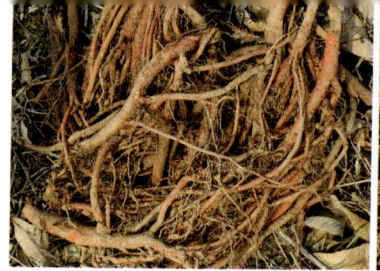

▲ 채취한 단삼 뿌리　　　　▲ 건조한 단삼 뿌리

난 이후에 채취해야 한다. 잎이 시들지 않으면 약의 기운(氣運)이 잎과 줄기에 남아 있어 뿌리에서 좋은 약효를 기대할 수 없기 때문이다. 단삼은 11월 상순부터 이듬해 3월 상순까지 채취할 수 있으나 11월 상순에 채취하는 것이 좋다. 황기처럼 뿌리가 땅속으로 깊게 들어가기 때문에 채취할 때는 농기구가 필요하며, 채취한 후에는 흙과 잔뿌리를 제거하고 햇볕에 말린다.

약초 이야기　날씬하게 보이려는 여성들은 흰색 옷보다는 검은색 옷을 입는다. 이는 명도(明度)가 낮을수록 수축 효과가 커서 실제보다 작고 날씬하게 보이기 때문이다. 흰색 바둑알보다 검은색 바둑알을 더 크게 만드는 것도 같은 이유에서이다. 이처럼 색은 사람의 눈을 착각하게 만드는 마술을 부리는데, 어떤 경우에는 사람의 기분에도 영향을 준다. 학생들이 공부하는 교실 벽은 대부분 흰색이다. 흰색이 마음을 차분하게 만들기 때문이다. 만약 교실 벽을 붉은색으로 칠하면 어떨까? 흥분되어 공부가 되지 않을 것이다. 붉은색은 음식점 간판에 어울린다. 붉은색을 보는 순간 힘이 느껴지고 식욕이 강해지기 때문이다. 한의학에서는 약초의 색과 효능 사이에 상관성이 있다고 말한다. 예를 들어 청피(靑皮, 덜 익은 귤의 껍질)처럼 청색을 띠는 약초는 간에 영향을 주고, 감초처럼 노란색 약초는 위장에 영향을 주며, 맥문동과 길경처럼 흰색을 띠는 약초는 폐에 영향을 준다. 그리고 단삼처럼 붉은색을 띠는 약초는 심장에 영향을 준다. 그래서일까, 단삼이 가장 많이 활용되는 질환은 협심증과 심근경색증이다. 단삼이 콜레스테롤을 제거하고 좁아진 심장혈관(관상동맥)을 확장시켜주기 때문이다. 단삼의 겉면은 붉은색이지만 쪼개서 안쪽을 보면 누런색이다. 노란색 약초는 위장에 영향을 주기 때문에 단삼은 위장이 좋지 않은 사람에게도 활용된다.

단삼의 효능

○ 협심증과 심근경색증을 치료한다

단삼은 심장혈관(관상동맥)이 좁아져서 생기는 협심증과 심근경색증 치료에 가장 많이 활용되는 약초이다. 실험적으로도 단삼이 관상동맥을 확장시키는 효능이

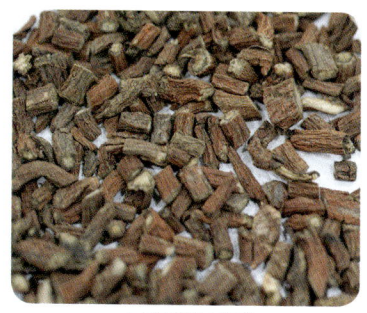
▲ 단삼(단삼 뿌리)

입증되었다. 협심증과 심근경색증에는 천궁, 홍화와 함께 복용하면 좋다. 예를 들어 단삼 20g, 천궁 10g, 홍화 6g이 하루 분량이며, 물 1.5L에 이들 약초를 넣고 중불로 1~2시간 달여서 두 번에 나누어 복용하면 된다.

○ 고지혈증과 고혈압을 치료한다

단삼은 콜레스테롤 수치를 낮추고 혈압 상승을 억제하는 효능이 있어 고지혈증과 고혈압을 치료할 때 활용된다. 동물실험에서 단삼을 4주간 사용했을 때 총콜레스테롤, LDL-콜레스테롤,

중성지방이 감소되는 것이 확인되었다. 따라서 단삼은 고지혈증을 치료할 때 안정적으로 사용할 수 있는 약초이며 산사, 구기자와 함께 사용하면 더욱 좋다. 예를 들어 단삼 30g, 산사 25g, 구기자 15g이 하루 분량인데, 물 1.5L에 이들 약초를 넣고 중불로 1~2시간 달여서 두 번에 나누어 복용하면 된다.

O 뇌경색 후유증을 치료한다

중풍에 걸려 다리에 힘이 없을 때 단삼을 복용하면 급히 달리는 말을 따라갈 수 있을 정도로 효과가 난다고 하여 단삼을 분마초(奔馬草)라고도 한다. 단삼이 콜레스테롤 수치를 낮추면서 혈관을 확장시키고, 허혈(虛血)로 인한 뇌손상을 억제하기 때문에 이러한 효과가 나타나는 것인데, 몸을 보(補)하는 황기, 혈액순환을 돕는 천궁, 작약 등과 함께 복용하면 더욱 좋다.

O 치매를 예방하고 치료한다

최근 연구에서 단삼이 치매에 효과가 있다는 결과가 나왔다. 단삼이 뇌의 허혈(虛血)을 개선하여 뇌손상을 억제하고, 뇌세포가 죽는 것을 막기 때문에 치매에 효과가 있는 것이다. 천왕보심단(天王補心丹, 《동의보감》에 수록된 처방으로 마음을 편안하게 하여 건망증이 생기지 않게 하고 가슴이 뛰는 것과 놀라는 것을 치료한다. 이 처방에 단삼이 들어간다.)에 단삼이 들어가는 것도 단삼을 복용하면 기억력이 좋아진다는 것을 선현들은 경험적으로 알았기 때문이다. 단삼을 치매에 사용할 때는 천마, 석창포, 원지 등과 함께 사용하면 좋다.

O 간세포를 보호하고 간기능을 강화한다

동물실험에서 단삼은 간세포의 손상을 억제하고, 간기능을 활성화시키는 것으로 나타났다. 또한 간염과 초기 간경화증에 단삼을 투여하면 치료 효과가 나타나는 것으로 밝혀졌다. 협심증, 고지혈증, 고혈압, 치매 등을 개선하기 위해서는 장기간 약을 복용해야 하는데, 다행히 단삼은 간기능에 긍정적인 영향을 주기 때문에 안심하고 장기간 복용해도 된다.

○ 골다공증을 치료한다

단삼이 골다공증을 개선한다는 연구결과가 처음으로 보고된 것은 2004년이다. 이 연구에서는 난소 제거로 골다공증이 유발된 동물에게 단삼 물추출물을 투여했을 때 골다공증이 예방되는 것이 확인되었는데, 이후 진행된 연구에서 단삼은 뼈의 형성 및 혈관 형성에 영향을 주는 것으로 나타났다. 따라서 뼈를 튼튼하게 하는 약초와 함께 단삼을 복용하면 골다공증을 예방하고 치료하는 데 도움이 된다.

활용법 및 참고사항

- 단삼의 1회 복용량은 건조된 것으로 6~20g이다. 달여서 복용해도 되고, 가루 내어 분말이나 환을 만들어 복용해도 된다.
- 말린 단삼을 적당한 크기로 절단해서 그대로 사용해도 되고, 술을 축인 다음 약하게 볶아서 사용해도 된다. 이렇게 하면 어혈을 제거하고 혈액순환을 촉진하는 효능이 더욱 강해진다.
- 단삼을 차로 마시는 것은 많이 알려져 있다. 쓴맛이 있지만 강하지 않아서 마시는 데는 지장이 없다.
- 황기나 인삼처럼 삼계탕에 단삼을 넣는 것도 좋은 방법이다. 단삼을 넣으면 고기의 잡냄새가 제거되며, 맛이 좋고 약효를 얻을 수 있어 보양식으로 제격이다.
- 단삼을 진하게 우려낸 물에 달걀을 삶으면 단삼의 붉은빛과 약효 성분이 달걀에 스며들고, 달걀 특유의 비린내가 없어져 달걀을 싫어하는 사람도 부담 없이 먹을 수 있다.
- 단삼 달인 물로 밥을 하면 멥쌀밥이 찹쌀밥처럼 느껴져 맛이 좋아진다.

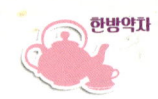

단삼차

색은 붉은색이고, **맛**은 약간 쓰고 달다.

| 채취 방법 | 늦가을 잎이 지고 난 뒤에 뿌리를 채취한다.

| 만드는 방법 |

❶ 채취한 뿌리를 물에 담그지 말고 물을 뿌려가면서 세척한다. 물에 담그면 붉은색이 빠지기 때문이다.

❷ 뿌리를 0.2~0.3cm 크기로 잘게 자른다.

❸ 적당량의 소금, 감초를 넣고 물을 끓인다. 김이 올라오면 면포를 깐 찜망에 뿌리를 올려놓고 2분 정도 증제(蒸製)한다.

❹ 증제가 끝나면 뿌리를 신속하게 식힌다.

❺ 증제한 뿌리를 10~12시간 정도 음건(陰乾)[1]한다.

❻ 건조[2]된 뿌리를 직화(저온)로 덖은 후에 식힌다. 연속하여 2회 실시한다.

❼ 위의 과정이 끝나면 다시 직화(고온)로 덖은 후에 식힌다.

❽ 완전 건조[3]된 뿌리를 숙성시키고 습기를 확인한 후에 병에 넣어 보관한다.

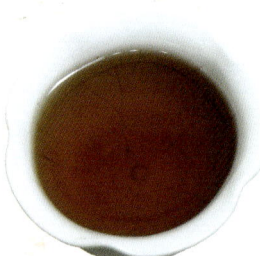

| 음용법 |

❶ 90~100℃의 뜨거운 물을 찻잔에 붓는다.

❷ 제다(製茶)한 뿌리를 3~5분 정도 우린다.

❸ 처음 우린 찻물은 가볍게 헹구어 버리고, 이후부터 연속해서 두세 번 우려 마시면 좋다.

1_ 바람이 잘 통하는 음지에서 자연 건조하는 것을 말한다.
2_ 손으로 만졌을 때 마른 느낌이다.
3_ 손으로 만졌을 때 바삭한 느낌이다.

함께 알아두면 좋은 약초

홍화 紅花

잇꽃의 꽃을 홍화라고 한다. 홍화에서 노란색 또는 붉은색 염료를 얻기도 하는데, 전통 혼례에서 신부의 얼굴에 바르는 붉은색 연지를 만들 때 홍화를 사용한다. 잇꽃의 어린순은 나물로 먹을 수 있고, 일반인들에게 많이 알려진 씨앗(홍화씨)은 기름을 짜기도 하고 약으로도 사용한다. 하지만 전문가들은 홍화씨보다 홍화를 많이 사용한다.

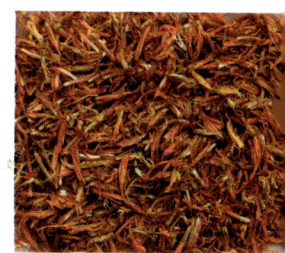
▲ 홍화(잇꽃 꽃)

홍화 효능

• **협심증을 치료한다**

홍화는 혈전(血栓)을 녹이고 말초혈관을 확장시키는 효능이 있어 단삼, 천궁, 현호색과 함께 사용하면 협심증을 치료하는 데 도움이 된다. 또한 홍화는 뇌혈전을 용해하는 작용을 하므로 중풍에도 사용할 수 있다.

• **생리통을 치료한다**

홍화는 생리통을 치료할 때 사용하는 중요한 약초이다. 어혈(瘀血)을 없애고 혈액순환을 촉진하는 효능이 좋기 때문인데, 사물탕(당귀, 천궁, 작약, 숙지황)에 홍화와 도인을 넣어서 복용하면 생리통을 치료하는 효과가 아주 좋다.

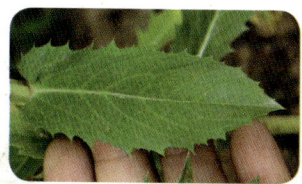
▲ 잇꽃 잎

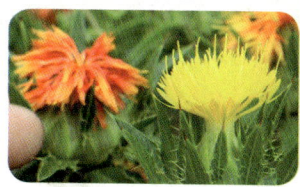
▲ 잇꽃 꽃

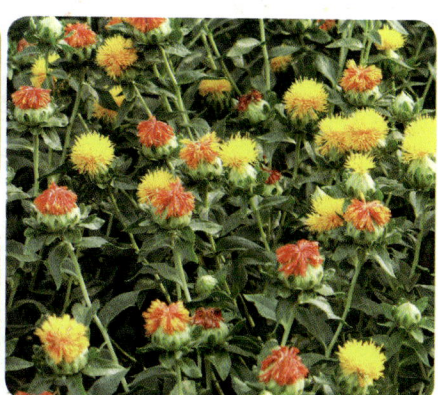
▲ 잇꽃 재배지

고지혈증을 치료하는
산사

유튜브(youtube) 동영상 강의

- **식물 이름** : 장미과에 속한 낙엽활엽 소교목인 **산사나무**
- **사용 부위** : 성숙한 열매
- **약초 이름** : 산사(山樝)
- **맛과 성질** : 맛은 시고 달다. 성질은 약간 따뜻하다.

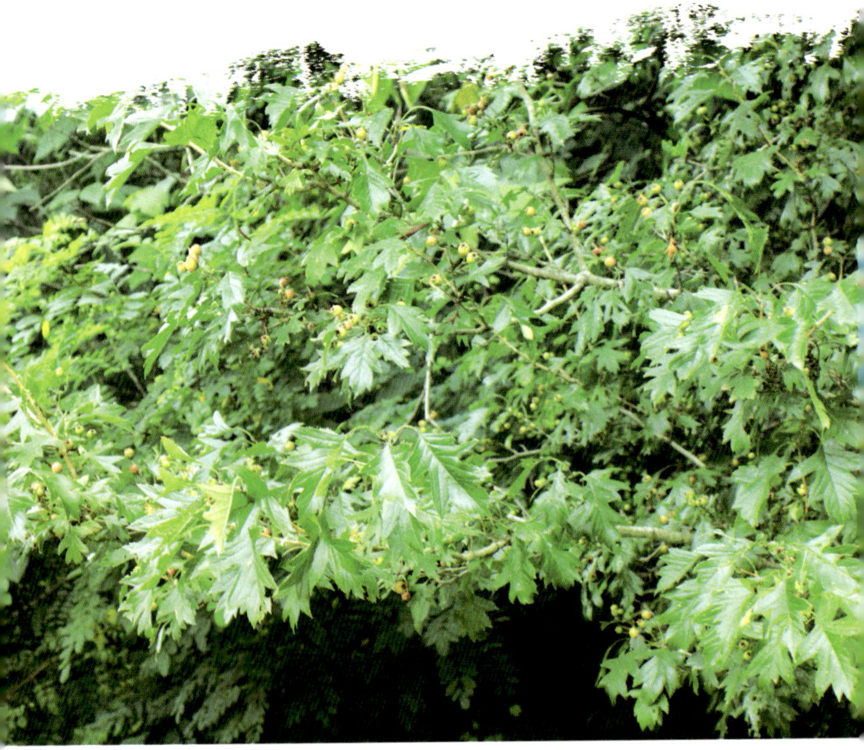

> 자생지 및 생태

산사나무는 전국의 산지에 자생하며 높이 3~6m 정도로 자라는 소교목이지만 꽃과 열매가 아름답고 가지치기를 하면 작게 키울 수도 있어 조경용 나무로 인기가 높다. 일조량이 풍부하면서도 수분이 적당한 땅에서 잘 자라기 때문에 산지의 계곡이나 비탈면의 아랫부분, 그리고 숲속이나 숲 가장자리에서 볼 수 있다. 반면 깊은 산속 음지에서는 잘 자라지 못한다. 산사나무는 내한성이 강한 북방 식물이므로 시베리아에도 분포하며, 우리나라의 경기도 북부와 경상북도 등지에서 자생한다. 5월 하늘에 뭉게구름이 떠 있는 것처럼 뭉실뭉실 피는 산사나무의 하얀 꽃은 설화(雪花)를 연상케 하고 꿀이 많이 들어 있어서 꽃이 피어 있는 동안에는 벌과 나비가 끊이지 않는다. 열매는 9~10월에 붉은색으로 익으며 흰색 반점이 있다.

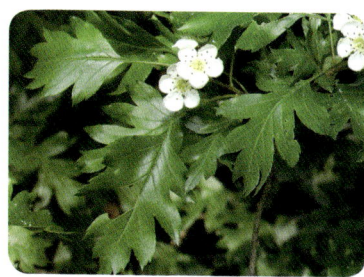
▲ 산사나무 잎

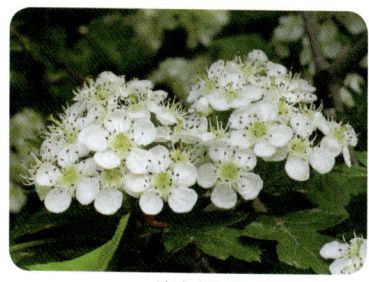
▲ 산사나무 꽃

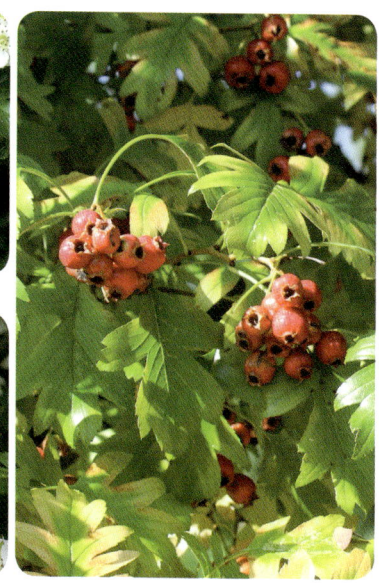
▲ 가을에 붉은색으로 익은 산사나무 열매

채취 및 건조 열매를 사용하는 약초는 가을이 되어 열매가 완전히 성숙했을 때 채취한다. 9~10월에 산사나무 열매가 붉게 익었을 때 채취하는데, 너무 늦게 채취하면 과육이 마르고 약효도 떨어진다. 열매를 채취한 뒤에 횡으로 얇게 잘라서 곧바로 햇볕에 말린다. 야산사(野山楂)는 채취한 후 햇볕에 그냥 말리거나 떡 모양으로 눌러서 햇볕에 말린 후에 약으로 사용한다.

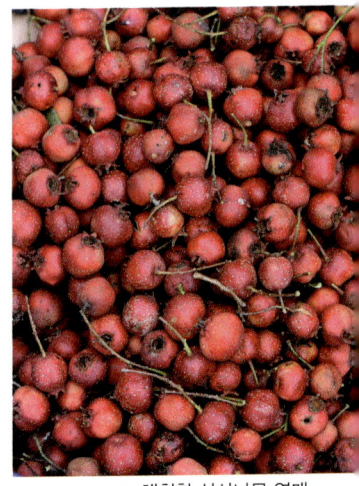

▲ 채취한 산사나무 열매

약초 이야기 어린 시절 밥상에 오르는 것은 푸성귀뿐이었다. 섬유질이 많은 푸성귀 덕에 변비라는 말을 모르고 살았지만 이것이 어쩌다 한 번 먹는 고기의 맛을 대신할 수는 없었다. 단백질과 지방 덩어리인 고기를 먹으면 입이 즐겁고 배가 든든해서 힘이 생기는 것만 같았다. 그런데 이런 느낌은 소화가 더디게 되는 현상 때문이라는 것을 나중에서야 알았다.

단백질과 지방이 위장에 머무는 시간은 4~5시간 정도이다. 2시간 정도 머무는 탄수화물에 비하면 아주 오래 머무는 것이라서 고기를 먹었을 때 배가 든든하다는 생각이 들 수 있다. 하지만 소화력이 약한 사람은 든든하게 느끼는 것이 아니라 소화가 되지 않는 것처럼 느낀다. 더구나 매일 고기를 먹는 것이 아니라 1년에 한두 번 먹는 사람에게는 소화에 부담이 될 수밖에 없다. 이처럼 고기를 먹고 난 후에 소화가 되지 않을 때 산사를 복용하면 감쪽같이 소화가 된다. 산사가 지방을 분해하여 소화 시간을 단축시키기 때문이다.

중국 사람들은 기름진 음식을 많이 먹는 것에 비하여 콜레스테롤 수치가 높지 않다고 한다. 그들이 산사나무 열매를 즐겨 먹기 때문이다. 예를 들어 북경 사람들은 탕후루[糖葫蘆, 산사나무 열매에 물엿을 발라서 꼬치에 꿰어 만든 음식]를 자주 먹는다. 또한 그들은 식후에 산사나무 열매로 만든 차를 자주 마신다. 산사나무 열매가 지방을 분해시키기 때문에 중국 사람들이 즐기는 것인데, 제약회사도 이러한 효능을 이용하여 혈액순환제에 산사를 첨가하고 있다.

산사의 효능

○ 고지혈증과 고혈압을 치료한다

산사는 콜레스테롤 수치를 낮추는 효능이 좋아서 고지혈증을 치료할 때 활용된다. 또한 콜레스테롤 수치가 낮아지면 고혈압도 개선되기 때문에 산사는 고혈압 치료에도 활용된다. 실험적으로 산사에 들어

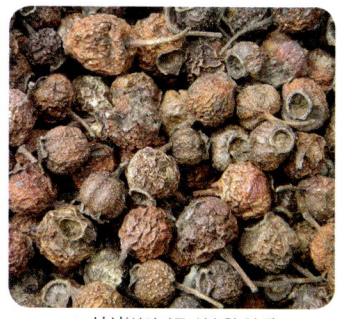

▲ 산사(산사나무 성숙한 열매)

있는 플라보노이드 화합물이 심혈관질환을 치료하고 콜레스테롤 수치를 낮추는 것으로 밝혀졌다. 산사를 단독으로 달이거나 환을 만들어 복용해도 되지만 구기자, 단삼과 함께 복용하면 더욱 좋은데, 예를 들어 산사 25g, 구기자 15g, 단삼 30g이 하루 분량이다. 물 1.5L에 이들 약초를 넣고 중불로 1~2시간 달여서 두 번에 나누어 복용하면 된다.

○ 지방간 치료에 보조적으로 사용한다

산사는 중성지방을 분해하는 효능이 탁월해서 지방간에 특효가 있다. 지방간을 방치하면 간경변증(간경화증)이나 간암으로 진행될 수 있기 때문에 주의해야 하는데, 식이조절을 하면서 산사를 복용하면 지방간 치료에 많은 도움이 된다.

○ 고기를 과식한 후에 생긴 소화불량을 치료한다

산사는 지방을 분해하는 효능이 좋아서 지방질이 많은 고기를 과식한 후에 체하거나 소화불량이 생겼을 때 복용하면 아주 좋다. 급할 때는 산사를 물에 달여서 복용하고, 환을 만들어 두었다가 증상이 있을 때마다 복용하는 것도 좋은 방법이다.

○ 산후 어혈(瘀血)을 제거한다

의서(醫書)에 산사는 어혈을 제거하는 효능이 있는 것으로 나온다. 산사가 혈액 내의 지방을 분해하기 때문에 어혈이 제거되는 것인데, 특히 비만하거나 운동량이 부족한 산모가 산사를 복용하면 산후에 손상된 자궁을 회복시키는 데 도움이 된다.

활용법 및 참고사항

- 산사의 1회 복용량은 건조된 것으로 4~20g이다. 달여서 복용해도 되고, 가루 내어 분말이나 환을 만들어 복용해도 된다.
- 식혜를 만들 때 산사 달인 물을 사용하면 새콤달콤한 맛이 나고, 소화제로 활용하기에 안성맞춤이다.
- 삼계탕을 할 때 산사를 넣으면 고기가 연해져서 맛이 아주 좋다. 소동파의 《물류상감지》에 이런 말이 나온다. '살이 질긴 늙은 닭을 삶을 때 산사 몇 개를 넣으면 살이 잘 무른다.'
- 산사를 활용해서 죽을 쑤어도 좋다. 중국에서는 육류를 먹고 난 다음 산사로 만든 죽을 먹는 풍습이 있다.
- 원인불명의 두드러기가 생겼을 때는 산사 30g, 지실 15g을 1회 분량으로 달여 하루 2~3회 복용하면 효과가 좋다.

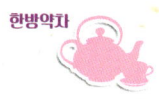

산사차

색은 엷은 붉은색이고, 맛은 약간 시고 달다.

| 채취 방법 | 9~10월에 붉게 익은 열매를 채취한다.

| 만드는 방법 |

❶ 소금과 식초를 섞은 물에 채취한 열매를 1시간 정도 담가둔다.

❷ 열매를 0.2~0.3cm 크기로 잘게 자른 후 씨를 뺀다.

❸ 적당량의 소금, 감초를 넣고 물을 끓인다. 김이 올라오면 면포를 깐 찜망에 열매를 올려놓고 2분 정도 증제(蒸製)한다.

❹ 증제가 끝나면 열매를 신속하게 식힌다. 그렇지 않으면 갈변할 수 있다.

❺ 증제한 열매를 14~15시간 정도 음건(陰乾)[1]한다.

❻ 건조[2]된 열매를 직화(저온)로 덖은 후에 식힌다. 연속하여 2회 실시한다.

❼ 위의 과정이 끝나면 다시 직화(고온)로 덖은 후에 식힌다.

❽ 완전 건조[3]된 산사를 숙성시키고 습기를 확인한 후에 병에 넣어 보관한다.

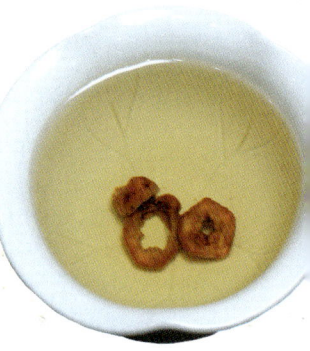

| 음용법 |

❶ 90~100℃의 뜨거운 물을 찻잔에 붓는다.

❷ 제다(製茶)한 산사를 3~5분 정도 우린다.

❸ 처음 우린 찻물은 가볍게 헹구어 버리고, 이후부터 연속해서 두세 번 우려 마시면 좋다.

1_ 바람이 잘 통하는 음지에서 자연 건조하는 것을 말한다.
2_ 손으로 만졌을 때 마른 느낌이다.
3_ 손으로 만졌을 때 바삭한 느낌이다.

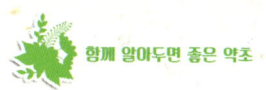

조구등 釣鉤藤

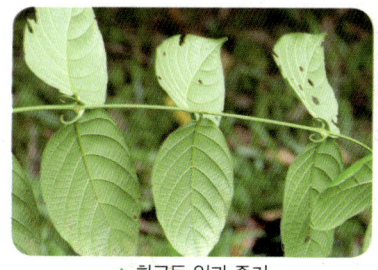
▲ 화구등 잎과 줄기

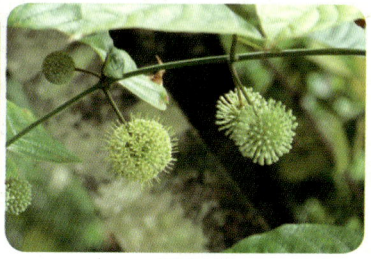
▲ 화구등 꽃

화구등(또는 구등)은 중국에 자생하는 나무이며, 가시가 달린 화구등의 어린가지를 조구등이라고 하여 약으로 사용한다. 조구등은 낚싯바늘[釣鉤]이 달린 덩굴[藤]이라는 뜻으로 혈압을 낮추는 효능이 있어서 산사와 함께 복용하면 고혈압을 치료하는 효과를 강화할 수 있다.

조구등 효능

• **고혈압을 치료한다**

조구등은 혈압을 낮추는 효능이 완만하고 지속적이다. 반복적으로 상승하는 일도 비교적 적고 계속 복용해도 부작용이나 독성이 전혀 없어서 고혈압이 있는 사람에게 매우 좋은 약초이다. 전문가들이 배우는 교과서에서는 조구등을 평간식풍약(平肝息風藥)으로 분류한다. 간풍(肝風)을 평식(平息)시켜 경련을 그치게 하는 약이라는 뜻이다. 사람의 감정을 오행(五行)으로 배속했

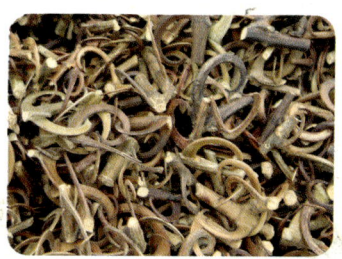
▲ 조구등(화구등 어린가지)

을 때 분노의 감정은 간(肝)에 해당한다. 이는 분노가 간에 좋지 않은 영향을 준다는 뜻이다. 분노(스트레스)가 지속되거나 과하게 작용하면 교감신경이 항진되면서 혈압이 오르고 머리가 아프고 심하면 몸이 뻣뻣해지고 경련이 일어나는데, 옛사람들은 이것을 간풍(肝風)이라고 했다. 조구등이 간풍(肝風)을 평식(平息)시킨다는 말은 과도한 분노 때문에 나타나는 위의 증상을 개선한다는 뜻이다. 그래서 조구등은 현대인에게 아주 유용한 약초이며, 특히 고혈압이 있는 사람에게 좋은 약초이다.

당뇨병을 치료하는
영실

- **식물 이름** : 장미과에 속한 낙엽관목인 **찔레꽃**
- **사용 부위** : 열매
- **약초 이름** : 영실(營實)
- **맛과 성질** : 맛은 달면서 시고, 성질은 약간 차갑다.

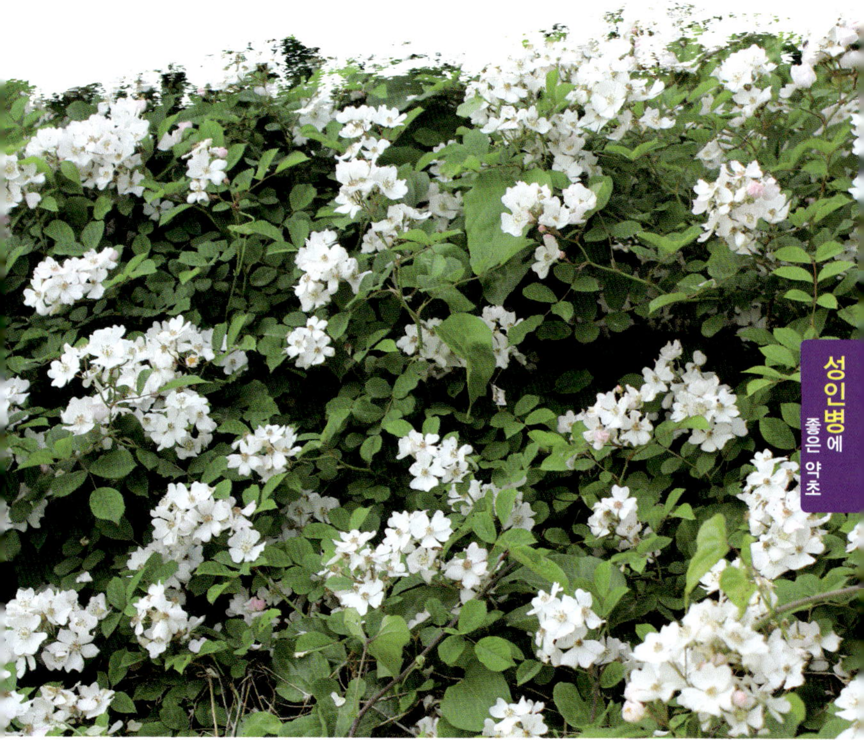

성인병에 좋은 약초

자생지 및 생태 찔레꽃은 전국 각지에 널리 분포하며 산지의 가장자리와 들판의 풀밭 또는 하천 유역에서 자란다. 높이 2m 정도의 키가 작은 낙엽활엽수이며, 한자리에서 나오는 여러 대의 줄기와 가지가 활처럼 휘어지기 때문에 전체적인 모습은 비스듬하게 보인다. 꽃은 5~6월에 새로 난 줄기 끝부분에서 피는데, 대개 흰색이지만 약간 응달진 곳에서는 이따금 연분홍빛 꽃이 피기도 한다. 줄기에 가시가 많아서 찔레꽃을 가시나무라고도 한다. 9~10월에 지름 0.8cm 정도의 둥근 열매가 붉은색으로 익고, 겨울에도 가지에 매달려 있다. 찔레꽃은 우리나라 토종으로 장미과 중에서는 적응력이 뛰어나기 때문에 장미의 원예 품종을 번식시킬 때 대목으로 많이 이용된다.

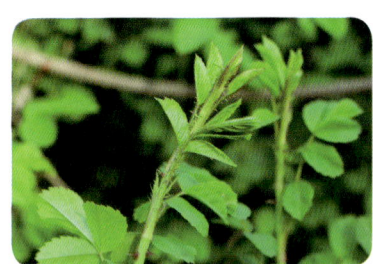

▲ 찔레꽃 새순

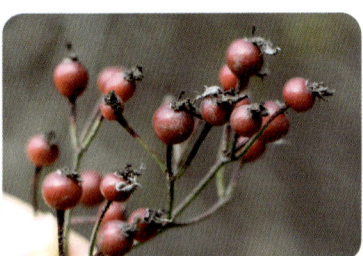

▲ 찔레꽃 열매

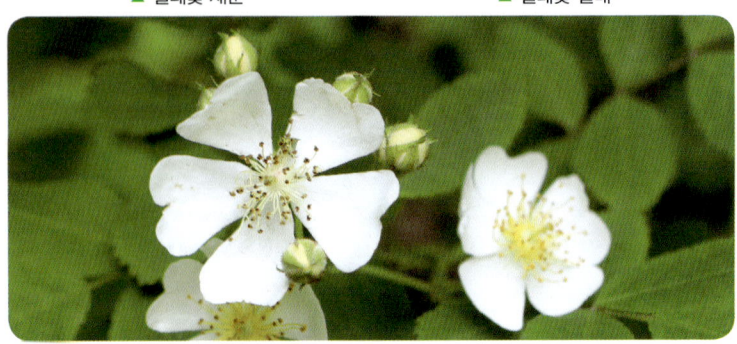

▲ 찔레꽃 꽃

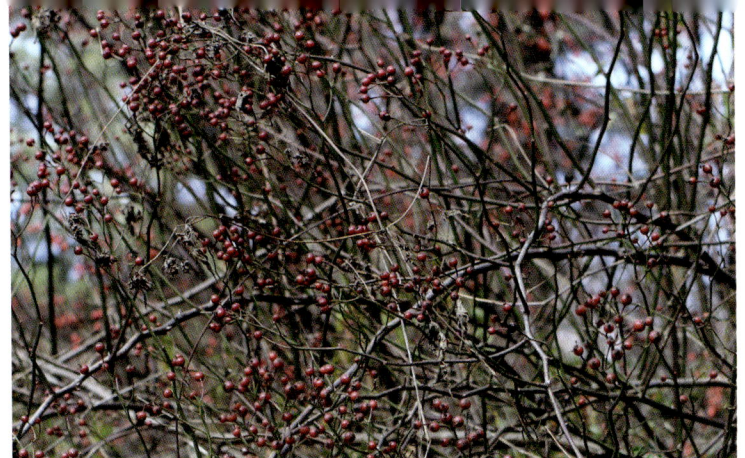
▲ 찔레꽃 열매는 가을에 붉은색으로 익는다.

채취 및 건조 열매를 사용하는 약초는 가을이 되어 열매가 완전히 성숙했을 때 채취하는 것이 일반적이다. 하지만 찔레꽃의 경우는 빨갛게 익기 전의 푸른빛이 도는 열매를 채취해서 사용하는 것이 좋다. 9월쯤 열매가 붉게 익기 전에 채취한 다음 그늘에서 말리고 공기에 접촉되지 않도록 밀봉해서 저장한다.

약초 이야기 찔레꽃의 연한 새순은 먹거리가 변변치 않았던 시절 아이들에게 매우 맛있는 간식거리였고, 중요한 영양원이 되어 자라는 아이의 성장 발육에 큰 도움이 되었다. 또한 찔레꽃 향기는 사람을 사로잡을 만큼 좋아서 옛 여인들은 찔레꽃을 모아 화장수로 사용하였다. 찔레꽃을 증류해 만든 화장수를 꽃이슬이라 불렀으며, 꽃이슬로 얼굴을 씻으면 살결이 옥처럼 고와진다고 여겼다.

필자는 흔하게 볼 수 있는 찔레꽃이 약초라는 것에 감사한다. 쉽게 구할 수 있는 약초는 그만큼 흔한 질환에 사용하라는 신(神)의 계획일 것이다. 고혈압과 더불어 국민병(國民病)으로 불리는 당뇨병에 찔레꽃 열매를 사용하는데, 옛 의서(醫書)에는 찔레꽃 열매가 해독작용을 한다고 하였다. 선현들의 선견지명이었을까? 최근 환경호르몬 등 몸속으로 유입된 독성 물질이 당뇨병을 유발한다는 연구결과가 있어 찔레꽃 열매의 해독작용이 당뇨병 치료에 도움이 된다는 근거를 제공한다.

먹을 것이 부족했던 시절 아이들의 주린 배를 채워주고 성장 발육에 도움을 주었던 찔레꽃이 지금은 그 아이들이 나이가 들어 얻게 된 당뇨병을 치료하는 약이 되었다.

영실의 효능

O 당뇨병을 치료한다

영실은 실험적으로 혈당을 낮추는 효능이 입증되었다. 의서(醫書)에는 영실을 오래 복용하면 '기운이 나고 몸이 가벼워진다.'는 표현이 있어 당뇨병 환자들이 장기간 복용하기에 적합한 약초이다.

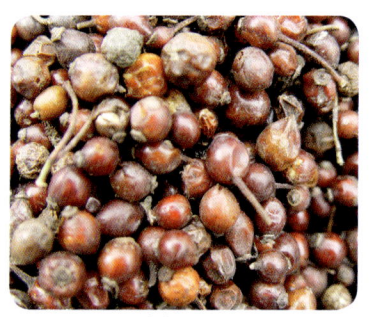

▲ 영실(찔레꽃 열매)

인삼(홍삼), 창출과 함께 복용하면 더욱 좋은데, 예를 들어 영실 16g, 인삼(홍삼) 5~20g, 창출 10g이 하루 분량이며, 물 1.5L에 이들 약초를 넣고 중불로 1~2시간 달여서 두 번에 나누어 복용하면 된다.

O 종기와 상처를 치료한다

의서(醫書)에서는 옹저(癰疽)와 악창(惡瘡)이 있을 때 영실을 사용한다고 하였다. 또한 영실은 해독하는 효능이 좋다고 하였다. 옹저는 종기를 뜻하고 악창은 오랫동안 낫지 않는 고질적인 피부병을 말한다. 피부의 염증과 농(膿)을 치료하려면 쓴맛이 강한 약초를 사용하는 것이 좋은데, 달면서 신맛이 나는 영실을 사용했던 이유는 허약한 몸 상태를 고려했기 때문이다. 즉 영실은 약한 몸을 보(補)하면서 염증을 치료하는 약초이다. 따라서 몸이 약한 사람의 고질적인 피부질환(악창)에 영실을 사용하면 좋고, 당뇨병으로 인한 궤양과 욕창에도 활용할 수 있다.

○ 불면증과 건망증을 개선한다

영실에는 사포닌, 비타민 C, 아미노산 등 영양분이 풍부하고 신맛과 단맛이 있어 허약한 몸을 보(補)하는 효능이 좋다. 그래서 노인의 불면증, 건망증, 피로감, 성기능 감퇴 등에 영실을 사용한다. 불면증에는 산조인과 함께 복용하면 좋은데, 예를 들어 영실 10g, 산조인 20g이 하루 분량이며, 물 1.5L에 이들 약초를 넣고 중불로 1~2시간 달여서 두 번에 나누어 복용하면 된다.

활용법 및 참고사항

- 영실의 1회 복용량은 건조된 것으로 4~8g이다. 달여서 복용해도 되고, 가루 내어 분말이나 환을 만들어 복용해도 된다.
- 영실을 물에 달이면 색이 곱고 먹기에도 좋다. 따라서 당뇨병이 있는 사람들에게 음료수 대용으로 안성맞춤이다.
- 영실을 달인 물로 밥을 짓거나 국을 끓여도 좋다.
- 찔레꽃의 연한 순을 따서 생으로 먹을 수 있고, 가볍게 데쳐서 무쳐 먹기도 한다.
- 지상부로 드러난 찔레꽃의 뿌리에서 자라는 버섯은 항암작용이 있고 당뇨병을 개선하는 효능이 있다.

갱년기증상을 치료하는
시호

- **식물 이름** : 산형과에 속한 다년생 식물인 **시호**
- **사용 부위** : 뿌리
- **약초 이름** : 시호(柴胡)
- **맛과 성질** : 맛은 쓰고(아린 맛도 있다.) 성질은 약간 차갑다.

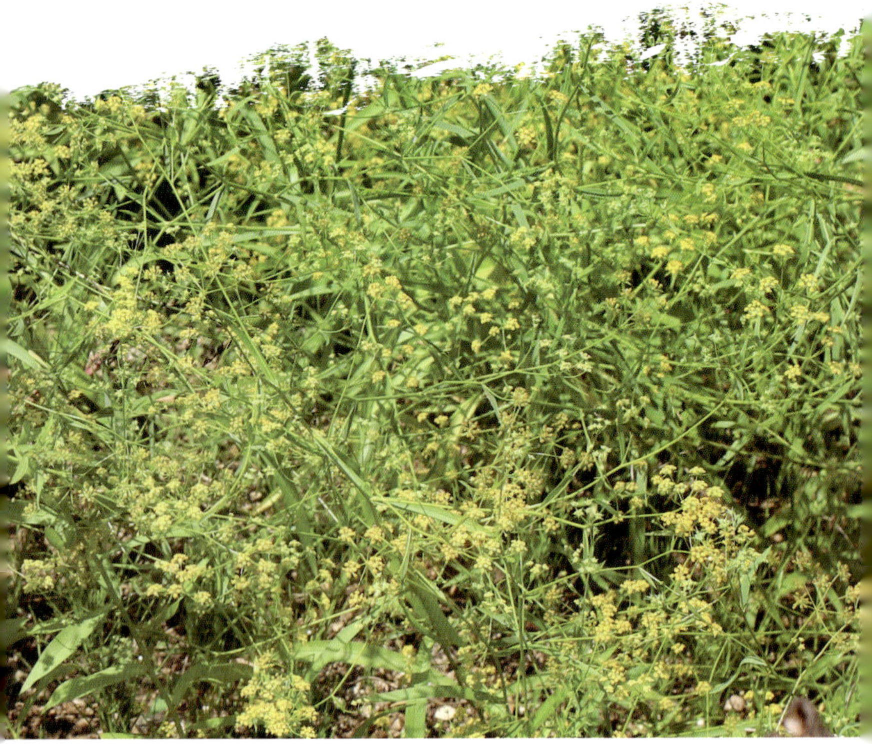

> **자생지 및 생태** 시호는 우리나라 각처의 산지에서 자라는 다년생 식물이다. 물 빠짐이 좋은 반그늘 또는 양지에서 40~70cm 크기로 자라는데, 줄기는 가늘고 딱딱하며 윗부분에서 약간의 가지를 친다. 뿌리잎은 길이가 10~30cm이며, 줄기잎은 길이가 4~10cm 정도이다. 꽃은 8~9월에 피며 황색이고, 열매는 9~10월에 맺고 납작한 타원형이다. 약으로 사용하는 뿌리는 줄기처럼 가늘고 딱딱하다.

> **채취 및 건조** 뿌리를 사용하는 약초는 잎이 무성해졌을 때 채취하면 안 된다. 늦봄과 여름에 잎이 무성해지면 약의 기운(氣運)이 뿌리가 아니라 잎으로 가기 때문이다. 시호는 봄과 가을에 채취하는데, 봄에는 싹이 나기 전이나 싹이 날 무렵이 좋

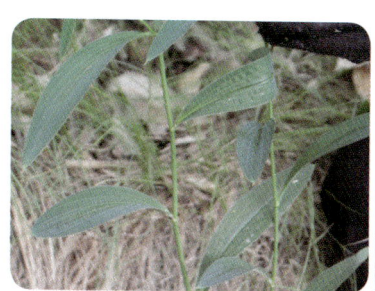

▲ 시호 잎(야생)

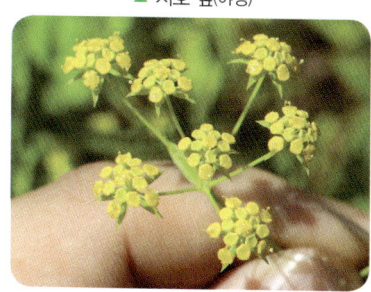

▲ 시호 꽃

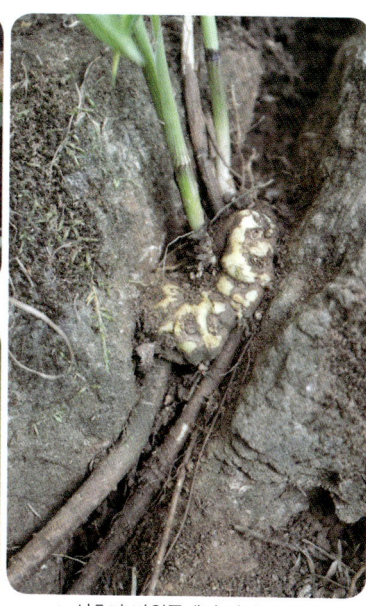

▲ 시호가 바위틈에서 사라고 있다.

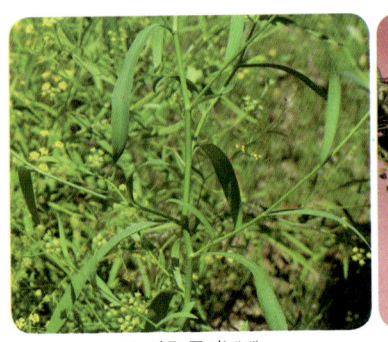
▲ 시호 줄기(재배)

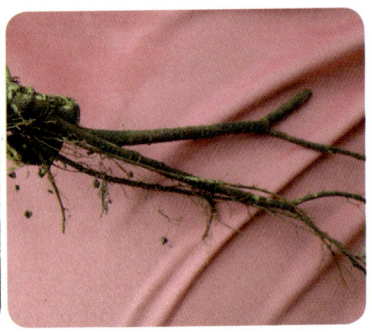
▲ 시호 뿌리(야생)

고, 가을에는 잎이 마른 이후에 채취하는 것이 좋다. 보통은 10~11월에 채취한다. 뿌리를 캐서 불순물과 잔뿌리를 제거하고 물기가 있을 때 절단하여 햇볕에 말린 후에 사용한다.

> **약초 이야기**

태산(泰山)이 놉다 ㅎ되 ㅎ놀 아래 뫼히로다
오르고 또 오르면 못 오를 리(理) 업건마는
사람이 제 아니 오르고 뫼흘 놉다 ㅎ느니

시와 서예에 능했던 조선의 문인 양사언의 시조이다. 양사언은 40년 동안 관직에 있으면서 부정과 부패가 없었고 유족에게 재산을 남기지 않았을 정도로 청렴했다. 그랬던 그가 동두천에 위치한 소요산에서 김시습을 만나 자주 회포(懷抱)를 풀었다고 한다. 소요산(逍遙山)은 천천히 거닐면서[逍] 서성거리기[遙] 좋은 산(山)이기 때문이다.

소요산과 이름이 똑같은 처방이 있다. 바로 소요산(逍遙散, 372쪽 참조)이다. 오르는 산(山)이 복용하는 산(散)으로 바뀌었을 뿐 소요(逍遙)라는 말은 동일하다. 소요산은 스트레스질환에 많이 사용한다. 정신적인 긴장과 해결되지 않는 일이 계속되면 가슴이 답답해지고 소화가 되지 않으며 가슴과 얼굴로 열이 오르게 되는데, 이때 소요산을 처방한다. 이러한 증상이 있을 때는 마음을 내려놓고 한가롭게 거닐면서 스트레스를 풀어야 하는데, 그렇게 하는 것이 쉽다면 약이 필요 없을 것이다. 소요(逍遙)가 필요하지만 소요가 되지 않는 이들에게 소요할 수 있게 해주는 처방이 소요산이다.

소요산의 중심 약초는 시호이다. 시호는 정신적인 스트레스 때문에 생긴 울화(鬱火)를 풀어준다. 마음속에 차곡차곡 쌓아둔 스트레스를 풀지 못하여 열불[熱火]이 나고 신경이 날카로워졌을 때 시호를 기억하기 바란다.

시호의 효능

○ 갱년기증상을 치료한다

시호는 얼굴로 열이 오르내리는 증상이 반복될 때 사용한다. 시호는 뇌의 흥분을 가라앉히는 작용을 하기 때문에 심인성(心因性)으로 이러한 증상이 생겼을 때 사용하면 더욱 좋다.

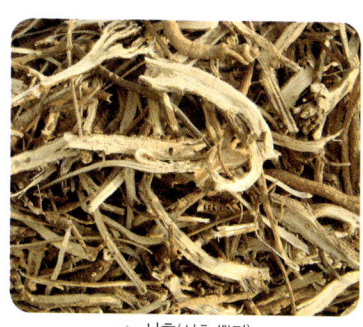

▲ 시호(시호 뿌리)

갱년기증상에는 구기자, 당귀, 작약, 백출, 복령 등과 함께 사용하면 좋다. 예를 들어 시호 8~12g, 구기자 20g, 당귀 8g, 작약 8g, 백출 8g, 복령 8g이 하루 분량이며, 물 1.5L에 이들 약초를 넣고 중불로 1~2시간 달여서 두 번에 나누어 복용한다.

○ 히스테리 및 화병으로 인한 분노감, 억울감을 완화시킨다

스트레스를 풀지 못하고 마음속에 쌓아두면 어느 순간 갑자기 큰 소리를 지르거나 기이한 행동을 한다. 이는 억눌린 감정[熱]이 표출되는 것으로 이때 시호를 복용하면 신경이 안정되고 마음의 열(熱)이 해소된다. 동물실험에서도 시호를 투여했을 때 뚜렷한 안정작용이 나타났다. 청피, 향부자, 치자, 창출 등과 함께 사용하면 좋은데, 예를 들어 시호 16g, 청피 12g, 향부자 6g, 치자 6g, 창출 6g이 하루 분량이다. 물 1.5L에 이들 약초를 넣고 중불로 1~2시간 달여서 두 번에 나누어 복용한다.

○ 만성간염과 지방간을 치료한다

시호는 간기능을 개선하는 효능이 있어 만성간염, 간수치 상승, 지방간 등을 치료할 때 사용한다. 간손상이 유발된 동물에게 시호를 투여했을 때 간손상이 억제되고 담즙분비가 촉진되는 것이 확인되었다. 구기자, 산사, 인진, 향부자 등과 함께 사용하면 좋은데, 예를 들어 시호 15g, 구기자 20g, 산사 15g, 인진 20g, 향부자 10g이 하루 분량이다. 물 1.5L에 이들 약초를 넣고 중불로 1~2시간 달여서 두 번에 나누어 복용한다.

활용법 및 참고사항

- 시호의 1회 복용량은 건조된 것으로 4~12g이다. 달여서 복용해도 되고, 가루 내어 분말이나 환을 만들어 복용해도 된다.
- 시호를 살짝 볶아서 차로 마시면 억울감과 분노감을 조절하는 데 도움이 된다. 달였을 때 맛이 나쁘지 않아서 음료 대용으로도 좋다.
- 시호를 식초에 담가 불린 다음 볶아서 차로 마시면 간기능을 개선하는 데 도움이 된다.
- 시호는 신경성 고혈압을 개선하는 효능이 있다. 따라서 신경성으로 갑작스럽게 혈압이 오를 때 시호 달인 물을 자주 마시면 도움이 된다.

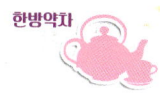

시호차

색은 연한 갈색이고, **맛**은 약간 쓰다.

| 채취 방법 | 11월경에 잎과 줄기가 시들고 난 후에 뿌리를 채취한다. 또는 이른 봄에 채취한다.

| 만드는 방법 |

① 채취한 시호의 뿌리를 깨끗하게 세척한다.

② 세척한 뿌리를 0.3~0.5cm 크기로 자른다.

③ 적당량의 소금, 감초를 넣고 물을 끓인다. 김이 올라오면 면포를 깐 찜망에 뿌리를 올려놓고 2분 30초 정도 증제(蒸製)한다.

④ 증제가 끝나면 뿌리를 신속하게 식힌다.

⑤ 증제한 뿌리를 10~12시간 정도 음건(陰乾)[1]한다.

⑥ 건조[2]된 뿌리를 직화(저온)로 덖은 후에 식힌다. 연속하여 2회 실시한다.

⑦ 위의 과정이 끝나면 다시 직화(고온)로 덖은 후에 식힌다.

⑧ 완전 건조[3]된 뿌리를 숙성시키고 습기를 확인한 후에 병에 넣어 보관한다.

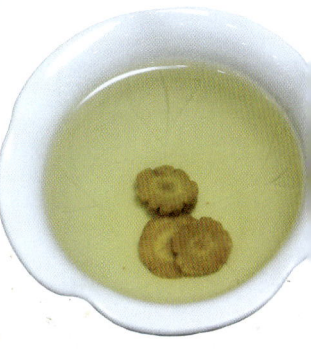

| 음용법 |

① 90~100℃의 뜨거운 물을 찻잔에 붓는다.

② 제다(製茶)한 뿌리를 3~5분 정도 우린다.

③ 처음 우린 찻물은 가볍게 헹구어 버리고, 이후부터 연속해서 두세 번 우려 마시면 좋다.

1_ 바람이 잘 통하는 음지에서 자연 건조하는 것을 말한다.
2_ 손으로 만졌을 때 마른 느낌이다.
3_ 손으로 만졌을 때 바삭한 느낌이다.

신경쇠약을 치료하는
연자육

- **식물 이름** : 수련과에 속한 다년생 수생식물인 **연꽃**
- **사용 부위** : 씨앗
- **약초 이름** : 연자육(蓮子肉)
- **맛과 성질** : 맛은 달면서 떫고, 성질은 평(平)하다.

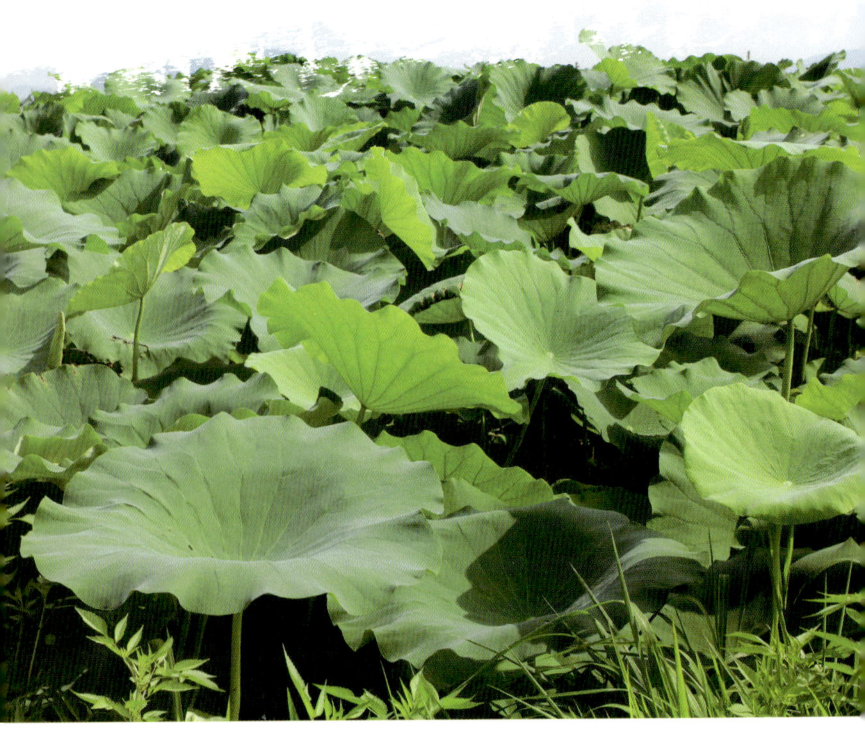

자생지 및 생태 연꽃은 아시아 남부와 오스트레일리아 북부가 원산지이며, 연못에서 자라고 논에서 재배하기도 한다. 뿌리줄기는 굵고 옆으로 뻗어가며 마디가 많고 가을에는 특히 끝부분이 굵어진다. 잎은 뿌리줄기에서 나와서 높이 1~2m로 자란 잎자루 끝에 달리고 둥근 방패 모양이다. 잎의 지름은 40cm 내외로 물에 젖지 않으며 잎맥이 방사상으로 퍼지고 가장자리가 밋밋하다. 잎자루의 겉에는 가시가 있고 안에 있는 구멍은 뿌리줄기의 구멍과 통한다. 꽃은 7~8월에 피고 홍색 또는 흰색이며 꽃줄기 끝에 1개씩 달린다. 씨앗은 견과이며 연방(蓮房)에 들어 있다. 씨앗의 수명이 길어서 2천 년 묵은 씨앗이 발아한 예도 있다.

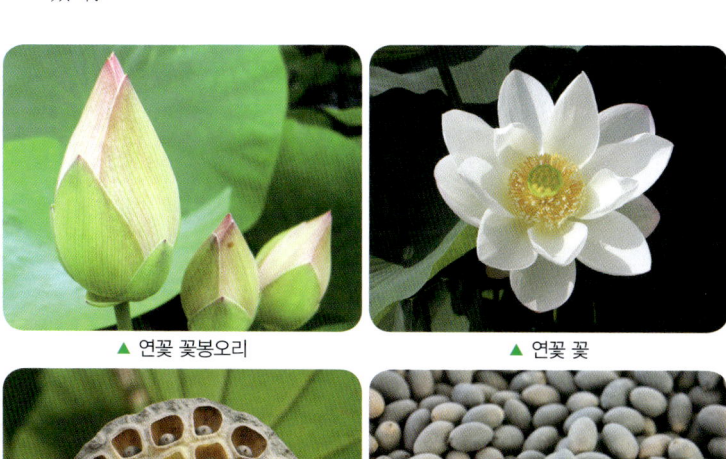

▲ 연꽃 꽃봉오리   ▲ 연꽃 꽃

▲ 연방   ▲ 채취한 연꽃 열매

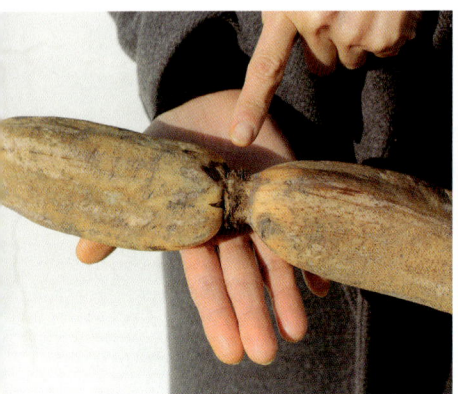
▲ 연꽃 뿌리

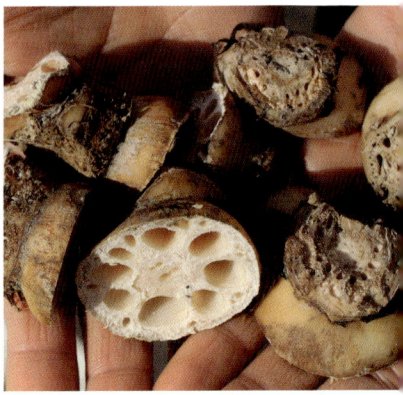
▲ 연꽃 뿌리의 마디를 우절이라고 하며 지혈제로 사용한다.

채취 및 건조 연자육처럼 씨앗을 사용하는 약초는 씨앗이 완전히 성숙했을 때 채취해야 한다. 성숙하지 않은 씨앗에는 약의 기운(氣運)이 온전하지 않기 때문이다. 늦가을부터 초겨울(11~12월)까지 채취한 연방(蓮房)에서 씨앗을 꺼내어 햇볕에 말린다. 또는 물속에 떨어져 있거나 진흙 속에 묻힌 것을 채취하여 깨끗이 씻은 다음 햇볕에 말린다.

약초 이야기 강원도 원주에서 찾아온 여성은 매우 심한 신경쇠약에 시달리고 있었다. 그녀는 10여 년 전에 맹지(盲地, 도로와 맞닿은 부분이 전혀 없는 토지)를 구입하였고, 그동안 인접한 토지 주인과 마찰이 심했다고 했다. 그녀는 우울증이 있었으며 두통, 불면증, 가슴 답답함, 호흡곤란의 증상을 호소하였다. 몸은 수척해져 있었고 얼굴은 누가 보더라도 병자처럼 보였다. 필자는 연자육이 주(主)가 된 처방을 해주었고, 두 달 뒤에 확인해보니 여러 증상이 호전되었다고 했다.

연자육은 스트레스 때문에 생기는 여러 증상을 개선한다. 특히 만성적인 스트레스 때문에 몸과 마음이 모두 쇠약해졌을 때 효과가 좋다. 연자육이 마음을 안정시키면서도 약해진 위장(胃腸)과 몸을 튼튼하게 해주기 때문이다. 따라서 단기적인 스트레스 때문에 생긴 증상보다는 위의 여성처럼 장기간 스트레스에 시달리면서 몸과 마음이 상했을 때 연자육을 사용하는 것이 좋다. 마음을 안정시키고 위와 장을 튼튼하게 하는 효능 때문이었을까? 세종대왕이 즐겨 먹었던 구선왕도고(九仙王道糕)라는 떡에도 연자육이 들어간다. 구선왕도고는 맛이 좋을 뿐 아니라 평소 떡을 먹으면 소화가 되지 않는 이들에게도 부담이 없을 정도로 소화가 잘된다. 연자육은 맛이 좋아서 밥에 넣어 먹어도 좋고, 콩처럼 조림으로 해도 좋다. 만성 스트레스 때문에 몸과 마음이 지친 현대인에게 연자육은 자연의 선물이다.

연자육의 효능

○ 신경쇠약을 치료한다

연자육은 과도한 근심과 걱정에 의한 불면증, 기억력 저하, 불안감, 초조감 등을 치료한다. 특히 이러한 증상이 만성화되면서 몸이 쇠약해졌을 때 사용하면 아주 좋다. 즉 연자육은 심신(心身)을 안정시키는 효능이 있어 신경쇠약을 치료하는 중요한 약초이며, 장기간 복용해도 부작용이 없다. 인삼, 황기, 복령,

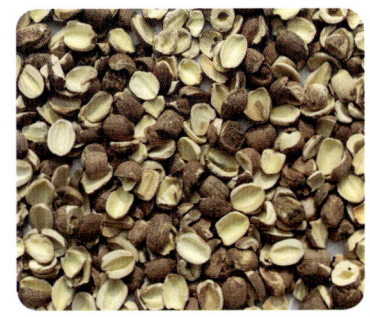
▲ 연자육(연꽃 씨앗)

맥문동과 함께 복용하면 좋은데, 예를 들어 연자육 16g, 인삼 8g, 황기 8g, 복령 8g, 맥문동 4g이 하루 분량이다. 물 1.5L에 이들 약초를 넣고 중불로 1~2시간 달여서 두 번에 나누어 복용한다.

○ 장을 튼튼하게 하며 과민성 장염을 치료한다

연자육은 장(腸)이 약해서 대변을 묽게 보거나 설사를 자주 하는 사람에게 좋다. 특히 성격이 예민한 사람의 과민성 장염에는 산약, 백편두, 의이인과 함께 사용한다. 이들 약초는 음식으로 활용할 수 있을 정도로 맛이 좋고, 부작용이 없어서 가정요법으로 안성맞춤이다.

○ 조루증(早漏症)과 대하증(帶下症)을 치료한다

조루증과 대하증의 원인이 만성적인 스트레스일 때 연자육을 사용하면 좋다. 근심과 걱정이 많고 몸이 약해지면 생식기능이 떨어져서 조루증과 대하증이 생길 수 있는데, 이 경우에는 몸을 보(補)하는 약초(황기, 인삼, 백출 등)와 함께 연자육을 복용하면 많은 도움이 된다.

활용법 및 참고사항

- 연자육의 1회 복용량은 건조된 것으로 8~20g이다. 달여서 복용해도 되고, 가루 내어 분말이나 환을 만들어 복용해도 된다.
- 가루 낸 연자육 10g에 달걀 2개를 풀고 설탕을 약간 넣어서 자주 복용하면 신경이 안정되어 잠을 잘 잘 수 있다.
- 가루 낸 연자육으로 죽을 쑤어 먹으면 만성설사를 치료할 수 있다. 여기에 인삼과 백출을 더하면 더욱 좋다.
- 연자육으로 조림을 해서 먹으면 맛도 좋고 심신(心身)을 보(補)하는 데 도움이 된다.
- 가루 낸 연자육을 쌀과 함께 섞어서 떡을 해서 먹으면 아주 좋다.
- 노화나 질병으로 위장이 약해진 사람은 연자육을 장기간 복용하는 것이 좋다.

향부자

신경성 위장병을 치료하는

- **식물 이름** : 사초과에 속한 다년생 식물인 **향부자**
- **사용 부위** : 뿌리줄기
- **약초 이름** : 향부자(香附子)
- **맛과 성질** : 맛은 쓰면서 달고 약간 맵다. 성질은 평(平)하다.

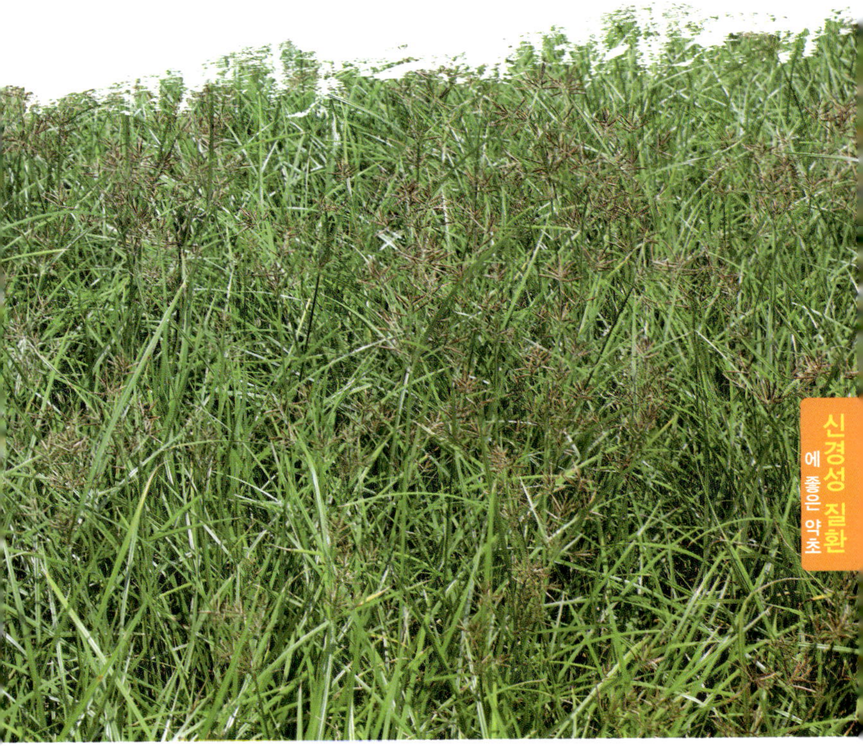

신경성 질환에 좋은 약초

자생지 및 생태　향부자는 햇볕이 잘 드는 모래땅이나 해안지대, 논두렁이나 길가 등 척박한 땅에서 자라는 다년생 식물이다. 추위에 약한 특성이 있어 전라남도와 제주도 등지에 자생하며, 전 세계의 열대 및 온대에 분포한다. 7~10월에 피는 꽃의 형태가 특이하다. 줄기 끝에 있는 꽃차례에서 우산살 모양의 꽃대가 3~5개로 갈라지고, 각각의 꽃대 끝에는 선형의 작은 이삭 3~10개가 달린다. 그리고 작은 이삭에는 낱꽃 20~30개가 달린다. 뿌리줄기의 살은 흰색이며 특유의 향기가 있다. 향부자는 보통 땅속줄기로 번식을 하며, 번식력이 강하여 어린뿌리 한 개에서 수백 포기가 발생한다.

채취 및 건조　향부자처럼 뿌리를 사용하는 약초는 가을에 채취한다. 봄과 여름에는 약의 기운(氣運)이 잎으로 가기 때문에 뿌리에서 약효를 기대하기 어렵다. 향부자는 10월에서 11월 사이에 채취하는데, 수염뿌리와 비늘 모양의 잎을 불로 태워버리고 끓는 물에 살짝 삶거나 찐 후에 햇볕에 말려 사용한다.

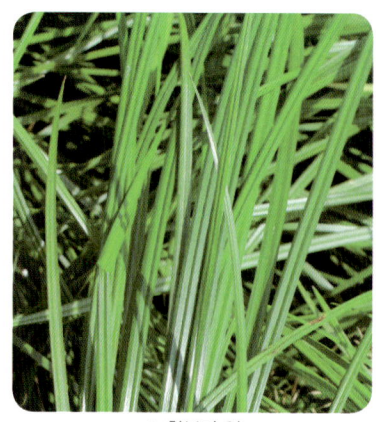
▲ 향부자 잎

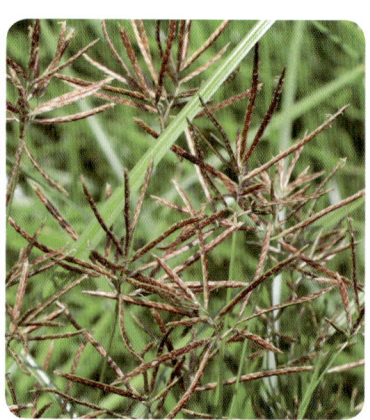
▲ 향부자 꽃

약초 이야기 간호학원에서 사무를 담당하는 여직원이 있었다. 그녀는 원장의 친족이었고 학원에서 생기는 스트레스를 제대로 풀지 못하면서 살았다. 필자는 그녀에게 향부자가 포함된 처방을 해준 적이 있었는데, 나중에 결과를 들었을 때는 솔직히 놀라지 않을 수 없었다. 그녀는 겨울이 되면 발뒤꿈치가 갈라지는 증상으로 괴로웠다고 한다. 물론 필자는 이 사실을 모르고 처방을 했었는데, 놀랍게도 약을 복용한 후에 이 증상이 감쪽같이 사라졌다.

향부자는 스트레스 때문에 생긴 순환장애를 치료하는 약초이다. 정신적인 스트레스는 혈관을 수축시키기 때문에 말초의 혈액순환이 불량해져서 다양한 증상이 생긴다. 위의 사례처럼 발뒤꿈치가 갈라지는 것도 스트레스로 인한 말초의 혈액순환장애 때문이다.

영국의 유니버시티 칼리지 런던 연구팀이 12년 동안 1만 명을 대상으로 연구한 결과, 업무 스트레스가 체내 혈액순환을 더디게 해 심장병에 걸릴 위험을 높인다는 사실을 알아냈다. 이러

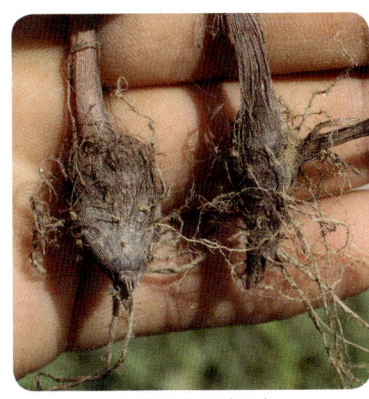

▲ 향부자 뿌리줄기

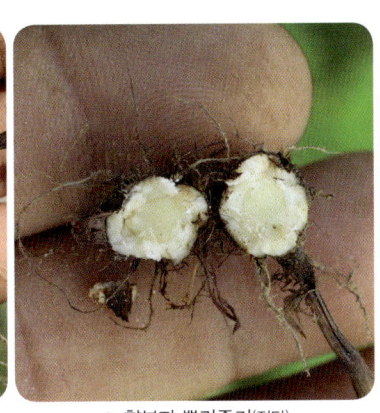

▲ 향부자 뿌리줄기(절단)

한 연구결과가 아니더라도 우리는 스트레스로 인한 증상을 경험하면서 살아간다. 다툼이 있을 때 가슴이 답답해지는 증상, 고민이 있을 때 식욕이 떨어지는 증상은 모두 스트레스를 받았을 때 혈관이 수축되어 해당 장기의 기능이 떨어지기 때문에 생긴다.

향부자는 스트레스를 해결하는 약초이다. 특히 스트레스 때문에 혈액순환이 불량해져서 위장, 자궁, 심장, 간, 피부 등으로 혈액순환이 되지 않을 때 사용하면 좋다. 그래서 향부자는 현대인, 특히 여성에게는 매우 중요한 약초이다.

향부자의 효능

○ 신경성 위장병을 치료한다

향부자는 만성적인 스트레스 때문에 생긴 소화불량을 치료한다. 고서(古書)에서 향부자는 '숙식(宿食)을 삭여준다.'고 했는데, 여기서 숙식은 스트레스로 인한 만성적인 소화불량을 의미한다.

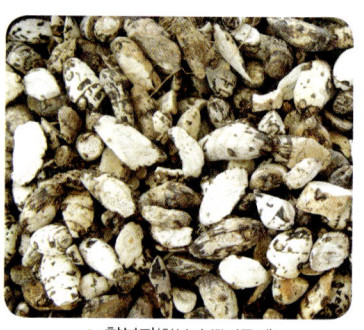

▲ 향부자(향부자 뿌리줄기)

창출, 후박, 진피와 함께 사용하면 좋은데, 예를 들어 향부자 15g, 창출 20g, 후박 12g, 진피 10g이 하루 분량이다. 물 1.5L에 이들 약초를 넣고 중불로 1~2시간 달여서 두 번에 나누어 복용한다.

○ 생리통 및 생리불순, 불임증을 치료한다

향부자는 자궁과 연관된 경락의 흐름을 조절하는 효능이 있어 다양한 자궁질환에 사용된다. 특히 스트레스로 인한 생리통, 생리불순, 생리전증후군, 불임증에 향부자를 사용하면 좋다. 생리통이 있을 때는 현호색과 함께 사용하면 좋고, 생리불순이 있을 때는 소요산(逍遙散, 372쪽 참조)에 향부자를 넣어 사용하면 좋다.

○ 만성간염과 간경화증을 치료한다

만성간염이 있을 때는 작약, 단삼, 시호, 백출 등과 함께 사용하면 좋다. 예를 들어 향부자 15g, 작약 20g, 단삼 20g, 시호 15g, 백출 20g이 하루 분량이며, 물 1.5L에 이들 약초를 넣고 중불로 1~2시간 달여서 두 번에 나누어 복용한다. 간경화증이 있을 때는 후박, 청피, 복령, 백출과 함께 사용하면 좋다.

활용법 및 참고사항

- 향부자의 1회 복용량은 건조된 것으로 6~12g이다. 달여서 복용해도 되고, 가루 내어 분말이나 환을 만들어 복용해도 된다.
- 향부자를 식초로 가공해서 사용하면 효과가 더 좋다. 식초에 적당량의 물을 가하여 희석시킨 다음 깨끗한 향부자를 넣고 골고루 뒤집어 희석액이 다 흡수되면 솥 안에 넣고 약한 불로 볶아서 말린다. 이렇게 하면 막힌 기(氣)를 순환시키는 효능과 통증을 억제하는 효능이 강해진다. 따라서 스트레스 때문에 생기는 생리통, 생리불순, 유방결괴(乳房結塊)에는 이 방법을 사용한다.
- 향부자를 볶아서 차로 마시면 스트레스를 해소하는 데 도움이 된다. 맛이 나쁘지 않아서 음료 대용으로 활용하면 좋다.
- 기운이 없는 사람이 향부자를 복용하면 오히려 기운이 더 빠지는 경우가 있다. 이는 향부자가 기혈(氣血)의 순환을 촉진시킨 결과 에너지 소모가 증가하기 때문이다. 이런 경우에는 보약과 함께 향부자를 복용해야 한다.

벌에게서 얻는 영양제
봉밀

- **곤충 이름** : 꿀벌과에 속한 곤충인 **양봉꿀벌·재래꿀벌**
- **사용 부위** : 벌꿀
- **약초 이름** : 봉밀(蜂蜜)
- **맛과 성질** : 맛은 달고, 성질은 평(平)하다.

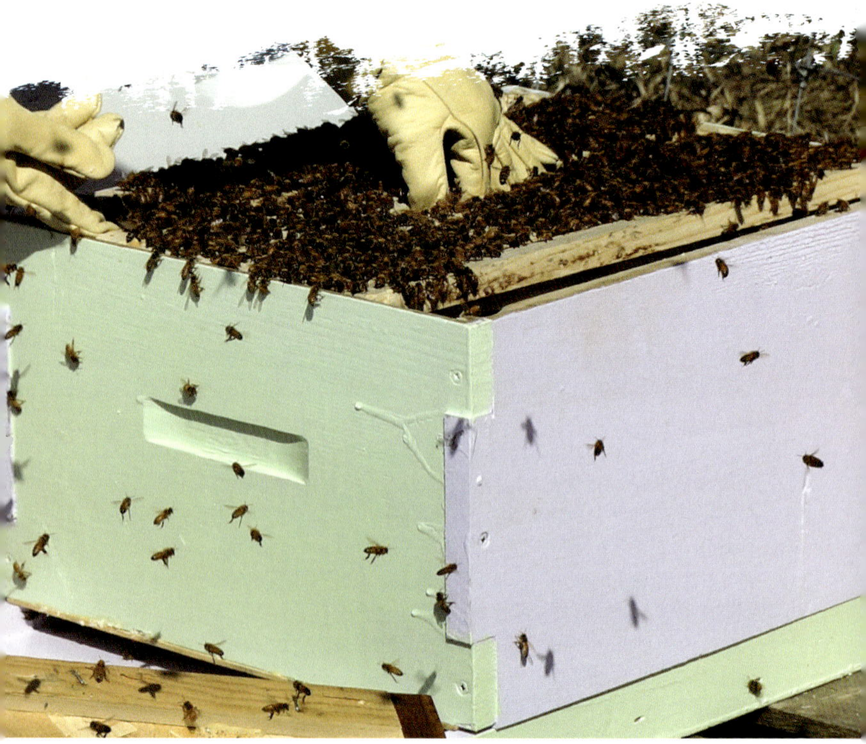

자생지 및 생태 꿀벌은 재래꿀벌과 양봉꿀벌을 통칭하는 말로 흔히 토종벌이라고 부르는 벌은 재래꿀벌이다. 재래꿀벌의 몸길이는 12mm 정도이며, 몸에 전체적으로 황색 털이 고루 덮여 있다. 겹눈은 검은색이며 겹눈 사이에는 굵은 황색의 털이 촘촘하게 나 있다. 배 부분은 검은색이고 마디 사이에 황색 털이 있다. 다리는 검은색이고 황색 털이 촘촘하게 나 있으며 끝으로 갈수록 털이 많아진다. 꿀벌은 꿀을 제공할 뿐 아니라 식물의 수정을 돕는 등 인간 생활에 큰 도움을 주는 곤충이다. 우리나라 토종벌인 재래꿀벌은 아시아가 원산지이며 꿀의 생산성이 높은 양봉꿀벌은 유럽이 원산지이다. 재래꿀벌은 양봉꿀벌보다 크기가 다소 작은 반면 날개는 조금 더 큰 편이다. 재래꿀벌은 죽은 나무의 속이나 바위 틈새 등에 집을 지으며, 양봉꿀벌보다 추위를 견디는 능력이 좋다.

채취 및 건조 봉밀(벌꿀)은 식물의 밀선(蜜腺)에서 분비되는 물질을 일벌이 수집하여 벌집에서 증발, 농축시켜 그들의 식량으로 저장해 놓은 것으로 보통 봄부터 가을 사이에 채취한다. 채

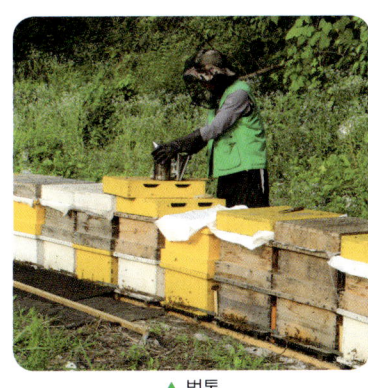
▲ 벌통

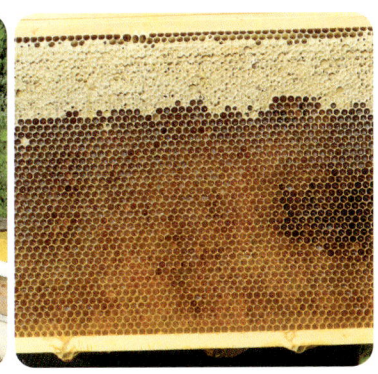
▲ 꿀장(벌집)

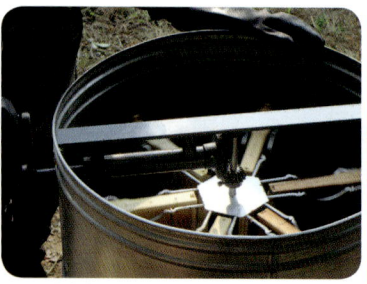
▲ 채밀기로 벌집에서 꿀을 분리하는 모습

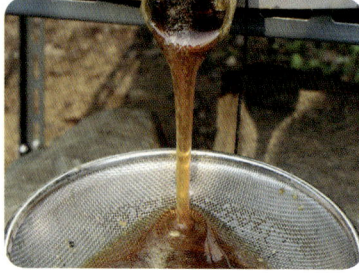
▲ 채밀되는 모습

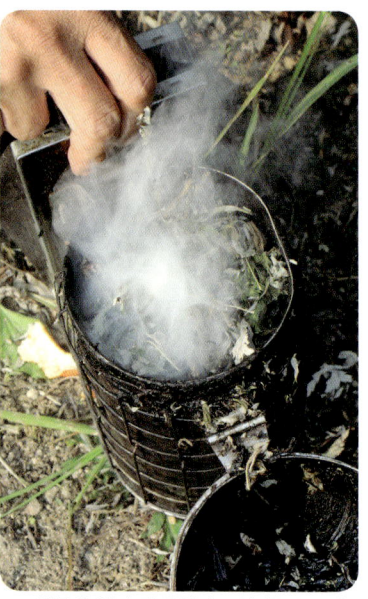
▲ 벌통을 열기 전 훈연기로 연기를 뿜으면 벌은 사람을 쏘지 않는다.

취한 꿀을 약한 불로 졸이면 위로 거품이 뜨는데, 이것을 제거한 후에 약으로 사용한다. 이 과정을 연밀(煉蜜)이라고 한다.

> **약초 이야기** 고등학교 3학년 봄, 필자의 어머니는 갑작스런 사고로 돌아가셨다. 이듬해 필자는 서울에 있는 대학에 진학하였고, 그곳에서 만난 친구의 가정이 너무 아름답게 보여서 졸업 후 빨리 가정을 꾸려야겠다고 생각했다. 하지만 생각보다 늦은 나이에 결혼을 했다. 결혼생활은 평탄했지만 기회가 된다면 신혼여행을 다시 가고 싶다는 생각이 든다.

누구에게나 달콤한 신혼여행, 그래서 신혼여행을 허니문(honeymoon) 또는 밀월여행(蜜月旅行)이라고 한다. 남녀의 몸과 마음이 처음으로 하나가 되는 순간은 인생에서 가장 아름답고 달콤하다. 사람에게만 그럴까? 식물들 사이에서 벌은 중매쟁이로 통한다. 식물 입장에서는 꽃을 피우는 순간 수정을 해야 하기 때문에 중매쟁이 벌이 필요하다. 벌의 중매가 성사되면 식물들 간의 밀월여행이 시작되는데, 벌은 그 대가로 달콤한 꿀을 얻는다.

벌이 꿀 1kg을 채집하기 위해서는 560만 개의 꽃을 방문해야 한다고 하니 얼마나 수고로운 일인가! 벌의 수고로움이 헛되지 않은 것은 그것을 먹는 벌과 사람에게 큰 이로움을 주기 때문이다. 꿀에는 당분을 비롯하여 다양한 영양소가 들어 있다. 그래서 꿀을 먹으면 기운이 난다. 기운이 난다는 것은 인체의 기능이 좋아진다는 뜻이다. 아마도 꿀은 몸과 마음이 약해진 사람에게 허니문처럼 달콤하게, 그리고 기운 내서 살아가라는 신(神)의 선물일 것이다.

봉밀의 효능

○ 기력을 더해주고 면역력을 높여준다

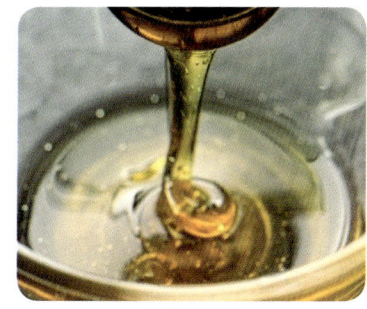

▲ 봉밀(벌꿀)

의서(醫書)에서는 봉밀(벌꿀)이 오장(五臟)을 편안하게 해주고, 오래 복용하면 의지를 강하게 하고 늙지 않게 해준다고 하였다. 이는 꿀이 영양분을 공급하여 신체의 기능을 강화시킨다는 의미이다. 따라서 기운이 없고 면역력이 약한 사람은 인삼, 숙지황 같은 보약과 함께 복용하면 아주 좋다. 예를 들어 분말한 인삼과 숙지황을 꿀에 섞어서 매일 복용하면 피로감이 줄어들고 면역력이 강화된다.

○ 위장을 편안하게 한다

《동의보감》에서 봉밀(벌꿀)의 효능을 설명할 때 가장 많이 강조하는 내용은 벌꿀이 '비(脾)를 고르게 하고 복통을 멎게 한다.'는 것이다. 여기서 비(脾)는 소화기능을 뜻한다. 예전에는 소화기능이 약한 사람이나 이로 인해 복통이 생기는 경우에 꿀을 사용하였다. 요즘에는 위장이 약한 아이들 또는 나이가 들어 소화력이 약해진 노인들이 벌꿀을 복용하면 좋다.

○ 만성기침과 비염을 치료한다

봉밀(벌꿀)이 포함된 처방(경옥고, 358쪽 참조)을 복용한 이들 중에는 오래된 기침과 비염이 치료된 사례가 많다. 이는 벌꿀이 면역력을 강화하고 오장(五臟)의 기능을 편안하게 해주기 때문이다. 따라서 기침과 비염을 치료하는 약초와 함께 벌꿀을 복용하면 좋은 효과를 얻을 수 있다.

활용법 및 참고사항

- 봉밀(벌꿀)의 1회 복용량은 12~40g이다.
- 꿀통에서 오래 묵힌 꿀의 효능이 더 좋다. 《동의보감》에서는 1년 된 꿀을 약으로 사용하지 말고, 최소한 꿀통에서 3~4년 묵은 꿀을 사용하라고 하였다. 현재 유통되는 꿀은 꿀통에서 오래 묵힌 것이 아니므로 약효가 떨어진다.
- 약으로 사용할 때는 약한 불로 꿀을 졸여야 한다. 의서(醫書)에서는 대략 600g의 꿀이 450g이 될 때까지 졸여서 사용하라고 하였다.
- 예로부터 꿀은 사체(死體)의 방부제, 미라 제작, 과실의 보존 등에 사용되었다. 꿀의 방부 작용 때문인데, 꿀이 포함된 경옥고(358쪽 참조)나 공진단(360쪽 참조)을 상온에 오랫동안 보관해도 변질되지 않는 것도 같은 이유에서이다.

대추

약방의 감초처럼 어디든지 빠지지 않고 들어가는 약초가 있다. 바로 대추와 생강이다. 음양(陰陽)의 조화를 이루듯, 단맛의 대추와 매운맛의 생강은 매우 잘 어울린다. 대추는 생강의 매운 자극을 완화하고, 생강은 대추의 단맛이 뭉치지 않고 잘 움직일 수 있게 서로 돕는다. 그래서 웬만한 처방에는 생강과 대추가 함께 들어간다.

대추 효능

• 허약한 사람의 소화를 촉진한다

영양분이 풍부한 대추는 강장(强壯)의 효능이 좋다. 따라서 몸이 약한 사람에게 적합하며, 특히 소화력이 약한 사람에게 매우 좋다. 예를 들어 몸이 허약하고 소화력이 약한 사람은 인삼, 백출과 함께 달여서 복용하면 좋다.

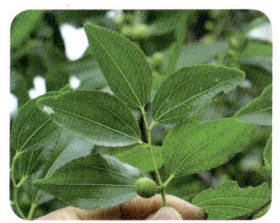
▲ 대추나무 잎

• 히스테리와 불면증을 치료한다

몸이 약하고 예민한 여성에게 불면증와 히스테리가 있을 때 대추를 다량 사용하면 좋다. 이 경우 감초와 밀을 함께 사용한다. 대추, 감초, 밀(미성숙)을 넣고 달인 약을 감맥대조탕이라고 하는데, 《동의보감》에서는 부인이 슬퍼하거나 고민하고 잠을 이루지 못하며 정신이 혼미해지는 증상이 있을 때 감맥대조탕을 사용한다고 하였다.

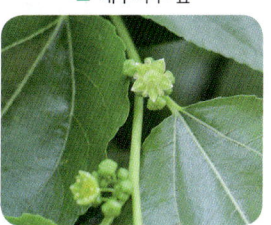
▲ 대추나무 꽃

• 약초의 독성을 완화시킨다

독성이 강한 약초를 사용할 때 대추를 넣으면 독성이 완화되는 효과를 얻는다. 또한 건강(乾薑)이나 천초(川椒)처럼 위점막을 자극하는 약초와 함께 대추를 사용하면 자극성을 완화시켜 위점막을 보호하는 효과를 얻을 수 있다.

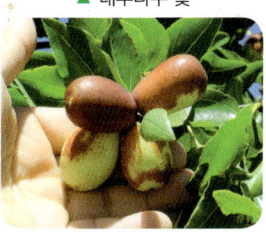
▲ 대추나무 열매

신이 내린 영양제
숙지황

- **식물 이름** : 현삼과에 속한 다년생 식물인 **지황**
- **사용 부위** : 뿌리
- **약초 이름** : 숙지황(熟地黃)
- **맛과 성질** : 맛은 달고 성질은 약간 따뜻하다.

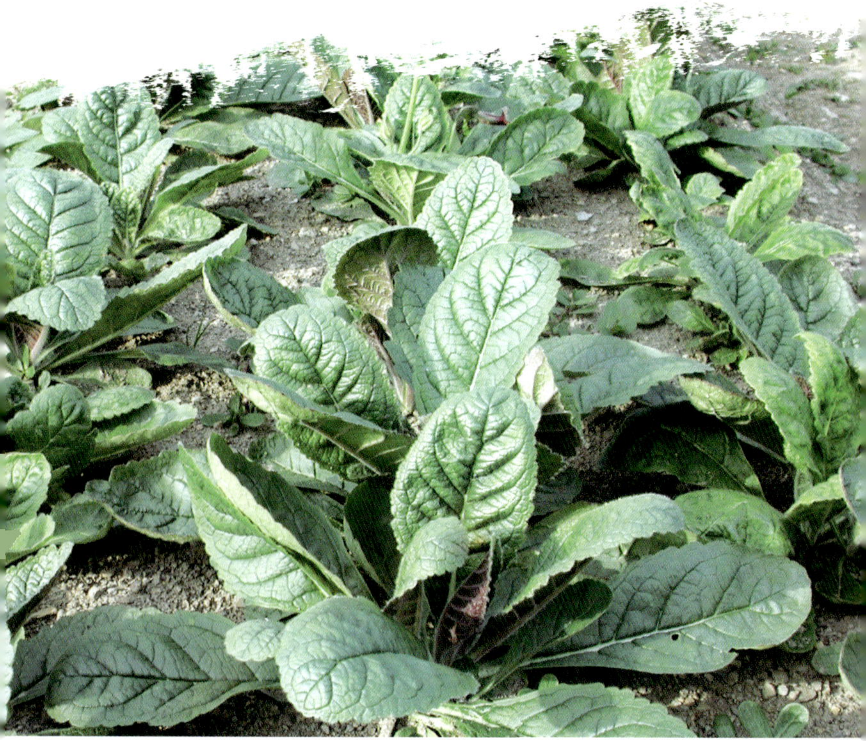

자생지 및 생태 지황의 원산지는 중국이며 우리나라 전국 각지에서 재배할 수 있으나 중남부 지방이 더 적합하다. 비교적 추위에 강하다고 하지만 온난하고 햇볕이 잘 들고 통풍이 좋은 곳에서 재배하는 것이 유리하기 때문이다. 동남쪽으로 향한 경사지나 물 빠짐이 좋은 평지에서 재배하는 것이 좋은데, 물 빠짐이 나쁘면 뿌리썩음병이 생기기 쉽다. 지황을 재배하는 농가에서 밭의 두둑을 높게 세우는 것도 물 빠짐을 좋게 하기 위함이다. 지황은 뿌리로 번식을 하는데, 하나의 뿌리에 여러 개의 생장점이 있어 뿌리를 끊어서 심으면 된다. 6~7월에 피는 꽃은 기다란 나팔꽃 모양이고, 약으로 사용하는 뿌리는 노란 감색이며 손가락 두께로 길게 자란다.

채취 및 건조 지황의 싱싱한 뿌리를 생지황, 건조시킨 것을 건지황이라고 한다. 그리고 건지황을 시루에 넣고 여러 차례 찌고 말린 것을 숙지황이라고 한다. 생지황은 가을(10~11월)에 채취한다. 뿌리를 사용하는 약초는 대부분 가을 이후에 채취하는데, 이는 가을이 되면 약의 기운(氣運)이 뿌리에 집중되기 때문이다. 숙지황을 만드는 과정은 다음과 같다. 건지황을 찜통에

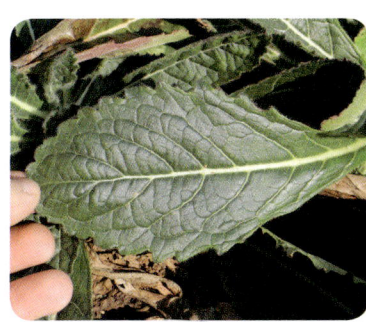
▲ 지황 잎

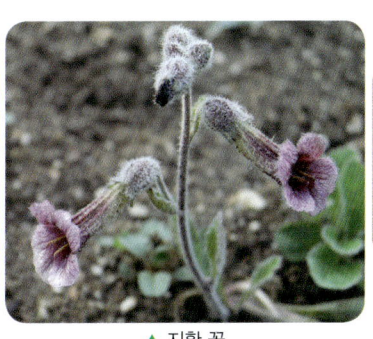
▲ 지황 꽃

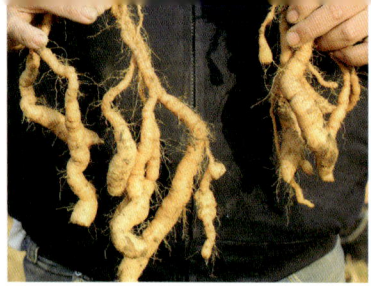

▲ 생지황

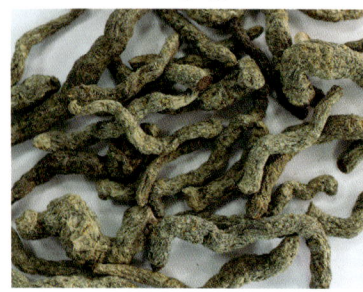

▲ 건지황

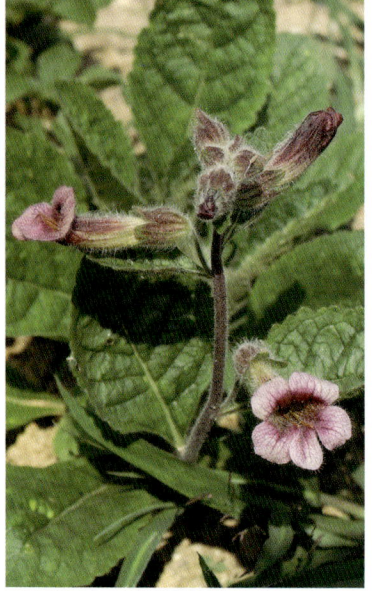

▲ 지황 지상부

넣고 표면이 검게 되도록 쪄서 꺼내어 햇볕에 거의 마르도록 말린 다음 얇게 썰어 다시 햇볕에 말린다. 이 과정을 아홉 차례 거듭하면 숙지황이 되는데, 찜통에 찌는 과정에서 생지황즙을 이용하기도 하고 술이나 생강즙을 이용하기도 한다.

약초 이야기 충청남도 농업기술원은 지황을 연작할 경우 뿌리썩음병 증가 및 수량 감소 피해가 우려되므로 같은 장소에서의 연작을 삼갈 것을 재배 농가에 당부했다. 충청남도 농업기술원에 따르면 지황 4가지 품종을 연작지 토양과 처음 재배하는 토양에 식재한 결과 연작지에서 뿌리썩음병 발생이 처음 재배 때보다 최소 2.8배에서 32.7배까지 높게 나타났다고 한다. 수확량도 연작지에서는 초작지에 비해 77.8~91.3%까지 감소해 연작에 따른 재배 농가의 경제적 손실이 큰 것으로 조사됐다.

지황의 연작 피해가 심한 까닭은 지황이 자라면서 땅으로부터 영양분을 많이 흡수하기 때문이다. 그만큼 지황의 뿌리에는 온갖 영양분이 풍부하다. 한의학에서는 지황의 뿌리를 가공하여 만든 숙지황이 몸에 정(精)을 공급하는 핵심 역할을 한다고 말한다. 여기서 정(精)은 인체의 조직을 만들고 호르몬을 생성하는 데 필요한 필수 영양소를 의미한다.

선현들이 허약한 사람에게 정(精)을 보충하기 위해 숙지황을 사용한 것은 그만큼 숙지황에 영양소가 농축되어 있기 때문이다. 지황의 생뿌리에도 영양소가 많지만, 그것을 여러 번 찌고 말리는 과정에서 영양소가 농축된 숙지황은 극히 허약한 사람들에게 완벽한 영양제가 된다. 영양제가 섞인 링거와 같은 역할을 숙지황이 하는 것이다.

숙지황의 효능

○ 영양분을 보충하고 뼈를 튼튼하게 한다

숙지황은 영양분을 가장 많이 함유하고 있는 약초이다. 한의학에서는 숙지황이 신허(腎虛)를 치료하는 약이라고 설명하는데, 신허는 기초체력이 극히 약해진 상태를 의미한다. 따라서 영양분이 풍부한 숙지황을 복용하면 약해진 신체의 기능이 향상되고 체력도 좋아진다. 또한 숙지황은 뼈를 튼튼하게 하는 효능이 있어, 의서(醫書)에서는 숙지황이 골수(骨髓)를 더해준다고 표현한다. 일본의 정형외과 의

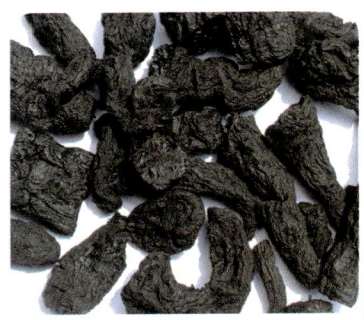

▲ 숙지황(가공한 지황 뿌리)

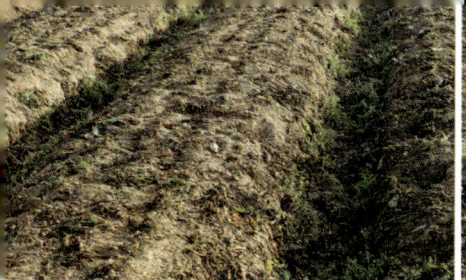
▲ 물 빠짐이 좋아야 지황 뿌리가 썩지 않기 때문에 재배지의 두둑을 높게 만들어야 한다.

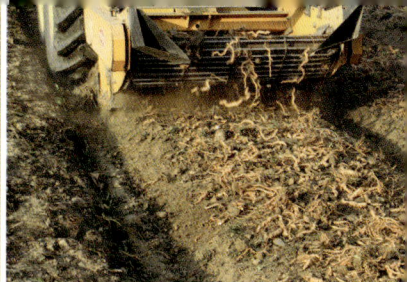
▲ 생지황 수확하는 모습

사들이 골절 환자에게 가장 많이 처방하는 한방제제가 경옥고(358쪽 참조)라는 처방인데, 이 경옥고에 숙지황이 많이 포함되어 있다.

○ 요통과 무릎 관절염을 치료한다

《동의보감》에 숙지황은 '근골(筋骨)을 돕는다.'는 말이 나온다. 이는 영양분을 공급하여 근육의 힘을 강하게 한다는 뜻으로 해석할 수 있다. 실제로 숙지황은 근력이 약해진 사람의 요통과 무릎 관절염에 자주 사용되며, 대부분 주약(主藥)으로 활용된다. 이 경우 두충, 우슬, 강활 등과 함께 사용하면 더욱 좋다. 예를 들어 숙지황 10g, 두충 10g, 우슬 8g, 강활 6g이 하루 분량이며, 물 1.5L에 이들 약초를 넣고 중불로 1~2시간 달여서 두 번에 나누어 복용한다.

○ 생리불순과 불임증을 치료한다

생식기는 몸이 약해졌을 때 가장 먼저 영향을 받는다. 생명(生命)이 아니라 생식(生殖)을 위한 장기이기 때문에, 가뭄에 나무가 해거리를 하는 것처럼 생명 유지에 필요한 물질이 부족해지면 생식기는 가장 먼저 약해질 수밖에 없다. 숙지황이 생리불순과 불임증에 효과가 있는 것은 영양분을 충분하게 공급하여 자궁기능을 강화시키기 때문이다. 생리불순에는 당귀, 천궁,

작약과 함께 사용하고, 불임증에는 향부자, 토사자, 당귀 등과 함께 사용한다.

○ 만성기관지염과 천식을 치료한다

숙지황은 노화로 기관지가 약해져서 기침이 떨어지지 않고 숨찬 증상이 지속될 때 사용한다. 이 경우 직접적으로 염증을 없애고 기관지를 확장시켜 증상을 없애는 것이 아니다. 숙지황을 복용하면 약해진 기관지가 튼튼해져서 염증이 생기지 않고 기관지 근육의 비정상적인 수축이 예방되어 증상이 치료되는 것이다. 천식에는 당귀, 감초와 함께 사용하면 좋고, 만성기관지염에는 당귀, 반하, 복령, 진피, 감초, 백개자와 함께 사용하면 좋다.

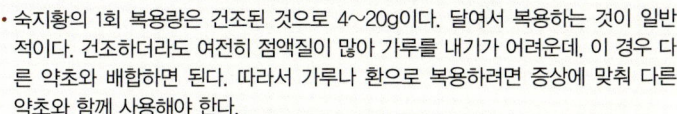

활용법 및 참고사항

- 숙지황의 1회 복용량은 건조된 것으로 4~20g이다. 달여서 복용하는 것이 일반적이다. 건조하더라도 여전히 점액질이 많아 가루를 내기가 어려운데, 이 경우 다른 약초와 배합하면 된다. 따라서 가루나 환으로 복용하려면 증상에 맞춰 다른 약초와 함께 사용해야 한다.
- 아홉 번 찌고 아홉 번 말린 숙지황을 사용해야 부작용이 없다. 만약 완전하게 가공하지 않은 숙지황을 복용하면 설사할 수 있다.
- 최근 연구결과에 의하면 숙지황에 포함된 다당류가 암을 억제하는 것으로 밝혀졌는데, 이는 숙지황이 들어간 처방(경옥고, 358쪽 참조)을 암환자에게 활용하는 근거가 된다.
- 숙지황 달인 물로 삼계탕을 끓이거나 국을 끓일 때 활용하면 맛과 영양 면에서 매우 좋다.
- 숙지황을 물에 달여서 복용하면 심장의 수축력이 좋아져서 저혈압을 개선하는 데 도움이 된다.
- 숙지황의 원료가 되는 생지황의 품질이 중요하다. 《동의보감》에서는 '물에 넣었을 때 가라앉는 것, 그리고 살이 찌고 큰 것이 좋다.'고 했으며, 생지황을 물에 담갔을 때 뜨는 것을 천황(天黃), 반은 뜨고 반은 가라앉는 것을 인황(人黃), 가라앉는 것을 지황(地黃)이라고 했다. 지황의 효능이 가장 좋고, 그 다음은 인황이며, 천황은 약으로 쓰지 않는다고 하였다.

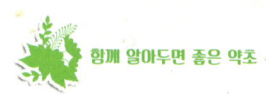 함께 알아두면 좋은 약초

하수오 何首烏

효능 면에서 하수오와 숙지황은 유사한 점이 많은데, 흔히 숙지황은 소양인에게 적합하고 하수오는 소음인에게 적합하다고 말한다. 이는 소화력이 약한 소음인이 숙지황을 복용했을 때 생길 수 있는 소화불량과 설사의 증상이 하수오를 복용했을 때는 잘 나타나지 않기 때문이다.

하수오 효능

• 영양분을 보충하고 근골을 튼튼하게 한다

하수오도 숙지황처럼 영양분을 공급하는 중요한 약초이다. 따라서 몸이 약하고 노화가 진행된 사람이 복용하면 좋고, 특히 뼈와 근육이 약하여 통증이 있을 때 활용하면 좋다. 예를 들어 하수오 600g, 우슬 300g을 섞어서 검은콩 3되를 삶은 물에 버무려 세 번 찐 다음 말려서 분말한 뒤 환을 만들어서 복용하면 허리와 무릎 아픈 데에 효과가 있다.

• 몸이 약한 사람의 건망증과 불면증을 개선한다

하수오는 신경을 안정시키고 뇌를 튼튼하게 하는 효능이 있다. 특히 몸이 약하고 혈액이 부족한 사람의 건망증과 불면증에 사용하면 좋다. 하수오의 줄기를 야교등이라고 하는데, 야교등도 불면증에 효과적이다.

• 고지혈증과 고혈압을 치료한다

고지혈증과 고혈압에 사용하는 약초들이 많이 있으나 하수오는 노화가 진행된 사람의 고지혈증과 고혈압에 사용하면 좋고, 안정성과 지속성이 있어 더욱 좋다.

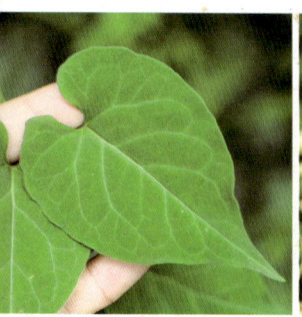
▲ 하수오 잎

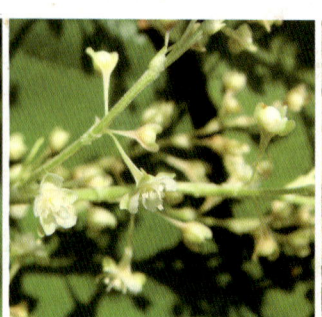
▲ 하수오 꽃

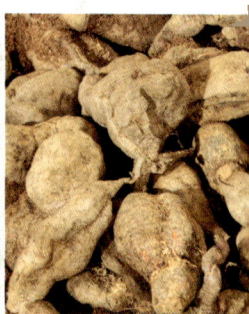
▲ 하수오 뿌리

유튜브(youtube) 동영상 강의

면역력을 높이는
인삼

- **식물 이름** : 두릅나무과에 속한 다년생 식물인 **인삼**
- **사용 부위** : 뿌리
- **약초 이름** : 인삼(人蔘)
- **맛과 성질** : 맛은 달면서 약간 쓰고, 성질은 따뜻하다.

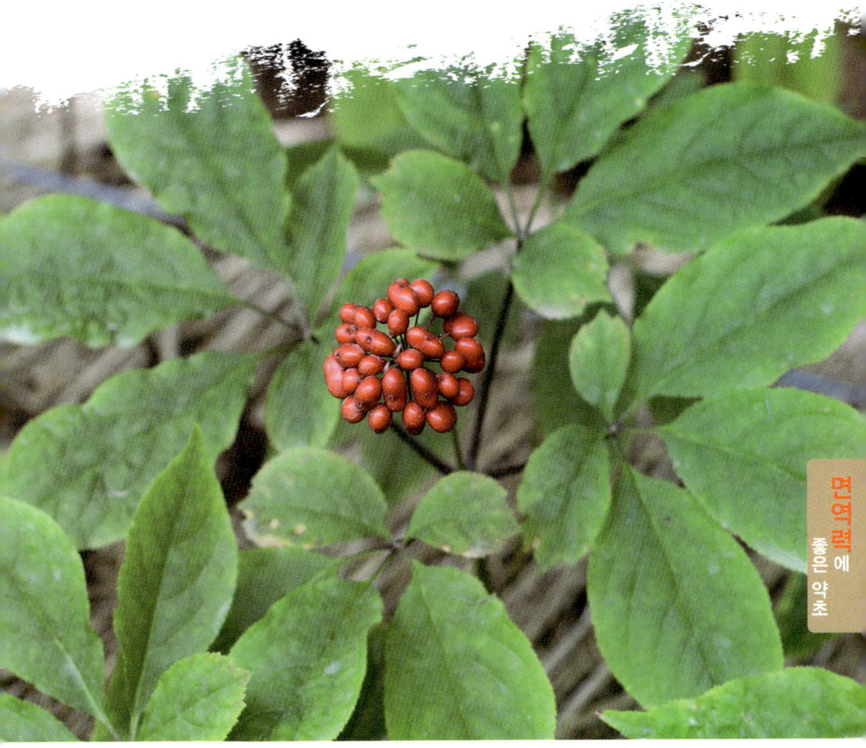

면역력에 좋은 약초

자생지 및 생태　인삼의 원산지는 우리나라이며 중국과 러시아에도 분포한다. 전국 각지에서 약용식물로 재배하며 부식질이 많고 배수가 잘되는 곳에서 잘 자란다. 꽃은 4월에 연한 녹색으로 피고, 열매는 납작한 구형이며 적색으로 익는다. 농가에서는 꽃이 피기 전에 꽃대를 자르기도 하는데, 이렇게 하면 인삼의 뿌리가 비대해져 수확량이 증가한다. 잘라낸 꽃대는 말려서 화장품이나 제약 원료로 사용하기도 한다. 야생하는 인삼은 깊은 산속에서 자라며 흔히 산삼이라고 한다. 산삼은 햇빛이 잘 차단되는 산의 동북쪽, 그리고 바람이 잘 통하는 비탈진 곳에서 자란다. 산삼은 쉽게 볼 수 없고 약효 또한 인삼보다 좋은 것으로 알려져 있어 귀한 대접을 받는다.

채취 및 건조　뿌리를 사용하는 약초는 가을이 되어 잎이 시들고 약의 기운(氣運)이 뿌리에 충만해졌을 때 채취해야 한다. 인삼은 9월 말에 캐는 것이 가장 좋은데, 채취 시기가 빠르면 뿌리에 축적되는 영양분이 줄어들기 때문에 무게가 덜 나가고 품질도 떨어진다. 산삼도 마찬가지이다. 이른 봄 잎이 매우 작고 펼쳐지지 않은 상태의 산삼(고패삼)과 가을이 되어 잎이 누렇게

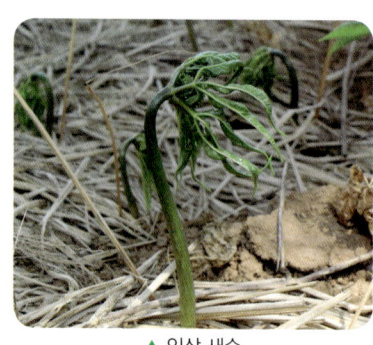
▲ 인삼 새순

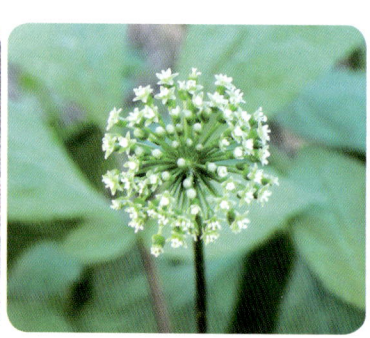
▲ 인삼 꽃

변한 상태의 산삼(황절삼)의 약효는 뛰어나지만, 5월 이후에 잎이 크게 펼쳐지고 꽃대가 올라왔을 때 채취하면 산삼의 약효는 떨어진다.

> **약초 이야기** 아궁이에 불을 때서 아랫목이 따뜻해지면 가족들의 정겨운 식사가 시작된다. 추운 겨울 굵은 장작에 불을 놓으면 가족들이 잠든 시간 내내 방 안은 따뜻한 온기를 머금고 있다. 장작은 밤새 쉬지 않고 숯덩이를 만들어 놓는다. 그리고 간식이랄 것이 없었던 아이들은 숯덩이를 벌리고 고구마와 감자를 굽는다.

아랫목을 따뜻하게 해주는 장작처럼 인삼은 몸에 온기와 기운을 더해주는 약초이다. 가족들이 잠든 사이 장작의 열기가 방

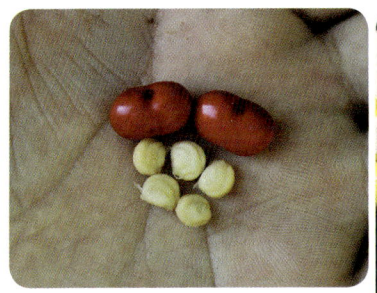

▲ 인삼 열매 1개에 씨앗 2개가 들어 있다.

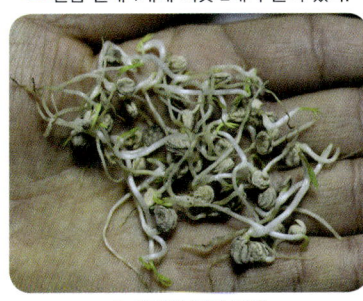

▲ 발아한 인삼 씨앗

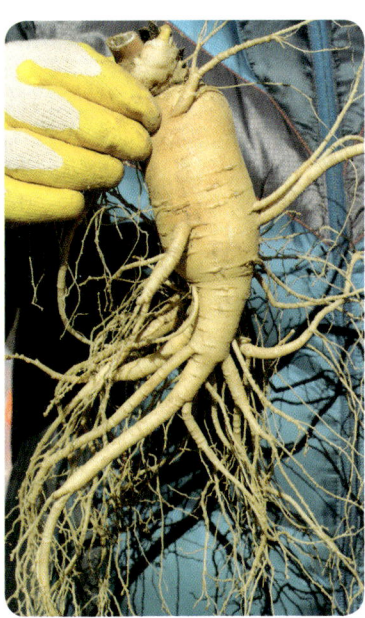

▲ 인삼 뿌리(6년근)

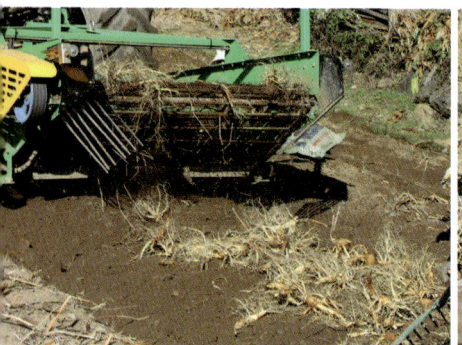
▲ 인삼을 수확하는 모습

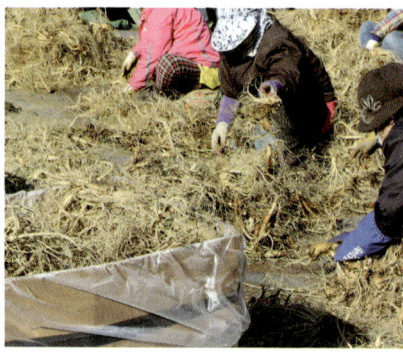
▲ 인삼을 수확하는 곳에서 크기별로 분류하고 있다.

안의 온기를 유지해주는 것처럼 인삼은 몸이 약하고 면역력이 떨어진 사람의 몸을 따뜻하게 해주는 고마운 약초이다. 큰 병을 앓고 난 후에 기력이 떨어진 사람, 산후에 몸이 차가워진 사람, 수술을 받고 나서 기력이 회복되지 않은 사람, 항암치료 후유증을 앓고 있는 사람[人]에게 간여하는[參] 풀[++]이 인삼(人蔘)이다.

강한 불꽃을 내뿜는 장작이 인삼이라면, 은근한 열로 고구마와 감자를 익히는 숯덩이는 홍삼이다. 정도의 차이일 뿐 모두 열을 가지고 있다. 그래서 맞지 않는 사람이 복용하면 부작용이 생긴다. 홍삼은 누구나 복용해도 된다고 생각하지만 몸에 열이 있는 어린아이나 청소년에게는 적합하지 않다. 약효가 아무리 좋아도 먹는 사람에게 맞아야 약이 된다. 아이들은 여간해서 따뜻한 물을 마시지 않고, 노인들은 웬만하면 따뜻한 물을 마신다. 인삼과 홍삼은 아이들처럼 차가운 것을 좋아하는 사람이 아니라 노인처럼 기력이 쇠하고 면역력이 떨어져 따뜻한 것을 좋아하는 이들에게 맞는 약초이다.

인삼의 효능

○ 기력을 더해주고 면역력을 높여준다

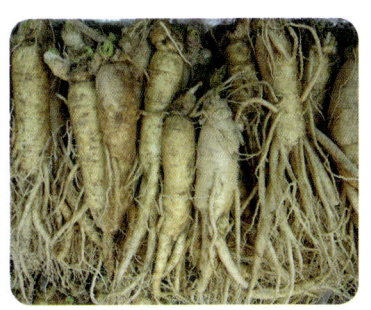
▲ 인삼(인삼 뿌리)

인삼을 장기간 복용하면 면역력이 강해지는 효과가 나타난다. 따라서 만성피로가 있거나 면역력 저하로 질병이 낫지 않는 경우에 황기, 당귀, 숙지황, 감초 등과 함께 복용하면 큰 도움이 된다. 예를 들어 인삼 10g, 황기 20g, 당귀 15g, 숙지황 15g, 감초 8g이 하루 분량이며, 물 1.5L에 이들 약초를 넣고 중불로 1~2시간 달여서 두 번에 나누어 복용하면 된다.

○ 항암효과가 있고, 항암치료 후유증을 개선한다

인삼은 실험적으로 항암작용이 인정되었으며, 특히 위암에 뚜렷한 효능이 있는 것으로 알려져 있다. 한 연구에서는 인삼과 천화분을 함께 사용하면 항암작용이 증가한다는 결과를 내놓았다. 또한 인삼은 항암치료 후에 생기는 부작용을 완화시키는 데도 도움을 주는데, 인삼을 복용하면 방사능 노출에 대한 저항력이 커진다는 연구결과가 있다.

○ 혈당을 낮춘다

고혈당 실험쥐에게 인삼을 투여했을 때 혈당이 현저하게 떨어지는 것이 입증되었다. 이러한 효과는 인슐린이 혈당을 저하시키는 효과와 다를 뿐 아니라, 인삼은 인슐린 투여로 유발된 저혈당을 높이는 '양방향 조절작용'을 가지고 있어 인슐린 투여를 하고 있는 당뇨병 환자가 함께 복용해도 해가 없다. 이 경우 영실과 창출을 함께 복용하면 더욱 좋다. 예를 들어 인삼 20g, 영실 16g, 창출 10g이 하루 분량이며, 물 1.5L에 이들 약초를 넣고 중불로 1~2시간 달여서 두 번에 나누어 복용하면 된다.

○ 기억력을 향상시키고 정신력을 강화한다

의서(醫書)에 '인삼을 100일 동안 먹으면 하루에 천 마디의 말을 외운다.'는 표현이 있다. 이러한 효능을 중국에서는 뇌력(腦力)을 증강시킨다고 표현한다. 실험적으로도 인삼은 뇌의 RNA와 단백질 합성을 촉진하고, 혈액 공급과 산소 공급을 높이는 효과가 있는 것으로 밝혀졌다. 기억력이 떨어졌을 때는 원지, 석창포, 천마와 함께 환을 만들어 복용하면 좋다.

활용법 및 참고사항

- 인삼의 1회 복용량은 건조된 것으로 4~12g이다. 달여서 복용해도 되고, 가루 내어 분말이나 환을 만들어 복용해도 된다.
- 인삼을 보관할 때 세신을 함께 넣어 밀봉하면 여러 해가 지나도 좀이 슬지 않는다.
- 인삼의 약효 성분은 껍질에 많으므로 껍질을 벗기지 않고 말려서 사용해야 한다.
- 인삼의 잔뿌리(미삼)에 사포닌이 많이 함유되어 있으므로 잔뿌리를 버리지 말고 인삼 원뿌리와 함께 약으로 사용해야 한다.
- 인삼은 저혈압에도 효과가 있는데, 인삼 분말을 사과즙과 꿀에 섞어서 장기간 복용하면 저혈압을 개선하는 데 좋다.
- 인삼의 고유 명칭은 '심'이다. 《동의보감》이나 《방약합편》에 인삼의 향명(鄕名)이 '심'이라고 적혀 있는 것을 보면 근세까지도 '심'이라는 명칭을 사용했음을 알 수 있으나, 현재는 산삼채취인을 이르는 심마니라는 말에서 그 명맥을 유지하고 있을 뿐이다.

황기 黃耆

인삼은 부족해진 기운과 열을 몸에 보충하는 약초이다. 반면 황기는 기운과 열이 몸 밖으로 배출되는 것을 막는 효능이 좋다. 따라서 기운이 없고 몸이 차가운 사람은 인삼과 황기를 함께 복용하는 것이 좋다.

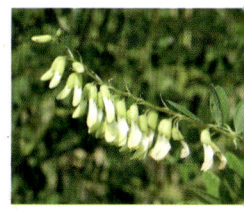
▲ 황기 꽃

황기 효능

• 기력을 더해준다

황기는 평소 기운이 없고 소화력이 약하고 안색이 창백할 때 인삼, 백출, 감초 등과 함께 복용하면 좋다. 예를 들어 기면증(嗜眠症)으로 무기력하고 낮에도 수시로 졸리며, 휴일에는 기력이 없어 하루 종일 잠만 자고, 자고 나도 개운하지 않으며 머리가 무거운 사람에게 매우 적합한 약초이다.

• 땀을 멎게 한다

황기는 땀을 멎게 하는 효능이 좋다. 여름철 삼계탕을 끓일 때 황기를 넣는 것도 허약한 몸을 보(補)하면서 땀을 덜 흘리게 하기 위함이다. 특히 몸 전체적으로 땀이 많이 나는 경우, 조금만 움직여도 지나치게 땀이 나는 경우에 좋다. 마른 체격에 피부가 희고 얇은 사람에게 더 적합하다.

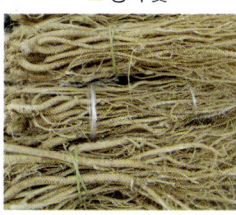
▲ 황기 뿌리

• 만성염증과 상처의 치유를 촉진한다

황기는 상처가 잘 아물지 않거나 염증이 계속되는 경우에 자주 사용된다. 과로와 스트레스 때문에 면역력이 떨어지면 구내염이나 질염이 쉽게 발생한다. 그리고 이러한 염증은 재발하는 경향이 있는데, 이럴 때 감초와 함께 달여서 복용하면 효과가 좋다. 이를 응용하여 수술을 한 이후에 수술 부위가 잘 아물지 않을 때 상처의 회복을 촉진하는 약으로 황기를 사용한다.

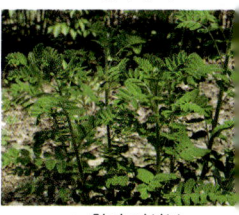
▲ 황기 지상부

• 몸이 자주 붓는 증상을 치료한다

황기는 몸이 약한 사람의 부종에 사용한다. 피곤하면 눈 주위가 붓고 손가락이 부어서 반지가 빠지지 않는 경우, 아침에 일어나면 몸이 붓는 경우, 혀가 부어서 혀에 치아 모양이 찍히는 경우에 황기를 사용하면 좋다. 특히 신장이나 간, 심장에 이상이 없음에도 부종이 계속될 때는 황기를 써야 한다.

현장 에피소드

실새삼으로 샐러드를 만들어 인기가 매우 좋았던 일화이다. 내가 가꾸는 주말농장 옆에는 아주 큰 밭이 있었는데, 어느 단체에서 공동으로 관리하는 것처럼 보였다. 그래서인지 책임감을 가지고 관리하는 사람이 없었고 깔끔한 내 밭에 비하면 잡초가 무성했으며 심지어 실새삼까지 자라고 있었다. 그런데 어느 날 실새삼이 내 밭까지 넘보는 것이 아닌가! 잠시 걱정을 했지만 동시에 떠오르는 것은 실새삼을 음식으로 먹으면 맛이 괜찮다는 약초 교수님의 조언이었다.

그래서 나는 지인들을 불러 실새삼을 채취하기로 했다. 하지만 기생식물이고 징그럽게 생긴 모양 때문에 지인들은 좋아하지 않았는데, 배운 지식을 총동원하여 실새삼의 효능을 설명하고 나서야 지인들의 표정이 풀어졌다. 그리고 그날 실새삼으로 샐러드를 만들었는데 단연 인기가 최고였다. 사과소스와 식초를 곁들인 실새삼 샐러드는 그 어떤 음식보다 맛이 좋았기 때문에 나는 매년 실새삼이 나오기만을 기다린다.

- 김사경(한국약초회)

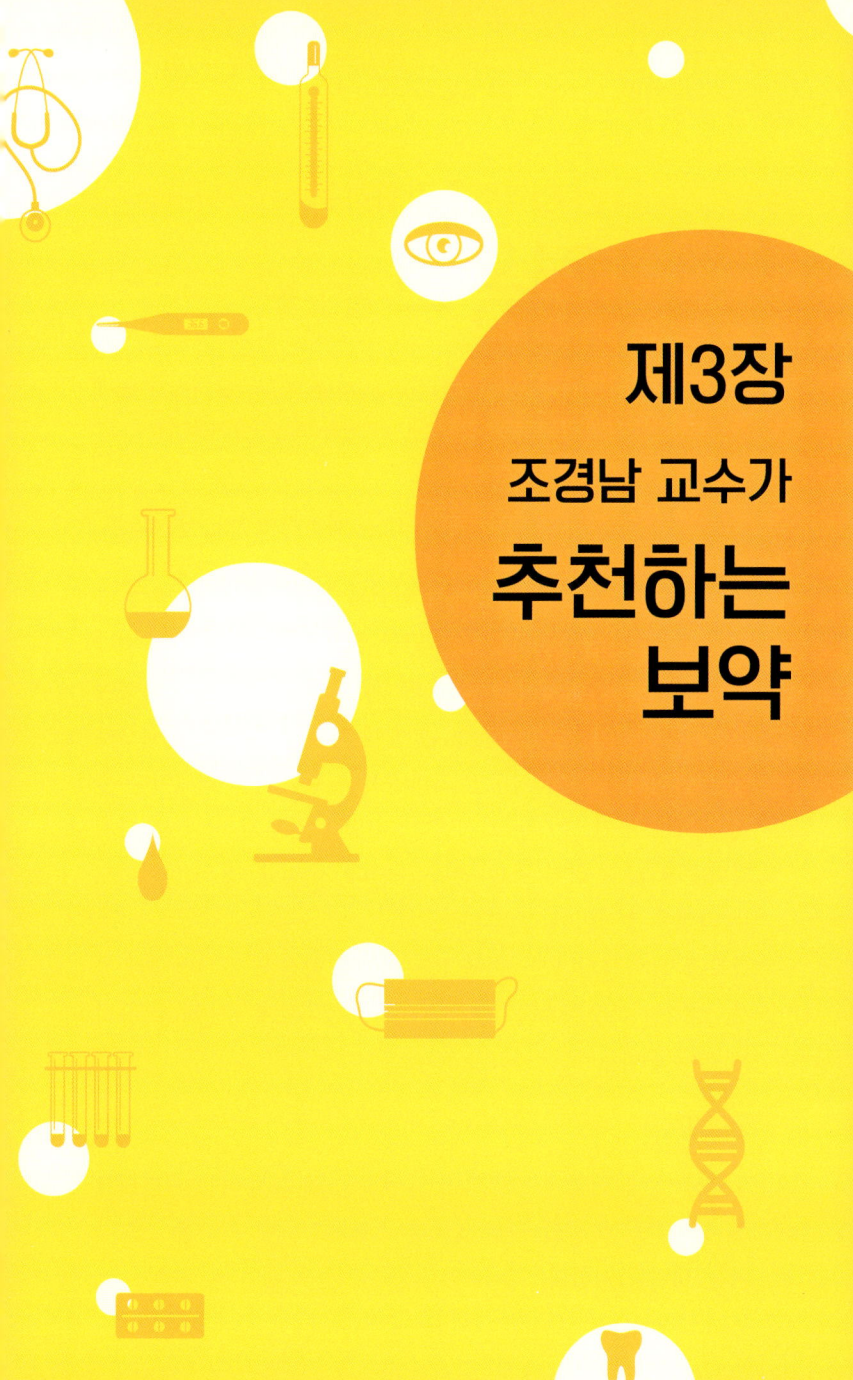

제3장

조경남 교수가 추천하는 보약

면역력을 강화하는
경옥고 瓊玉膏

● **적응증** : 만성피로, 기력저하, 빈혈, 신경쇠약, 수술(질병, 항암치료)로 인한 쇠약증, 만성위장병, 만성폐질환, 만성비염, 골다공증, 대상포진, 기관지염

구성 약초 생지황 10kg, 인삼 1kg, 백복령 1.2kg, 꿀 6kg

조제 및 복용법 상기 약초 중에서 인삼과 복령은 곱게 분말을 하고, 생지황은 즙을 내고, 꿀은 약한 불로 끓인다. 모든 준비가 끝나면 이들을 섞어서 반죽을 한 뒤 미리 준비해둔 항아리에 넣는다. 반죽이 든 항아리를 큰 솥에 넣고 3일 밤낮 연속으로 중탕을 한다. 3일이 지나면 가마솥에서 항아리를 꺼내어 우물물에 하루 동안 담가두고 식힌다. 이렇게 하루가 지난 후 다시 가마솥에 넣고 하루 동안 중탕을 한다. 이렇게 경옥고를 만드는 과정은 총 5일이 걸린다.

경옥고가 완성되면 한 번에 10~15g씩, 하루에 2~3번 복용한다. 장기간 복용할수록 효과가 좋은 처방이므로 꾸준히 복용하는 것이 좋다.

섭생법

- 노화나 질병 때문에 면역력이 떨어졌을 때 복용하는 처방이므로 경옥고를 복용할 때는 과로나 스트레스처럼 기력을 소모시키는 행위를 피한다.

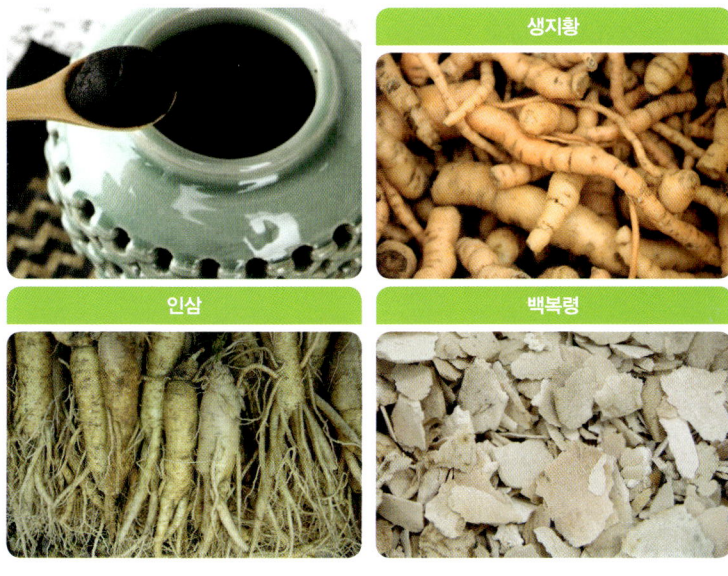

- 면역력이 떨어지면 소화력이 약해지므로 소화에 부담이 되는 밀가루 음식, 육고기, 차가운 음식 등을 먹지 않는 것이 좋다.
- 매 끼니마다 과일과 뿌리채소를 충분히 섭취하도록 한다. 과일과 뿌리채소는 경옥고의 효과를 높여주는 데 기여한다.
- 저녁식사를 늦게 하거나 과식하는 것을 피해야 한다.
- 《동의보감》에서는 경옥고를 복용할 때 파와 마늘을 먹지 말라고 했는데, 이들 음식을 많이 섭취하면 위장에 염증이 생겨 약의 효과를 떨어뜨릴 수 있다.
- 체력을 소모시키는 과격한 운동을 피하고 가벼운 산책을 한다.
- 잠을 일찍 자는 것이 좋다. 저녁 10시 전후에 취침하여 7시간 정도 충분한 수면을 취하면 면역력을 강화하는 데 도움이 된다.

※ 복용법 및 섭생법은 체질과 질병, 증상에 따라 달라질 수 있으므로 필자와 상담하기 바란다.

허약체질을 개선하는
공진단 拱辰丹

● **적응증** : 허약체질, 체력저하, 피로감, 빈혈, 식욕부진, 간기능 저하

구성 약초 녹용 160g, 당귀 160g, 산수유 160g, 사향(또는 목향) 20g

조제 및 복용법 위의 약초를 모두 곱게 가루 내어 쌀풀로 반죽해서 녹두 크기의 환으로 만든다. 이것을 한 번에 100개씩, 하루에 2~3번 복용한다. 분말을 꿀로 반죽해서 청심환 크기의 환(4g)으로 만들어 한 번에 1개씩, 하루 2~3번 복용해도 좋다.

섭생법

- 공진단은 선천적으로 체질이 약한 사람이 과로 등으로 체력이 떨어지고 피로감이 심하게 나타날 때 사용하는 처방이므로 과로와 스트레스, 과음 등 체력을 약화시키는 행위를 금해야 한다.
- 간기능이 약한 사람에게 좋은 처방이므로 간에 무리를 줄 수 있는 육식과 과식을 피해야 한다.
- 가급적 정제되지 않은 곡류 위주의 식사를 하고, 과일과 채소를 충분히 섭취해야 한다.
- 과식과 야식을 피하고 간식을 하지 않는 것도 중요하다. 간식은 위장과 간에 부담을 준다.
- 저녁 10시 전후에 취침하는 것이 좋고, 7시간 정도 충분한 수

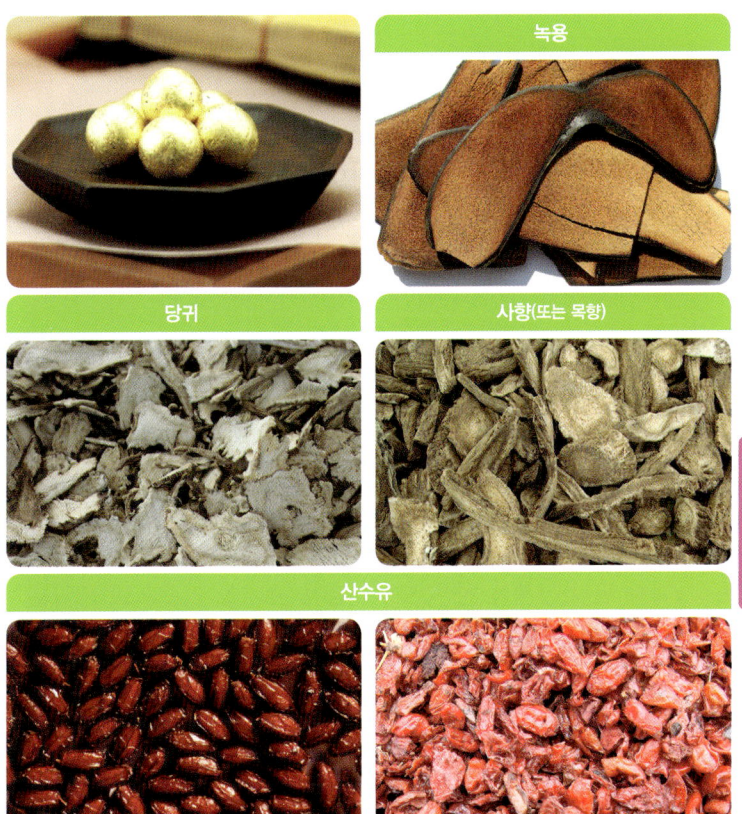

면을 취해야 한다.

- 체력을 과도하게 소모시키는 운동을 피하고 가벼운 산책을 하는 것이 좋다.

  ※ 복용법 및 섭생법은 체질과 질병, 증상에 따라 달라질 수 있으므로 필자와 상담하기 바란다.

불면증과 우울증에 가장 좋은
귀비탕 歸脾湯

● **적응증** : 불면증, 불안증, 우울증, 신경쇠약, 건망증, 자궁출혈, 갑상선기능저하증

구성 약초 당귀 4g, 용안육 4g, 산조인(볶은 것) 4g, 원지 4g, 인삼 4g, 황기 4g, 백출 4g, 백복신 4g, 목향 2g, 감초 1g, 생강 5편, 대추 2개

조제 및 복용법 상기 용량은 1첩에 해당하며 곱하기 20을 하면 1제가 된다. 1제는 하루 3번 복용하는 것을 기준으로 10일분에 해당한다. 따라서 당귀 80g, 용안육 80g, 산조인(볶은 것) 80g, 원지 80g, 인삼 80g, 황기 80g, 백출 80g, 백복신 80g, 목향 40g, 감초 20g, 생강 100편, 대추 40개에 물 6L를 붓고 중불로 2~3시간 달여 물이 3L 정도 되게 한다. 이것을 10일 동안 나누어 마시는데, 한 번에 100mL씩 하루 3번 공복에 마신다. 유리병에 담아 냉장고에 보관했다가 데워서 마신다.

※ 약재를 버리지 말고 다시 달이면 묽은 약액(藥液)이 나온다. 여기에 꿀이나 조청을 타서 수시로 차처럼 마신다.

섭생법

- 귀비탕은 정신적인 스트레스 때문에 몸이 약해지면서 불면증, 우울증 등이 생겼을 때 사용하는 처방이다. 약해진 몸을 보(補)하고 신경을 안정시키는 효능이 있으므로 장기간 복용할 것을 권한다.

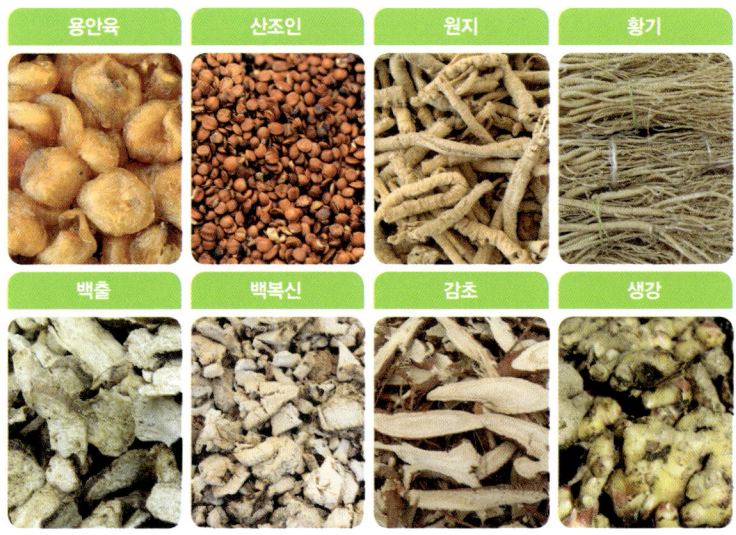

- 귀비탕을 복용하면서 마음을 편안하게 해주는 환경을 만들어 주어야 한다. 혼자서 극복하려고 하면 상태가 악화될 수 있으므로 주변의 도움을 받거나 종교를 가지기를 권한다.
- 가공된 음식과 육고기에는 신경을 자극하는 성분이 포함되어 있어 상기 증상을 악화시킬 수 있다. 따라서 가공하지 않은 제철 과일과 채소, 곡류를 먹도록 한다.
- 담배와 술, 커피 등은 상기 증상을 악화시키는 요인이므로 삼가도록 한다.
- 숲이 우거진 곳에서 산책을 하면 신경이 안정되고 식욕이 좋아져 상기 증상을 개선하는 데 도움이 된다.
- 반신욕이나 족욕을 하면 긴장이 풀어져서 마음이 안정되고 숙면을 취하는 데에도 도움이 된다.

※ 복용법 및 섭생법은 체질과 질병, 증상에 따라 달라질 수 있으므로 필자와 상담하기 바란다.

무릎통증에 가장 좋은
대방풍탕 大防風湯

● **적응증** : 퇴행성관절염, 하지무력증, 소아마비

구성 약초 숙지황 6g, 백출 4g, 방풍 4g, 당귀 4g, 작약 4g, 두충 4g, 황기 4g, 부자(가공한 것) 2g, 천궁 2g, 우슬 2g, 강활 2g, 인삼 2g, 감초 2g, 생강 5편, 대추 2개

조제 및 복용법 상기 용량은 1첩에 해당하며 곱하기 20을 하면 1제가 된다. 1제는 하루 3번 복용하는 것을 기준으로 10일분에 해당한다. 따라서 숙지황 120g, 백출 80g, 방풍 80g, 당귀 80g, 작약 80g, 두충 80g, 황기 80g, 부자(가공한 것) 40g, 천궁 40g, 우슬 40g, 강활 40g, 인삼 40g, 감초 40g, 생강 100편, 대추 40개에 물 6L를 붓고 중불로 2~3시간 달여 물이 3L 정도 되게 한다. 이것을 10일 동안 나누어 마시는데, 한 번에 100mL씩 하루 3번 공복에 마신다. 유리병에 담아 냉장고에 보관했다가 데워서 마신다.

※ 약재를 버리지 말고 다시 달이면 묽은 약액(藥液)이 나온다. 여기에 꿀이나 조청을 타서 수시로 차처럼 마신다.

섭생법

- 대방풍탕은 만성적인 퇴행성관절염에 사용하는 처방이므로 장기간 복용해야 한다.

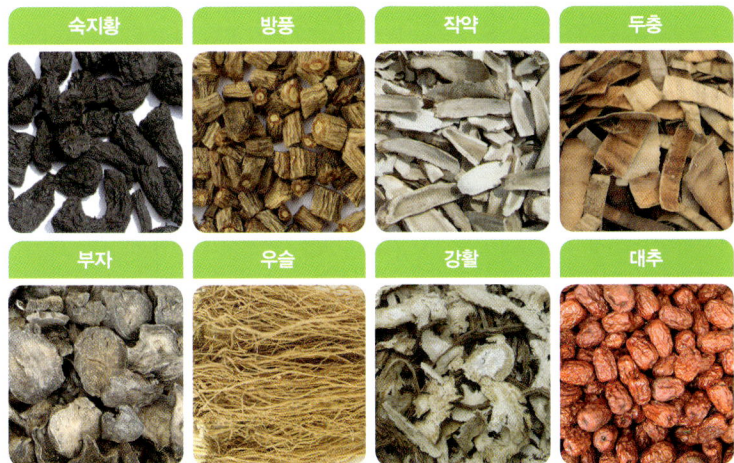

- 약을 복용하면서 근력을 강화하는 운동을 병행하면 좋다. 체중이 많이 나가는 사람은 수영이나 자전거 타기 등 관절에 무리를 주지 않는 운동을 선택해야 한다.
- 집에서 쉴 때 무릎에 힘을 주었다가 빼는 운동을 반복하면 통증을 완화시키는 데 도움이 된다.
- 목디스크나 허리디스크가 있을 때 견인치료를 하는 것처럼 무릎관절을 견인하면 관절이 부드러워지고 통증이 완화된다. 무릎관절을 견인하는 것은 타인의 도움이 필요하다.
- 따뜻한 물로 반신욕을 하면 긴장된 근육이 풀어지고 혈액순환이 촉진되어 관절염을 치료하는 데 도움이 된다.
- 음주, 흡연, 과식은 근육을 약화시키는 원인이므로 금해야 한다.
- 자는 동안 손상된 조직이 치유되기 때문에 적절한 수면이 필요하다. 저녁 10시 전후에 취침하는 것이 좋고, 7시간 정도 충분한 수면을 취해야 한다.

※ 복용법 및 섭생법은 체질과 질병, 증상에 따라 달라질 수 있으므로 필자와 상담하기 바란다.

허리통증에 가장 좋은
독활기생탕 獨活寄生湯

● **적응증** : 요통, 허리디스크, 척추관절염, 척주관협착증, 좌골신경통

구성 약초 독활 3g, 당귀 3g, 작약 3g, 곡기생 3g, 숙지황 2g, 천궁 2g, 인삼 2g, 백복령 2g, 우슬 2g, 두충 2g, 진교 2g, 세신 2g, 방풍 2g, 육계 2g, 감초 1g, 생강 3편

조제 및 복용법 상기 용량은 1첩에 해당하며 곱하기 20을 하면 1제가 된다. 1제는 하루 3번 복용하는 것을 기준으로 10일 분에 해당한다. 따라서 독활 60g, 당귀 60g, 작약 60g, 곡기생 60g, 숙지황 40g, 천궁 40g, 인삼 40g, 백복령 40g, 우슬 40g, 두충 40g, 진교 40g, 세신 40g, 방풍 40g, 육계 40g, 감초 20g, 생강 60편에 물 6L를 붓고 중불로 2~3시간 달여 물이 3L 정도 되게 한다. 이것을 10일 동안 나누어 마시는데, 한 번에 100mL씩 하루 3번 공복에 마신다. 유리병에 담아 냉장고에 보관했다가 데워서 마신다.

※ 약재를 버리지 말고 다시 달이면 묽은 약액(藥液)이 나온다. 여기에 꿀이나 조청을 타서 수시로 차처럼 마신다.

섭생법

- 독활기생탕은 만성적으로 체력과 근력이 약해진 사람의 요통에 사용하는 처방이므로 장기간 복용해야 한다.

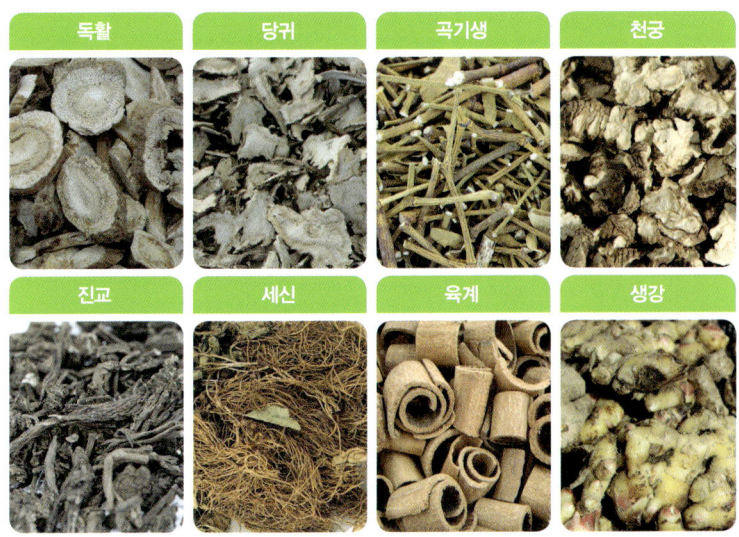

- 근력을 강화하는 운동을 병행하면 좋은데, 따로 시간을 내서 운동을 하는 것도 좋지만 평상시 걸을 때 마사이족이 걷는 방식으로만 걸어도 다리와 허리근육이 강화되는 효과가 나타난다.
- 오래된 통증은 근육의 긴장을 유발하고, 이는 결과적으로 통증을 악화시키는 요인이 되기 때문에 주기적으로 스트레칭을 해서 긴장된 근육을 풀어주어야 한다.
- 따뜻한 물로 반신욕을 하면 긴장된 근육이 풀어지고 혈액순환이 촉진되어 요통을 치료하는 데 도움이 된다.
- 음주, 흡연, 과식은 근육을 약화시키는 원인이므로 금해야 한다.
- 자는 동안 손상된 조직이 치유되기 때문에 적절한 수면이 필요하다. 저녁 10시 전후에 취침하는 것이 좋고, 7시간 정도 충분한 수면을 취해야 한다.

※ 복용법 및 섭생법은 체질과 질병, 증상에 따라 달라질 수 있으므로 필자와 상담하기 바란다.

위를 튼튼하게 하는
보중익기탕 補中益氣湯

● **적응증** : 식욕부진, 소화불량, 설사, 위하수증, 만성피로, 어지럼증, 냉증(冷症), 식은땀

구성 약초 황기 6g, 인삼 4g, 백출 4g, 감초 4g, 당귀 2g, 진피 2g, 승마(술을 축인 것) 1.5g, 시호(술을 축인 것) 1.5g

조제 및 복용법 상기 용량은 1첩에 해당하며 곱하기 20을 하면 1제가 된다. 1제는 하루 3번 복용하는 것을 기준으로 10일분에 해당한다. 따라서 황기 120g, 인삼 80g, 백출 80g, 감초 80g, 당귀 40g, 진피 40g, 승마 30g, 시호 30g에 물 5L를 붓고 중불로 2~3시간 달여 물이 3L 정도 되게 한다. 이것을 10일 동안 나누어 마시는데, 한 번에 100mL씩 하루 3번 공복에 마신다. 유리병에 담아 냉장고에 보관했다가 데워서 마신다.

※ 약재를 버리지 말고 다시 달이면 묽은 약액(藥液)이 나온다. 여기에 꿀이나 조청을 타서 수시로 차처럼 마신다.

섭생법

- 보중익기탕은 위가 약한 사람이 복용하는 처방이므로 차가운 음식, 기름진 음식, 밀가루 음식, 가공식품 등 소화에 부담이 되는 음식을 먹지 말아야 한다.
- 좋은 음식이라도 과식을 피하고 규칙적인 식사를 해야 한다.

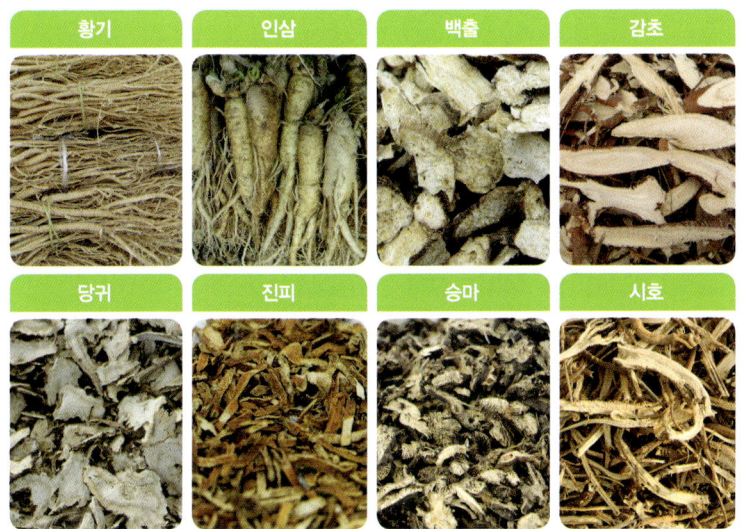

보 약

- 아침식사와 점심식사를 맛있게 하고 저녁식사는 과일이나 근채류 위주로 간단하게 먹는 것이 좋다.
- 계획적이고 꾸준한 운동을 하되 가급적 오후 4시 이전에 하는 것이 좋다. 저녁에 하는 운동은 위장이 나쁜 사람에게 좋지 않다.
- 일부러 물을 많이 마시는 것은 좋지 않다. 위장이 약한 사람이 물(특히 찬물)을 지나치게 마시면 위장기능이 더 약해질 수도 있다.
- 마음을 편안하게 하는 노래를 듣고 부르는 것이 좋다. 《동의보감》에서는 음악이 위장기능을 돕는다고 하였다.
- 화를 내거나 남을 비방하는 일을 피한다. 스트레스는 위장기능을 약하게 하는 강력한 힘을 지니고 있다.

  ※ 복용법 및 섭생법은 체질과 질병, 증상에 따라 달라질 수 있으므로 필자와 상담하기 바란다.

장을 튼튼하게 하는
삼령백출산 蔘苓白朮散

● **적응증** : 만성설사, 소화불량, 식욕부진, 만성피로, 수술(항암치료) 후 체력저하

구성 약초 인삼 24g, 백출 24g, 백복령 24g, 산약 24g, 감초 24g, 의이인 12g, 연자육 12g, 길경 12g, 백편두 12g, 사인 12g

조제 및 복용법 위의 약초들을 모두 섞어서 가루를 내고, 한 번에 8g씩 대추 달인 물에 타서 먹는다. 상기 용량은 10일분에 해당하며 하루 2~3번 식후에 복용한다.

섭생법

- 삼령백출산은 기력이 없고 장이 약한 사람이 복용하는 처방이므로 장의 기능을 약하게 하는 찬 음식, 기름진 음식, 밀가루 음식, 가공식품 등을 먹지 말아야 한다.
- 이 처방을 복용하면 장내세균의 균형이 정상화되기 때문에 대변의 형태가 갖춰질 뿐 아니라 몸에 기운이 생긴다. 따라서 음식을 섭취할 때도 장내세균의 균형을 맞추는 데 도움이 되는 음식(섬유질이 많은 음식 등)을 섭취하면 좋다.
- 하복부를 따뜻하게 해야 하므로 혈액순환을 방해하는 옷을 입지 말아야 한다.
- 규칙적으로 운동을 하면 하복부의 혈액순환이 촉진되므로 상

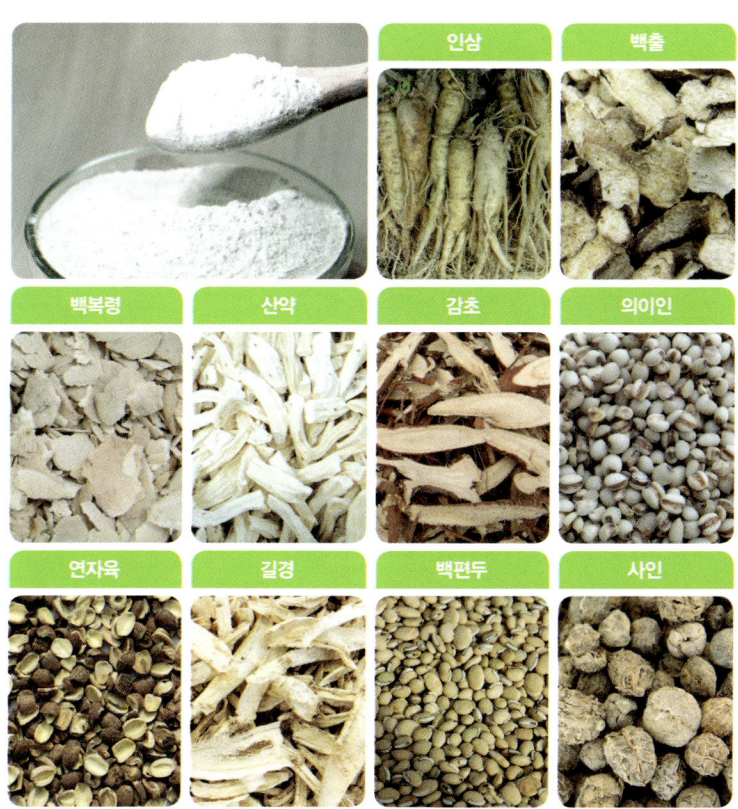

기 증상을 치료하는 데 도움이 된다.
- 운동을 할 때는 햇빛이 있는 야외에서 하는 것이 좋다. 적절한 일광(日光)은 간접적으로 장기능을 강화하는 데 도움이 된다.
- 운동을 할 수 없을 때는 하복부의 혈액순환을 돕는 반신욕이나 좌훈을 하도록 한다.

  ※ 복용법 및 섭생법은 체질과 질병, 증상에 따라 달라질 수 있으므로 필자와 상담하기 바란다.

갱년기증상에 가장 좋은
소요산 逍遙散

● **적응증** : 갱년기증상, 안면홍조, 불면증, 불안증, 우울증

구성 약초 백출 4g, 작약 4g, 백복령 4g, 시호 4g, 당귀 4g, 맥문동 4g, 감초 2g, 박하 2g, 생강 3편

조제 및 복용법 상기 용량은 1첩에 해당하며 곱하기 20을 하면 1제가 된다. 1제는 하루 3번 복용하는 것을 기준으로 10일분에 해당한다. 따라서 백출 80g, 작약 80g, 백복령 80g, 시호 80g, 당귀 80g, 맥문동 80g, 감초 40g, 박하 40g, 생강 60편에 물 5.5L를 붓고 중불로 2~3시간 달여 물이 3L 정도 되게 한다. 이것을 10일 동안 나누어 마시는데, 한 번에 100mL씩 하루 3번 공복에 마신다. 유리병에 담아 냉장고에 보관했다가 데워서 마신다.

※ 약재를 버리지 말고 다시 달이면 묽은 약액(藥液)이 나온다. 여기에 꿀이나 조청을 타서 수시로 차처럼 마신다.

섭생법

- 소요(逍遙, 이리저리 슬슬 거닐며 돌아다님)가 필요한 사람, 즉 갱년기를 겪고 있는 여성이나 스트레스 때문에 얼굴로 열이 오르고 마음이 안정되지 않는 사람에게 사용하는 처방이므로 증상이 개선되면 복용을 중단하는 것이 좋다.

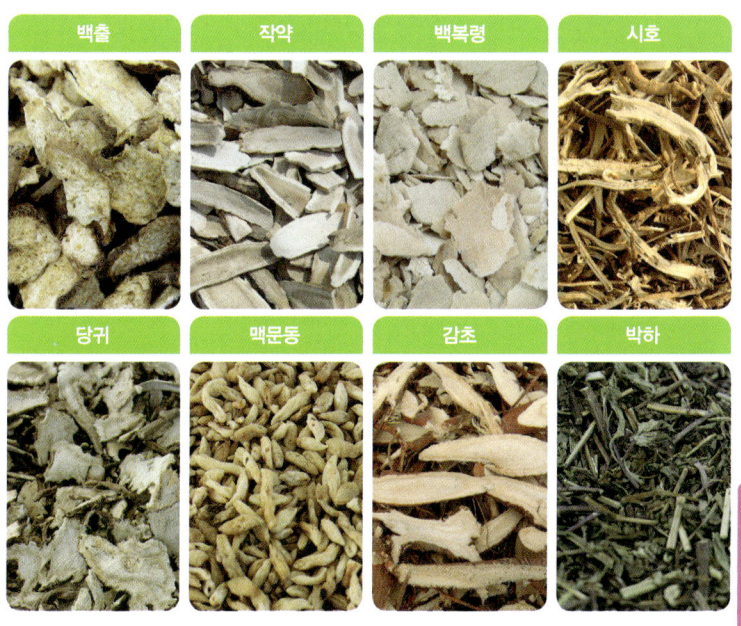

- 갱년기증상이 있을 때는 운동이 아주 중요하다. 최소 1주일에 2~3회 운동을 하되 몸에 무리가 되지 않는 운동을 해야 한다.
- 가급적 스트레스를 피해야 한다. 실제로 밝게 살고 긍정적으로 생각하는 여성은 갱년기증상을 심하게 겪지 않는다.
- 가공식품을 피하고 소화에 부담이 되는 음식과 과식, 야식을 하지 말아야 한다. 잘못된 식생활은 갱년기증상을 악화시키기도 한다.
- 정제되지 않은 곡류를 주식으로 하고, 신선한 과일과 채소를 충분히 섭취하면 좋다.
- 자극성이 있는 음료와 커피를 피하고 순수한 물을 적당히 마신다.

※ 복용법 및 섭생법은 체질과 질병, 증상에 따라 달라질 수 있으므로 필자와 상담하기 바란다.

노인성 천식에 가장 좋은
소자강기탕 蘇子降氣湯

● **적응증** : 기침, 가래, 천식, 매핵기(梅核氣)

구성 약초 반하 4g, 자소자 4g, 계피 3g, 진피 3g, 당귀 2g, 전호 2g, 후박 2g, 감초 2g, 자소엽 5장, 생강 3편, 대추 2개

조제 및 복용법 상기 용량은 1첩에 해당하며 곱하기 20을 하면 1제가 된다. 1제는 하루 3번 복용하는 것을 기준으로 10일분에 해당한다. 따라서 반하 80g, 자소자 80g, 계피 60g, 진피 60g, 당귀 40g, 전호 40g, 후박 40g, 감초 40g, 자소엽 100장, 생강 60편, 대추 40개에 물 6L를 붓고 중불로 1~2시간 달여 물이 3L 정도 되게 한다. 이것을 10일 동안 나누어 마시는데, 한 번에 100mL씩 하루 3번 공복에 마신다. 유리병에 담아 냉장고에 보관했다가 데워서 마신다.

※ 약재를 버리지 말고 다시 달이면 묽은 약액(藥液)이 나온다. 여기에 꿀이나 조청을 타서 수시로 차처럼 마신다.

섭생법

- 소자강기탕은 기관지가 약한 사람에게 사용하는 처방이므로 기관지를 자극할 수 있는 흡연을 금하고 미세먼지가 심한 날에는 외출을 삼가는 등 기관지를 보호하려는 노력이 필요하다.
- 기관지가 약해지면 예민해지기 때문에 찬 공기나 미세먼지 등

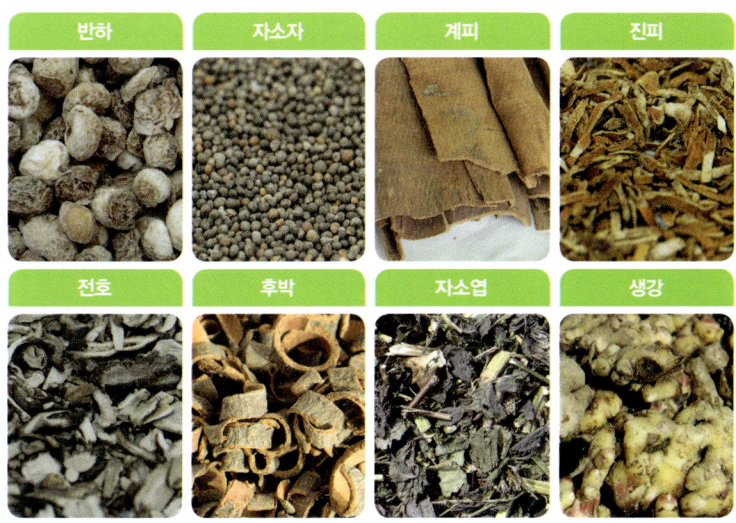

에 의해 자극을 받으면 기침과 천식이 생길 수 있다. 따라서 만성적인 기침과 천식을 치료하기 위해서는 소자강기탕을 복용하는 동시에 기관지를 튼튼하게 하는 산약(마 뿌리)과 맥문동, 황정(층층둥굴레 뿌리) 등을 음식으로 먹을 것을 권장한다.

- 소화에 부담이 되지 않는 음식을 섭취해야 하고, 과식과 야식, 간식을 금하는 것이 좋다.
- 집 안에 가습기를 틀거나 식물을 키워서 주위 환경이 건조해지는 것을 막아야 한다.
- 따뜻한 물로 반신욕이나 족욕을 하면 좋다. 반신욕과 족욕은 혈액순환을 도와주고 몸을 따뜻하게 해주기 때문에 기침, 가래, 천식을 치료하는 데 많은 도움이 된다.
- 운동을 하면 폐기능이 향상되며, 계획적이고 규칙적인 운동은 상기 증상을 치료하는 데 도움이 된다.

※ 복용법 및 섭생법은 체질과 질병, 증상에 따라 달라질 수 있으므로 필자와 상담하기 바란다.

과로를 풀어주는
쌍화탕 雙和湯

● **적응증** : 과로, 피로감, 근육통, 근육경련(쥐 나는 증상), 몸살감기, 병후 쇠약, 대상 포진

구성 약초 작약 10g, 숙지황 4g, 황기 4g, 당귀 4g, 천궁 4g, 계피 3g, 감초 3g, 생강 3편, 대추 2개

조제 및 복용법 상기 용량은 1첩에 해당하며 곱하기 20을 하면 1제가 된다. 1제는 하루 3번 복용하는 것을 기준으로 10일분에 해당한다. 따라서 작약 200g, 숙지황 80g, 황기 80g, 당귀 80g, 천궁 80g, 계피 60g, 감초 60g, 생강 60편, 대추 40개에 물 6L를 붓고 중불로 2~3시간 달여 물이 3L 정도 되게 한다. 이것을 10일 동안 나누어 마시는데, 한 번에 100mL씩 하루 3번 공복에 마신다. 유리병에 담아 냉장고에 보관했다가 데워서 마신다.

※ 약재를 버리지 말고 다시 달이면 묽은 약액(藥液)이 나온다. 여기에 꿀이나 조청을 타서 수시로 차처럼 마신다.

섭생법

- 육체적인 과로, 정신적인 과로 이후에 체력이 떨어졌을 때 사용하는 처방이므로 쌍화탕을 복용할 때는 충분한 휴식을 취해야 한다.
- 저녁 10시 전후에 취침하는 것이 좋고, 7시간 정도 충분한 수

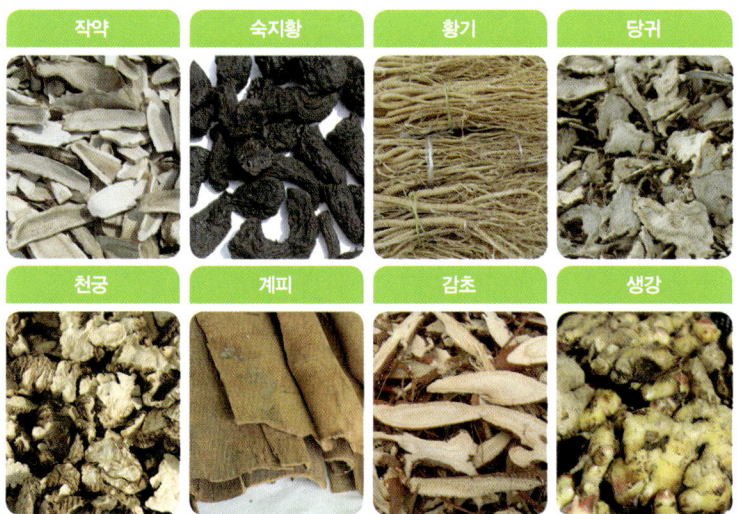

면을 취해서 피로를 풀어야 한다.
- 가벼운 운동을 하면 피로를 푸는 데 도움이 된다.
- 따뜻한 물로 목욕을 하거나 반신욕, 족욕을 하면 피로를 푸는 데 도움이 된다.
- 체력이 떨어지면 소화력도 약해지기 때문에 소화에 부담이 되는 음식과 차가운 음식, 밀가루 음식을 먹지 말아야 한다.
- 과식은 금물이다. 몸이 약하면 무조건 잘 먹어야 한다고 생각하는데, 소화력이 떨어진 상태에서의 과식은 몸을 심한 과로에 빠지게 한다.
- 가급적 정제되지 않은 곡류 위주의 식사를 하고, 과일과 채소를 충분히 섭취해야 한다.

※ 복용법 및 섭생법은 체질과 질병, 증상에 따라 달라질 수 있으므로 필자와 상담하기 바란다.

체력을 강화하는
연령고본단 延齡固本丹

● **적응증** : 체력저하, 만성피로, 정력약화, 전립선질환, 갱년기증상, 불면증, 식욕부진, 요통, 관절염, 시력저하, 건망증, 불임증

구성 약초 토사자(술로 가공한 것) 160g, 육종용(술로 씻은 것) 160g, 천문동 80g, 맥문동 80g, 생지황(술로 씻은 것) 80g, 숙지황(술로 가공한 것) 80g, 산약 80g, 우슬(술로 씻은 것) 80g, 두충(생강즙에 축여 볶은 것) 80g, 파극(술에 담갔다가 심을 뺀 것) 80g, 구기자 80g, 산수유(술에 쪄서 씨를 뺀 것) 80g, 백복령 80g, 오미자 80g, 인삼 80g, 목향 80g, 백자인 80g, 복분자 60g, 차전자 60g, 지골피 60g, 천초 40g, 석창포 40g, 원지 40g, 택사 40g

조제 및 복용법 위의 약초를 곱게 분말한 다음 술로 반죽한 쌀풀에 섞어서 녹두 크기의 환을 만든다. 이것을 한 번에 100개씩, 하루에 2~3번 복용한다. 분말을 꿀로 반죽해 청심환 크기의 환(4g)을 만들어서 한 번에 1개씩, 하루 2~3번 복용해도 좋다.

섭생법
• 연령고본단은 후천적으로 체력이 약해지고 피로감이 심하게 나타날 때 사용하는 처방이므로 과로와 스트레스, 과음 등 체력을 약화시키는 행위를 금해야 한다.

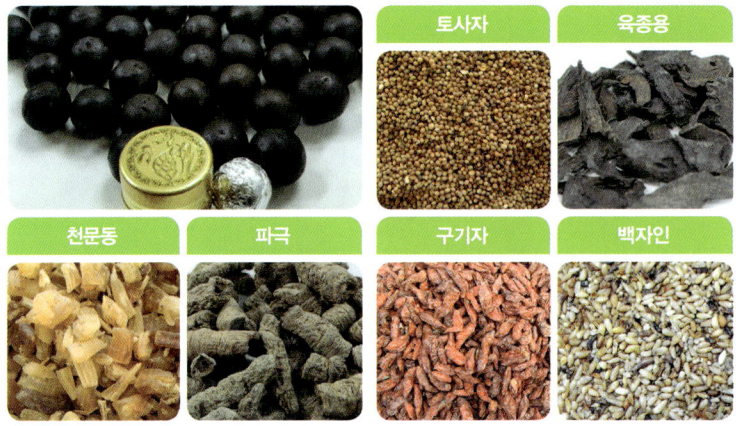

- 오랜 과로와 만성적인 질병으로 기초체력이 떨어진 경우에 사용하면 가장 좋다. 따라서 음식 섭취와 운동 등 생활습관을 개선하면서 연령고본단을 장기간 복용할 것을 권한다.
- 가급적 정제되지 않은 곡류 위주의 식사를 하고, 과일과 채소를 충분히 섭취해야 한다.
- 과식과 야식을 피하고 간식을 하지 말아야 한다. 과식과 야식, 간식은 위장을 약하게 하며, 결과적으로 체력을 약하게 하는 원인이 된다.
- 연령고본단에는 근골을 강화하는 약초들이 많이 포함되어 있으므로 약을 복용하면서 근육을 강화시키는 운동을 병행하면 좋다.
- 연령고본단은 남녀의 성기능을 강화하는 효능이 있어서 정력제로 많이 알려져 있다. 하지만 연령고본단을 복용하면서 과도한 성관계를 하지 않는 것이 좋다. 부족한 것을 보충하는 약을 복용하면서 그만큼 소모시키면 효과가 떨어지기 때문이다.

※ 복용법 및 섭생법은 체질과 질병, 증상에 따라 달라질 수 있으므로 필자와 상담하기 바란다.

생리불순과 불임증에 가장 좋은

조경종옥탕 調經種玉湯

● **적응증** : 생리불순, 생리통, 여성 불임증

구성 약초 숙지황 6g, 향부자(볶은 것) 6g, 당귀(술에 축인 것) 4g, 오수유 4g, 천궁 4g, 작약 3g, 백복령 3g, 진피 3g, 현호색 3g, 목단피 3g, 건강 3g, 육계 2g, 애엽 2g, 생강 3편

조제 및 복용법 상기 용량은 1첩에 해당하며 곱하기 20을 하면 1제가 된다. 1제는 하루 3번 복용하는 것을 기준으로 10일분에 해당한다. 따라서 숙지황 120g, 향부자 120g, 당귀 80g, 오수유 80g, 천궁 80g, 작약 60g, 백복령 60g, 진피 60g, 현호색 60g, 목단피 60g, 건강 60g, 육계 40g, 애엽 40g, 생강 60편에 물 6L를 붓고 중불로 2~3시간 달여 물이 3L 정도 되게 한다. 이것을 10일 동안 나누어 마시는데, 한 번에 100mL씩 하루 3번 공복에 마신다. 유리병에 담아 냉장고에 보관했다가 데워서 마신다.

※ 약재를 버리지 말고 다시 달이면 묽은 약액(藥液)이 나온다. 여기에 꿀이나 조청을 타서 수시로 차처럼 마신다.

섭생법

- 조경종옥탕은 월경을 조절하고 하복부의 혈액순환을 촉진하는 처방이므로 증상이 없더라도 장기간 복용하면 좋다.

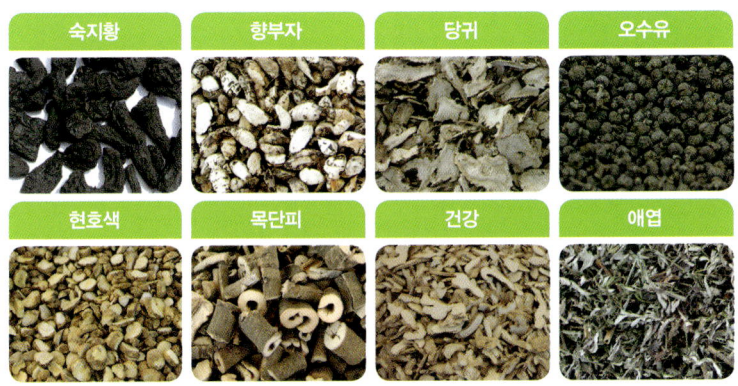

- 자궁은 체내에서 혈액순환이 가장 느린 곳이므로 혈액순환을 방해하는 요인(짧은 치마, 끼이는 바지, 차가운 음식, 운동부족, 스트레스)을 없애야 한다. 이러한 요인이 지속되면 조경종옥탕의 효능은 반감된다.
- 규칙적인 운동이 중요하다. 특히 하체를 움직이는 운동을 하면 자궁 쪽으로 혈액순환이 원활해져서 생리불순과 생리통이 개선되고 임신을 촉진하는 데 도움이 된다.
- 운동을 할 수 없다면 집에서 반신욕이나 족욕, 좌훈을 규칙적으로 해야 한다. 이 방법은 운동 못지않게 하복부의 혈액순환을 촉진하는 데 도움이 된다.
- 환경호르몬이 생리불순, 생리통, 불임증의 원인이 된다는 연구결과가 많다. 따라서 환경호르몬이 많이 포함된 음식을 절제하고 세제나 미용용품 등도 천연소재로 바꾸는 것이 좋다.
- 생리불순과 불임증은 스트레스와 연관되어 있다. 따라서 본인에게 맞는 스트레스 해소법을 찾아 실천해야 한다.

※ 복용법 및 섭생법은 체질과 질병, 증상에 따라 달라질 수 있으므로 필자와 상담하기 바란다.

현장 에피소드

자가면역질환은 종류도 많지만 대부분 난치성이라서 현대의학으로 완치시키는 것이 매우 어렵다. 궤양성 대장염(대장에 염증 또는 궤양이 생기는 질환으로 아직 원인이 밝혀지지 않은 만성 재발성 질환이다. 최근에는 서구화되어 가는 생활습관의 영향으로 우리나라와 일본 등 동양에서도 염증성 장질환의 발병 빈도가 급격하게 증가하고 있는 추세이다.)도 여기에 속한다. 궤양성 대장염은 말 그대로 대장에 궤양이 생기는 질환으로 설사와 복통, 혈변이 동반되기 때문에 삶의 질은 급격히 떨어진다. 필자는 궤양성 대장염을 앓는 사람에게 쇠비름을 추천하는데, 대부분 증상의 호전을 경험한다.

필자에게 약초를 배웠던 50대 여성의 사례가 기억에 남는다. 그녀는 오랫동안 궤양성 대장염을 앓고 있었는데, 약초를 배운 후에 병원에서 처방해준 약을 일절 중단하고 쇠비름과 괴화(회화나무 꽃봉오리)를 달여 복용했다. 이후 병원에서 검사를 받은 결과 궤양은 없어지고 출혈 증상이 사라졌다는 진단을 받았다. 필자의 생각은 이렇다. 궤양성 대장염을 완치하기 위해서는 식생활을 개선해야 하고, 스스로 스트레스를 해소하는 법을 터득해야 한다. 그러면서 쇠비름과 괴화를 약으로 활용한다면 궤양성 대장염을 난치성 질병 목록에서 빼도 될 것이다.

제4장

나물과 기름으로 활용하기

당뇨병을 치료하는
국수나무

길이 없는 산을 오를 때 앞길을 가로막는 국수나무를 흔히 볼 수 있다.
긴 가지가 국수 가락처럼 축축 늘어지고,
가지를 부러뜨리면 줄기 속에서 국수처럼 생긴
골속이 나오기 때문에 국수나무라고 한다.
낮은 산에서도 볼 수 있는 국수나무는 사람에게 나물과 약을 선물한다.

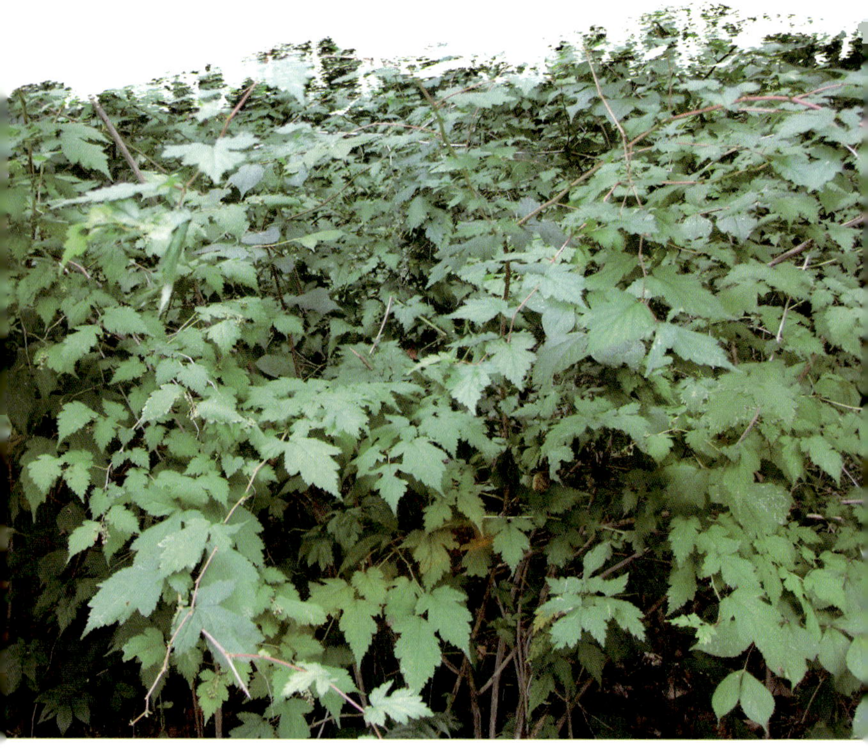

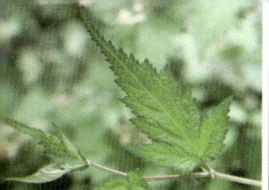
▲ 국수나무 잎

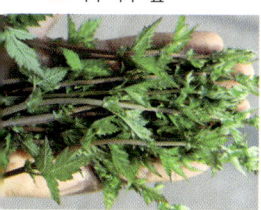
▲ 국수나무 새순(채취)

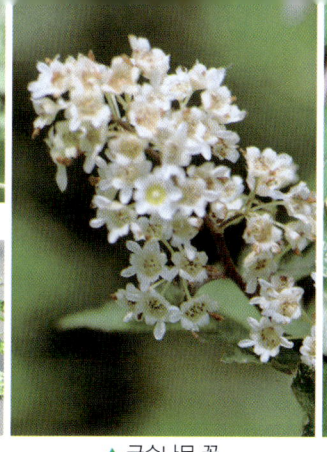
▲ 국수나무 꽃

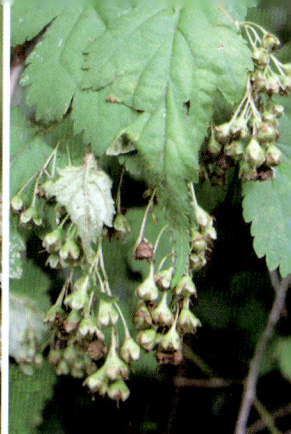
▲ 국수나무 열매

자생지 및 생태   국수나무는 전국 각지에 널리 분포하며 낮은 산에서 높은 산 중턱까지 양지바른 비탈이나 자갈밭, 들판에 주로 서식한다. 양지쪽을 좋아하지만 음지에서도 잘 자라며 추위에도 강하다. 가지는 긴 덩굴처럼 땅 위로 축축 늘어져서 전체가 둥그스름한 덤불처럼 된다. 관상용으로 정원에 심기도 하고 양봉 농가에서는 밀원식물로 쓴다. 꽃은 5~6월에 새로 나온 가지 끝에서 흰색으로 핀다.

채취 시기   봄에 채취한다.

채취 부위   새순을 뜯는다.

조리법   찔레나무처럼 새순을 꺾어서 껍질을 벗기면 그대로 먹을 수 있다. 음식으로 활용할 때는 데쳐서 된장이나 간장에 무치거나 볶아서 먹는다. 또한 된장국에 넣어도 맛이 좋다.

약용 부위   줄기를 약으로 사용하는데, 수시로 채취하여 햇볕에 말렸다가 달여서 복용하면 당뇨병과 비만증을 치료하는 데 도움이 된다.

유튜브(youtube) 동영상 강의

혈액순환을 촉진하는
딱총나무

옛날 서울을 지키는 외곽에 4대 요새가 있었는데 북쪽의 개성, 남쪽의 수원, 서쪽의 강화, 동쪽의 광주였다. 적들이 호시탐탐 노렸던 요새는 영광보다 상처가 많을 수밖에 없었는데, 남한산성(광주)에 유난히 많은 딱총나무가 그 흔적이다. 아마도 전투에서 다친 이들을 치료하기 위해 딱총나무를 일부러 심었을 것이다. 딱총나무 가지(접골목)가 부러진 뼈와 상처를 치료하는 데 약으로 쓰이기 때문이다.

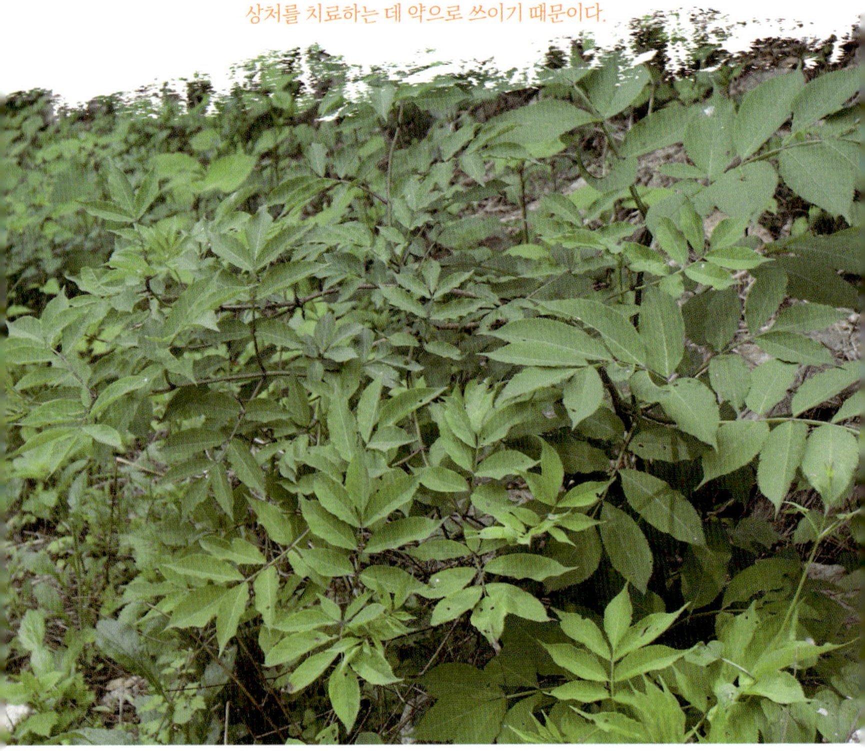

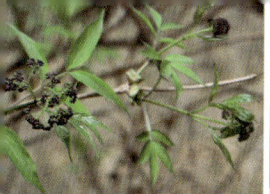
▲ 딱총나무 새순과 꽃봉오리

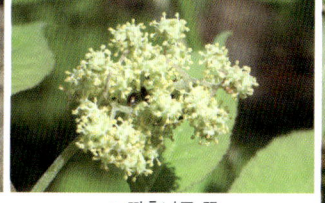
▲ 딱총나무 꽃

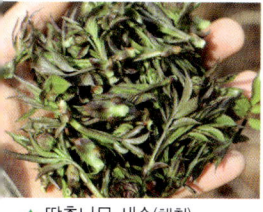
▲ 딱총나무 새순(채취)

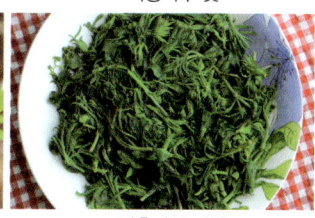
▲ 딱총나무 나물

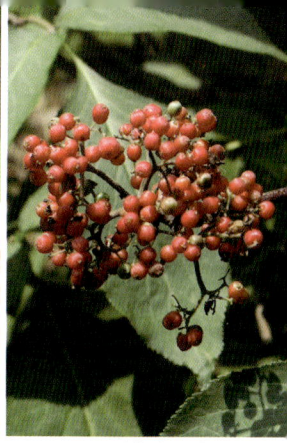
▲ 딱총나무 열매

자생지 및 생태 딱총나무는 산골짜기의 양지나 음지의 너덜바위 지역, 또는 개울가에 서식한다. 주로 산에서 볼 수 있으며 군락은 보기 힘들다. 꽃은 5월경에 노란빛이 도는 녹색으로 피고, 열매는 7~8월에 붉게 익는다. 새순은 다른 나무보다 빨리 나오는 특징이 있고, 꽃과 열매가 예뻐서 관상용으로 정원에 심는다.

채취 시기 이른 봄에 채취한다.

채취 부위 새순과 꽃봉오리를 뜯는다.

조리법 딱총나무 새순을 채취할 때는 약간 역한 냄새가 나기도 하는데, 끓는 물에 데쳤다가 찬물에 우려서 참기름이나 들기름을 넣어 무치면 냄새도 없어지고 맛이 아주 좋다. 튀김을 해서 먹을 수도 있는데, 이 경우에는 날것으로 조리를 한다.

약용 부위 줄기를 접골목(接骨木)이라고 하여 약으로 사용한다. 접골목은 혈액순환을 촉진하여 골절(骨折)을 치료하며 근육통과 관절통에도 사용한다.

유튜브(youtube) 동영상 강의

피부질환을 치료하는
붉나무

붉나무는 불이 붙은 것처럼 정열적인 빨간 단풍으로
가을산을 물들이는 주인공이다. 옛날에는 약용으로 요긴하게 쓰였는데
잎과 줄기, 뿌리껍질은 물론이고 나무에 기생하는 벌레집(오배자)까지
약으로 사용했다. 또한 소금기가 도는 붉나무 열매는 깊은 산속
화전민들에게 황금보다 귀한 대접을 받았다. 이처럼 아낌없이 모든 것을
주는 붉나무는 봄 햇살을 맞은 새순까지 나물로 내준다.

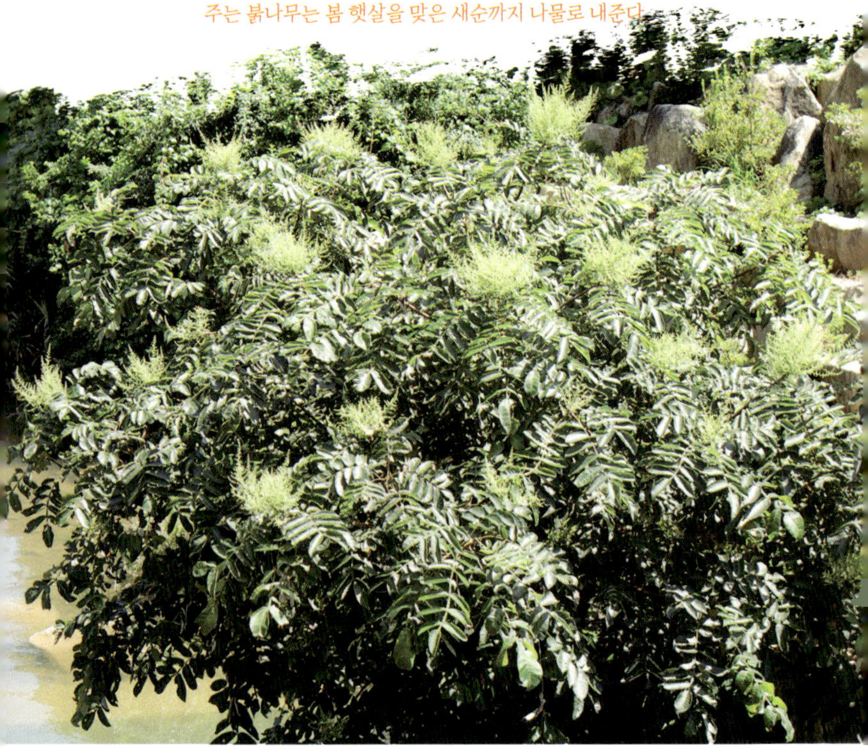

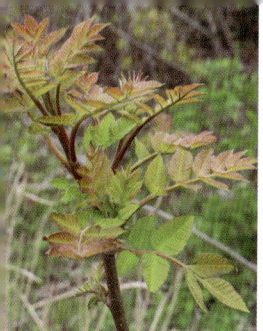 ▲ 붉나무 새순
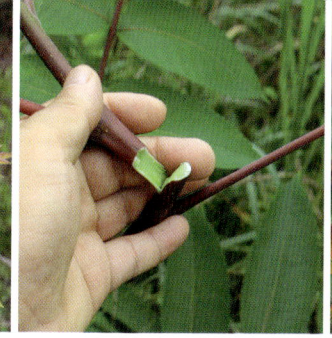 ▲ 붉나무 줄기
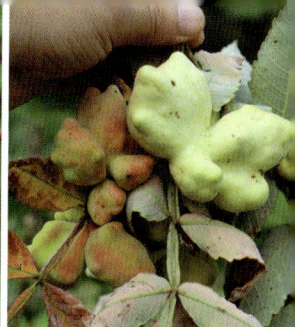 ▲ 붉나무 벌레집(오배자)

자생지 및 생태 붉나무는 마을 가까운 산에서 가장 흔하게 볼 수 있는 나무이며, 척박하고 양지바른 너덜바위 지역이나 들판에 주로 서식한다. 꽃은 7~8월에 줄기 끝에서 황백색으로 피고, 열매는 10월경에 성숙한다. 열매에서 짠맛이 나고 나무에서도 약간의 짠맛이 나기 때문에 염부목(鹽膚木)이라고도 한다. 야생동물들이 붉나무 열매를 좋아하여 동물이 지나다니는 길목에 붉나무 암그루가 많다.

채취 시기 봄에 채취한다.

채취 부위 두릅나무 새순을 따는 것처럼 붉나무 줄기 끝에서 나오는 새순을 채취한다.

조리법 붉나무 새순의 맛은 담담하므로 생것을 쌈으로 먹을 수 있고, 살짝 데쳐서 나물로 먹으면 맛이 좋다. 말려두었다가 묵나물로 사용해도 된다.

약용 부위 나뭇가지를 염부목(鹽膚木)이라고 하며, 잎에 달리는 벌레집을 오배자(五倍子)라고 하여 약용한다. 염부목은 피부염이나 무좀에 효과가 있고, 오배자는 상처나 궤양을 치료하는 효능이 뛰어나다.

살충효과가 좋은
소리쟁이

잎이 주름져 있어 바람이 불면 쏴아 하는 소리가 난다.
늦여름에 열매가 익으면 바람이 불 때 요란한 소리가 나기도 하고,
줄기가 서로 부딪힐 때도 소리가 난다고 하여
소리를 내는 소리꾼이라는 뜻으로 '소리쟁이'라고 부르게 되었다.
소리쟁이의 연한 잎은 나물이나 국거리로 이용하고, 뿌리는 약으로 사용한다.

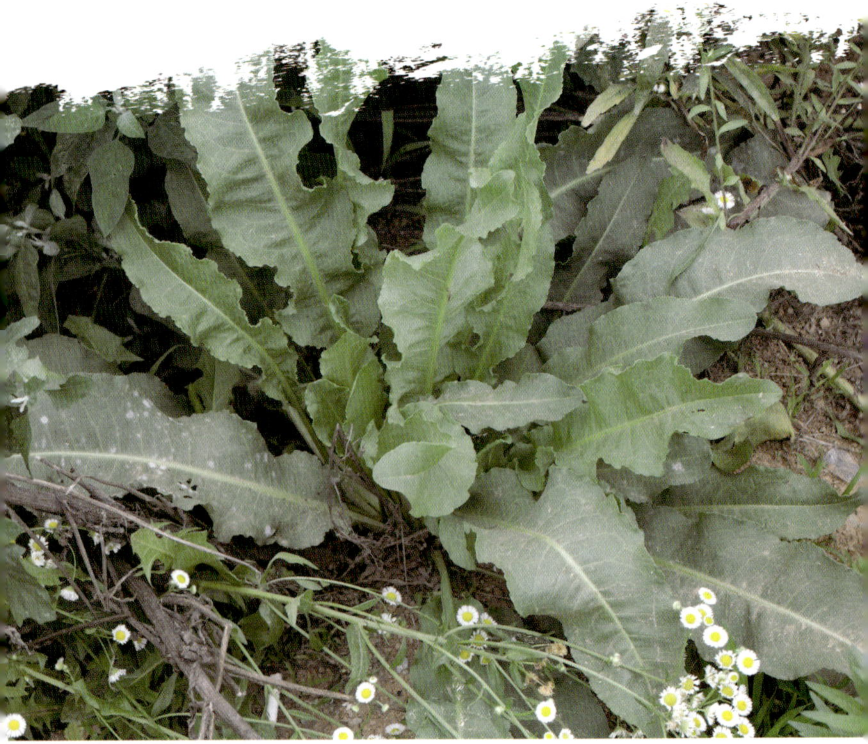

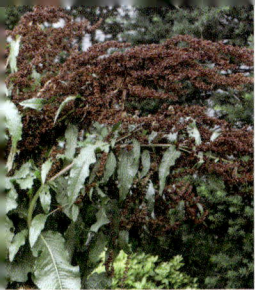
▲ 소리쟁이 열매

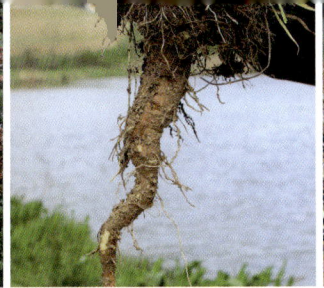
▲ 소리쟁이 뿌리

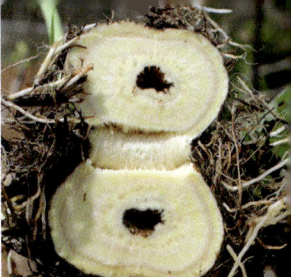
▲ 소리쟁이 뿌리(절단)

자생지 및 생태 소리쟁이는 영양분이 풍부한 토양에 서식하며, 건조한 땅이나 숲속, 암석지에서는 살지 않는다. 그리고 산성 토양을 아주 싫어해서 대기오염 물질에 노출된 대도시에서는 희귀종이라 할 만큼 드물다. 소리쟁이의 꽃은 6~7월에 녹색으로 피고 열매는 7~8월에 성숙하며, 뿌리는 황색이고 비대(肥大)하다.

채취 시기 봄에 채취한다.

채취 부위 연한 잎을 뜯는다.

조리법 소리쟁이를 된장국에 넣으면 맛이 아주 좋다. 시금치나 근대로 된장국을 끓이는 것보다 맛있다고 하는 사람이 많을 정도이다. 살짝 데쳐서 나물로 먹어도 좋다.《동의보감》에서는 소리쟁이를 나물로 먹으면 기생충 때문에 아이들 몸이 마르는 증상이 치료된다고 하였다. 이는 소리쟁이의 살충효과 때문이다.

약용 부위 뿌리를 양제근(羊蹄根)이라고 하여 약으로 사용하는데, 출혈을 멎게 하는 효능이 좋다. 또한 살충효과가 있어 각종 피부질환에 달여서 복용하거나 짓찧어 환부에 바르기도 한다.

유튜브(youtube) 동영상 강의

수라상에 오른
어수리

어수리는 겨울철 눈 속에서 싹을 틔우고
이른 봄 제일 먼저 식탁에 오르는 산나물이다.
임금님 수라상에 오른다고 하여 '어수리'란 이름이 붙여졌을 정도로
귀하게 취급받아 온 최고급 산채이다.
생채, 나물, 묵나물, 전, 국거리, 나물밥 등으로 먹을 수 있고,
이른 봄과 가을에 채취한 뿌리는 약으로 사용한다.

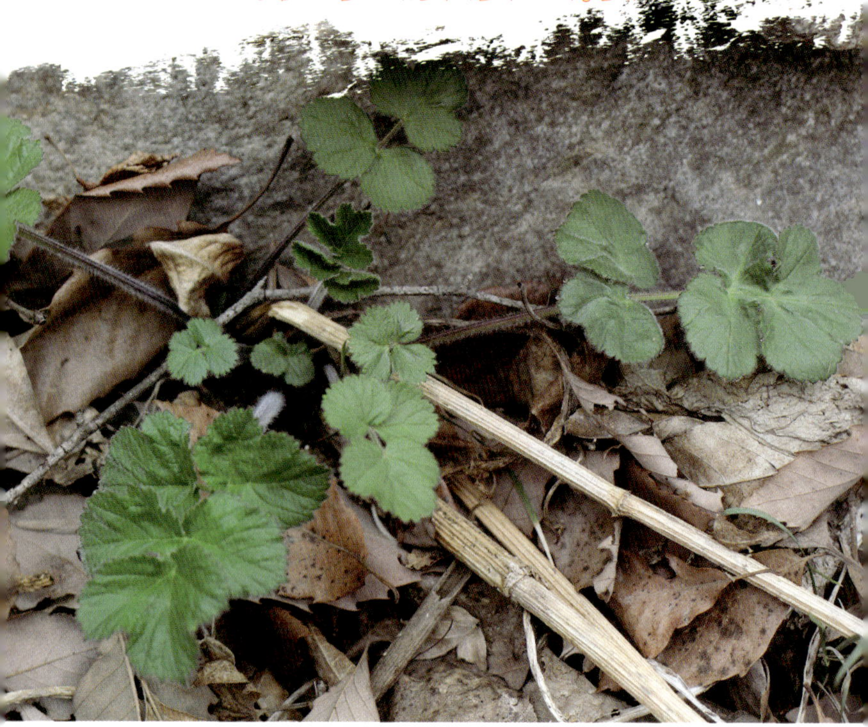

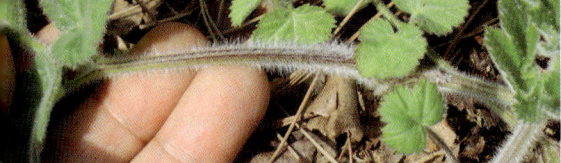
▲ 어수리 잎줄기에는 털이 아주 많다.

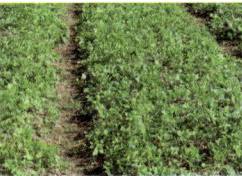
▲ 어수리 재배지

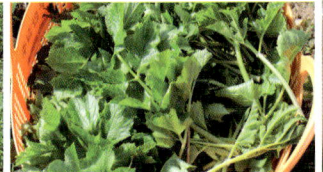
▲ 수확한 어수리

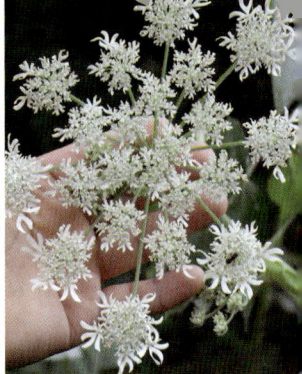
▲ 어수리 꽃

자생지 및 생태   어수리는 전국의 산과 들에 자라는 다년생 식물이다. 햇볕이 잘 들고 습기가 많은 토양에서 잘 자라며, 완전히 성장하면 높이가 70~150cm이고 줄기와 잎 전체에 털이 있다. 꽃은 7~8월에 흰색으로 피고, 씨앗으로 번식을 한다. 경상북도 영양군에서 재배하고 있다.

채취 시기   일반적으로 봄에 채취하지만 여름에도 새순이 나오므로 채취할 수 있다.

채취 부위   연한 잎과 잎줄기를 뜯는다.

조리법   연한 잎을 뜯어서 쌈으로 먹으면 어수리의 독특한 향을 그대로 느낄 수 있다. 끓는 물에 데쳐서 나물로 먹는 것은 기본이고, 묵나물로 만들면 1년 내내 먹을 수 있다. 장아찌를 담그면 향기가 그대로 남아 있어 식욕을 돋운다. 된장국에 넣어도 좋고, 부침개를 만들어 간식으로 먹으면 향과 맛이 매우 좋다.

약용 부위   뿌리를 독활(獨活)이라고 하여 신경통과 근육통, 관절통에 사용한다.

기력과 식욕을 돋우는
전호

깊은 산속이나 산기슭을 좋아하는 전호는 눈이 녹지 않은 이른 봄에 새싹을 틔운다. 산나물은 대부분 질기다는 선입견이 있지만 전호의 어린잎과 줄기는 매우 부드럽고, 미나리와 비슷하면서도 특유의 향이 풍미를 더한다. 풍도에서는 사생이나물이라고 하여 민박집에서 반찬으로 내놓는다. 전호의 뿌리는 몸이 약한 사람에게 기운을 더해주고 식욕을 촉진하는 좋은 보약이다.

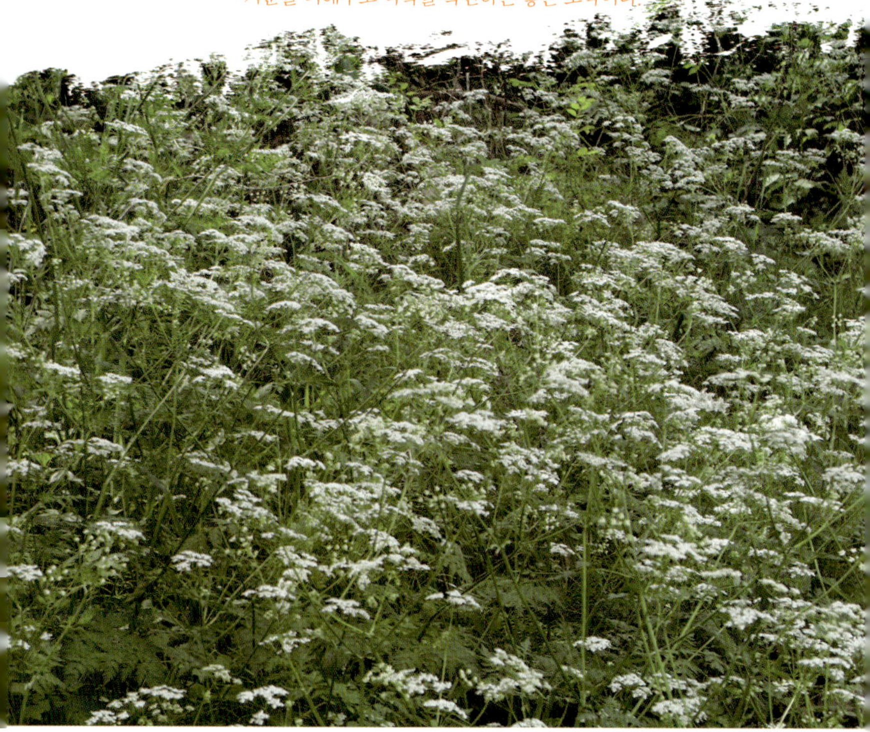

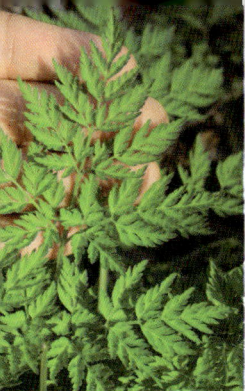
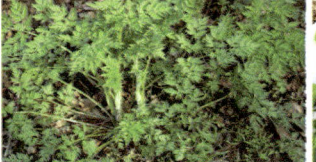
▲ 전호 새순
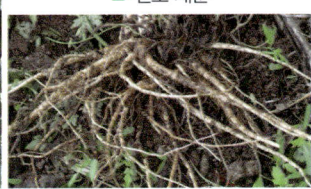
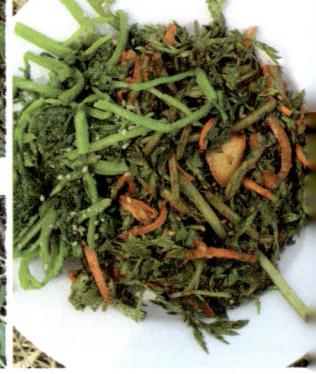

▲ 전호 잎　　　　　　▲ 전호 뿌리　　　　　　▲ 전호 나물과 겉절이

자생지 및 생태　전호는 제주도를 포함한 전국 각지에 분포하며 산지의 풀밭에서 자란다. 숲 가장자리처럼 햇볕이 잘 들면서 습기가 약간 있는 곳은 전호가 서식하는 최적지이다. 높이가 1m에 달하고 줄기가 곧게 자라며 꽃은 5~6월에 흰색으로 핀다. 울릉도에서 특산품(나물, 장아찌)으로 판매한다.

채취 시기　이른 봄에 채취하며, 가을에도 새순이 나오므로 채취할 수 있다.

채취 부위　연한 잎과 잎줄기를 뜯는다.

조리법　전호의 연한 잎을 뜯어서 쌈으로 먹으면 은은한 향기가 입맛을 돋운다. 겉절이를 하거나 샐러드에 넣으면 특유의 향이 그대로 남아 있어서 좋고, 데쳐서 나물로 먹으면 부드러운 식감에 향긋한 맛이 일품이다. 부침개를 해도 좋고, 오래 먹으려면 장아찌를 담가도 된다.

약용 부위　뿌리를 아삼(峨蔘)이라고 하여 기운이 없고 식욕이 떨어졌을 때 사용한다. 기관지가 약해 기침이 계속되는 경우에 사용해도 좋다.

유튜브(youtube) 동영상 강의

소화를 촉진하는
향유

따뜻한 햇살을 맞으며 앞다투어 꽃망울을 터트리는 봄꽃과 달리
향유는 늦여름이 되어서야 부끄러운 듯 보라색 꽃을 피운다.
향유는 향기[香]가 나고 부드러워서[柔] 나물로 먹는다는 의미를 담고 있다.
《동의보감》에도 향유를 집집마다 심어 여름철에 채소로 먹었다는 기록이 있다.
조선시대의 이두향명(吏頭鄕名)은 노야지(奴也只)였으며,
《동의보감》에는 '노야기'로 수록되어 있다.

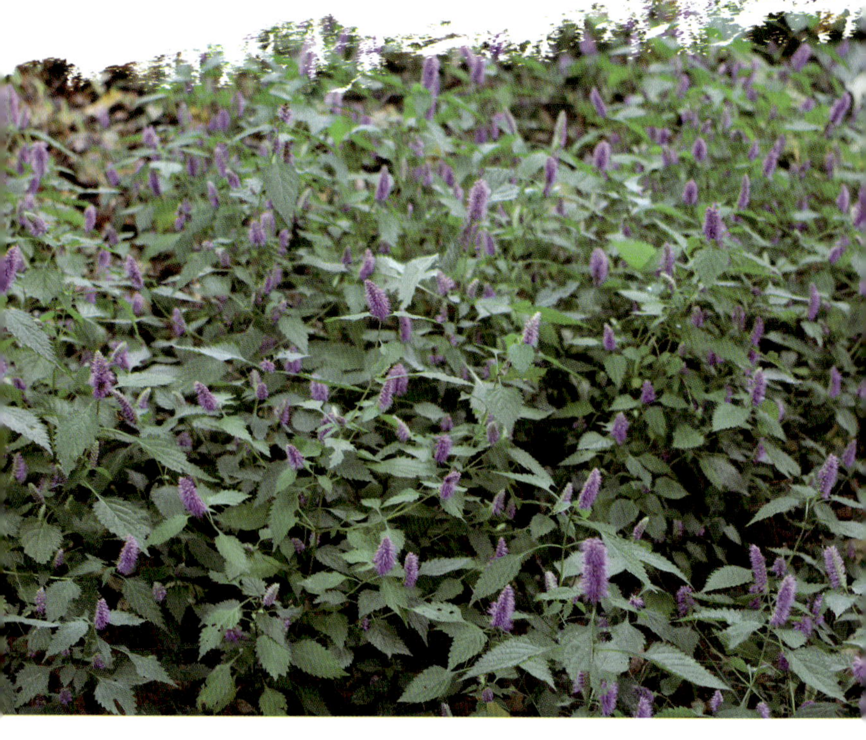

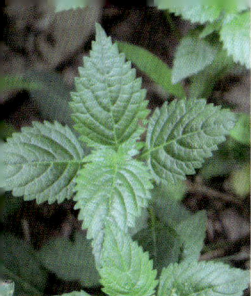
▲ 향유 잎

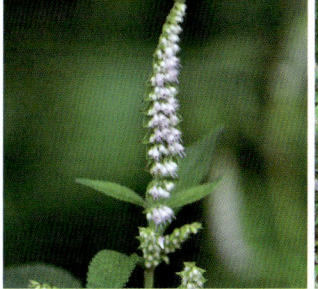
▲ 향유 꽃

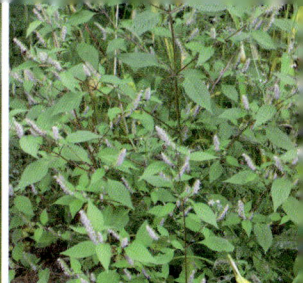
▲ 향유 지상부

자생지 및 생태 향유는 전국 각지에 널리 분포하며 산과 들판의 양지바른 풀밭 또는 길가에 자생한다. 등산로 주변에서도 볼 수 있으나 흔한 잡풀로 취급하는 경우가 많다. 높이는 30~60cm이고 네모진 줄기가 곧게 서며 강한 향기가 있다. 8~10월에 홍자색으로 피는 꽃에는 꿀이 많아서 벌들이 쉴 새 없이 찾아온다.

채취 시기 꽃이 피지 않은 여름철에 채취한다. 잎을 뜯어 특유의 향기로 구분해서 찾는다.

채취 부위 향유의 연한 잎과 잎줄기를 뜯는다.

조리법 향유의 잎은 매우 부드럽고 향기가 진해서 상추 같은 쌈채소에 작은 잎 몇 장을 올려 쌈으로 먹으면 진한 향기가 목을 타고 몸속 깊은 곳으로 내려간다. 겉절이를 하거나 샐러드에 넣어도 좋고, 데쳐서 나물로 먹는 것도 추천한다. 된장찌개에 넣으면 독특한 향기가 식욕을 자극하고, 쌀가루나 밀가루를 묻혀 부침개를 해도 맛이 좋다.

약용 부위 열매가 성숙하는 가을철에 지상부를 베어서 약으로 사용한다. 여름철 감기와 소화불량에 효과가 좋고, 달여서 마시거나 입안을 헹구면 입냄새를 없애는 효과가 있다.

기관지염을 치료하는
내복자기름

내복자기름은 십자화과에 속하는 무의 씨앗(내복자)에서 추출한 식용기름이다.
내복자기름의 맛은 담담해서 먹는 데에 지장이 없다.
그리고 무의 뿌리가 천연 소화제로 불리는 것처럼
내복자와 내복자에서 추출한 기름도 소화를 촉진하는 효능이 있고,
기관지염으로 인한 기침과 가래를 치료한다.

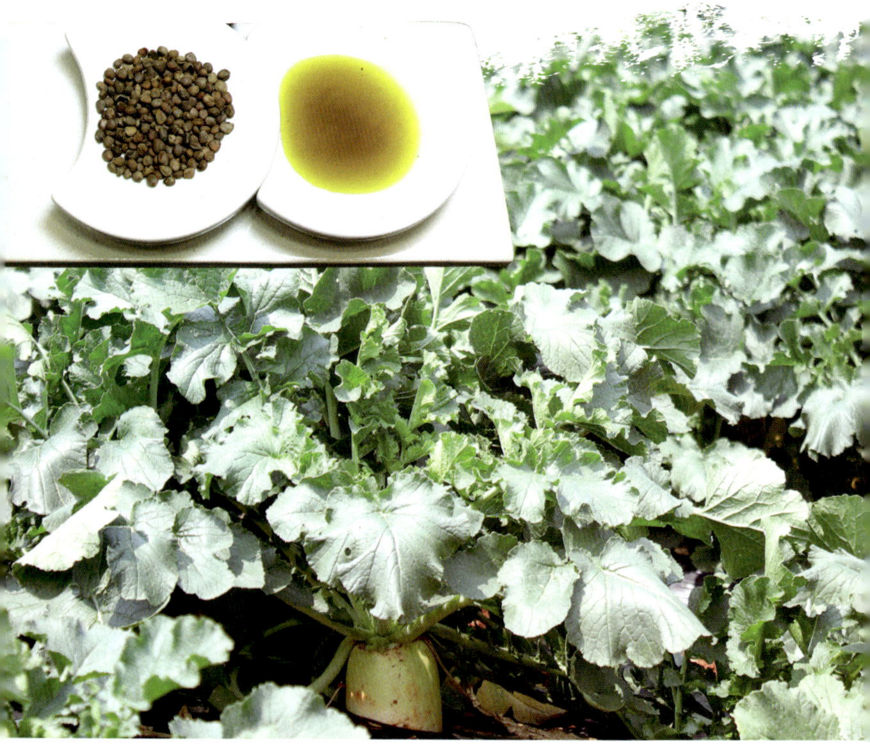

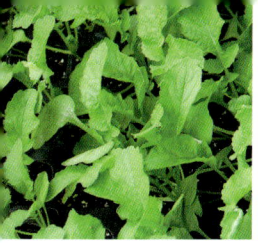 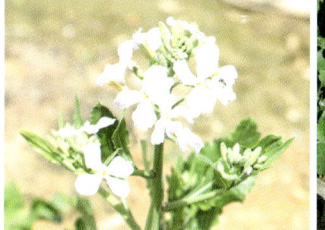 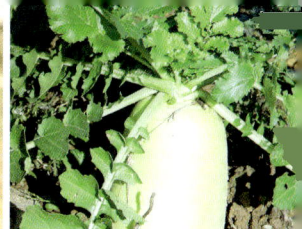

▲ 무 어린잎 ▲ 무 꽃 ▲ 무 뿌리와 잎

자생지 및 생태 무의 원산지는 지중해 연안이며 중국을 통하여 우리나라에 들어와 농가에서 재배하고 있다. 무를 재배할 때 가을무는 8월 중순이나 하순에 파종하여 11월에 수확한다. 봄무는 3~4월에 하우스에서 파종하여 5~6월에 수확한다. 여름무는 해발고도 600m 이상의 고랭지에서 재배 가능하며 대관령에서 많이 재배한다. 이처럼 계절에 상관없이 재배할 수 있는 무의 특성을 조선 전기의 농서(農書)인 《한정록》에서는 '다달이 파종하고 다달이 먹을 수 있는 것이 무이다.'라고 표현하였다.

채취 및 착유 씨앗을 사용하는 약초는 씨앗이 완전히 성숙하여 약의 기운(氣運)이 씨앗에 충만해졌을 때 채취한다. 무의 씨앗은 보통 여름과 가을 사이에 채취하는데, 포기를 베어 햇볕에 말린 다음 비벼서 씨앗을 꺼낸 후 불순물을 제거하고 다시 햇볕에 말린다. 내복자기름은 이렇게 말린 씨앗에서 착유한 것이다.

동의보감 원문 배가 팽팽하게 불러 오르는 것과 적취(積聚)를 치료하고, 오장(五臟)을 고르게 하고 대소변을 잘 나오게 한다. 또한 가루 내어 미음에 타서 먹으면 풍담(風痰)을 토하게 되는데 효과가 아주 좋다. 숨을 헐떡이는 것을 치료할 때는 내복자 3홉을 찹쌀과 같이 죽을 쑤어 먹는다.

효능 기관지염, 소화불량, 기능성 소화불량, 산후(또는 병후) 변비, 노인의 변비, 고혈압 등을 치료한다.

변비를 치료하는
마자인기름

마자인기름은 삼과에 속하는 일년생 식물인 삼의 씨앗(마자인)에서 추출한 식용기름이다. 마자인은 약 30% 정도가 기름이라서 착유했을 때 기름이 많이 나오고, 기름의 맛과 향이 뛰어나서 음식에 활용하면 좋다. 참고로 삼의 잎과 꽃에는 환각작용을 일으키는 물질이 포함되어 있어 담배로 만들어 흡연하면 중독 증세를 보이는데, 이것을 대마초라고 한다.

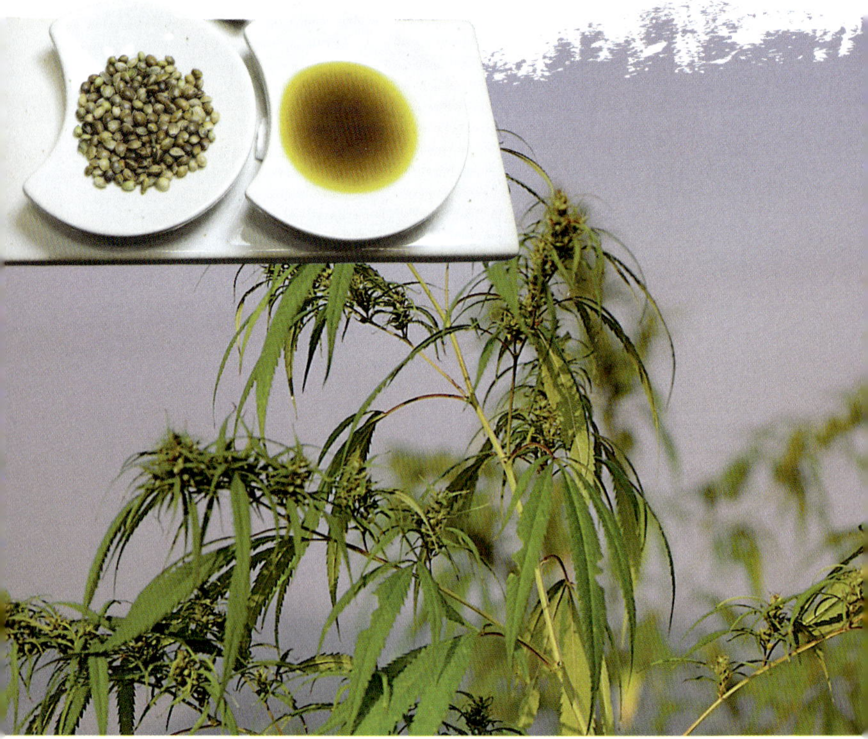

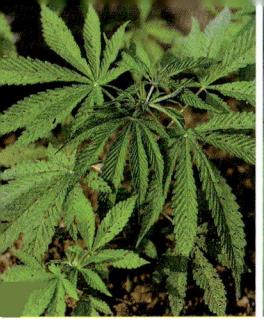 ▲ 삼 잎
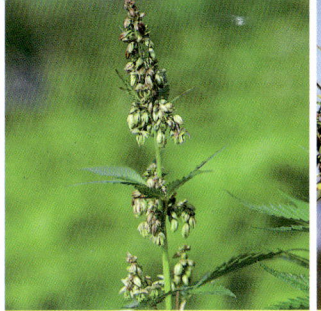 ▲ 삼 꽃
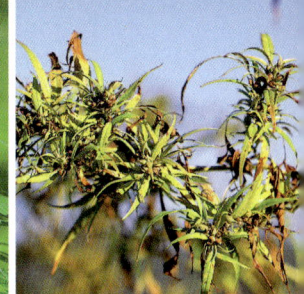 ▲ 삼 종자 결실

자생지 및 생태 삼은 중앙아시아가 원산지이며 열대 지방과 온대 지방에서 섬유식물로 널리 재배하고 있다. 삼의 재배 역사는 매우 오래되었다. 기원전 2000년 무렵에 중앙아시아에서 재배되었으며, 중국과 유럽에 전파된 것은 기원전 1500년 무렵이다. 우리나라에서도 옛날부터 재배해온 중요한 섬유작물로 《삼국사기》에도 삼에 대한 기록이 있다. 삼의 꽃은 7~8월에 연한 녹색으로 피고, 가을이 되면 단단한 껍질을 지닌 열매가 익는다.

채취 및 착유 씨앗을 사용하는 약초는 열매가 완전히 성숙했을 때 채취해야 한다. 가을에 삼의 열매가 완전히 성숙하였을 때 삼 전체를 베어 햇볕에 말린 다음 두드려서 불순물을 제거하고 씨앗(마자인)을 채취한다. 그리고 씨앗에서 착유하여 마자인기름으로 사용한다.

동의보감 원문 허로(虛勞)를 보(補)하고 오장(五臟)을 윤택하게 하며 풍기(風氣)를 몰아낸다. 대장(大腸)에 풍열(風熱)이 맺혀 대변이 잘 나오지 않는 것을 치료하고, 소변을 잘 나오게 하여 열림(熱淋)을 낫게 해준다.

효능 산후(또는 병후) 변비, 노인의 변비, 중풍 후유증으로 인한 변비, 만성기관지염, 고혈압, 탈모 등을 치료한다.

유튜브(youtube)
동영상 강의

신경쇠약을 치료하는

백자인기름

백자인기름은 측백나무과에 속하는 상록 침엽교목인 측백나무의 씨앗(백자인)에서 추출한 식용기름이다. 중국 사람들은 백자인을 불로장생의 약으로 여겼고, 《동의보감》에도 몸을 튼튼하게 하는 약으로 설명되어 있다. 백자인에는 지방 성분이 풍부하여 착유했을 때 기름이 많이 나온다. 기름에서 그윽한 측백나무 향이 나기 때문에 요리에 활용하면 매우 좋다.

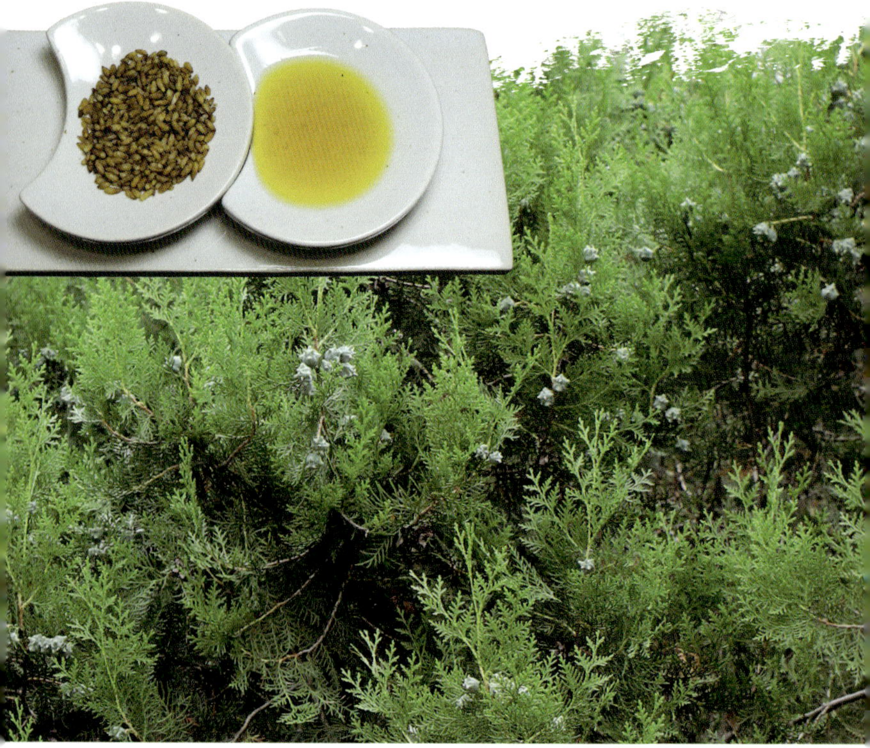

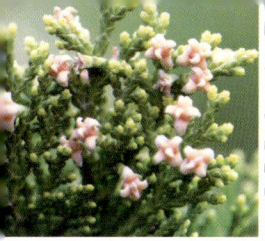 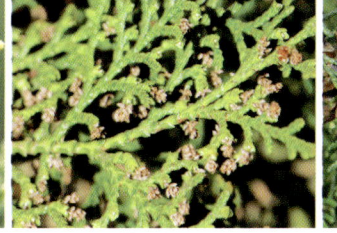 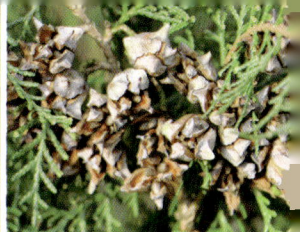

▲ 측백나무 암꽃　　　　▲ 측백나무 수꽃　　　　▲ 측백나무 열매

자생지 및 생태　측백나무는 충청북도 단양이나 경상북도의 석회암 지대에서 자생한다. 건조한 암석 위에서도 살 수 있을 정도로 내건성이 강한 나무이고, 작은 가지에 잎이 치밀하게 붙어 좋은 수형을 이루기 때문에 관상용으로 많이 심는다. 주택이나 학교 주변에서 측백나무를 흔히 볼 수 있는 것도 이런 이유 때문이다. 4월에 암꽃과 수꽃이 한 나무에서 피는데 묵은 가지 끝에 한 개씩 달린다. 9~10월에 둥근 열매가 열리는데, 열매 한 개에는 2~6개(보통 6개)의 씨앗이 들어 있다. 이 씨앗을 백자인이라고 하여 약용한다.

채취 및 착유　씨앗을 사용하는 약초는 열매가 완전히 성숙했을 때 채취해야 한다. 백자인기름은 초겨울 측백나무의 씨앗이 성숙하였을 때 채취하여 햇볕에 말린 다음 종피(種皮)를 부수고 체로 쳐서 그늘에 말린 후에 착유한다.

동의보감 원문　경계(驚悸)를 치료하며 오장(五臟)을 편안하게 하고 기운을 도우며 피부를 윤택하게 한다. 허손(虛損)으로 겨우 호흡하는 것을 치료하며, 발기(勃起)가 잘되게 하고, 수명을 연장시킨다. 오래도록 복용하면 살이 윤택해지고 총명해지며 허기지지 않고 수명이 늘어난다.

효능　불면증, 신경쇠약, 천식, 발기부전, 변비, 고혈압, 탈모 등을 치료하고, 노안(老眼)을 개선한다.

불면증을 치료하는
산조인기름

산조인기름은 갈매나무과에 속하는 낙엽관목인
묏대추나무의 씨앗(산조인)에서 추출한 식용기름이다.
산조인기름은 맛과 향이 좋아서 요리에 활용할 수 있고,
신경을 안정시키는 효능이 있어서
불면증과 불안장애를 개선하는 데 도움이 된다.

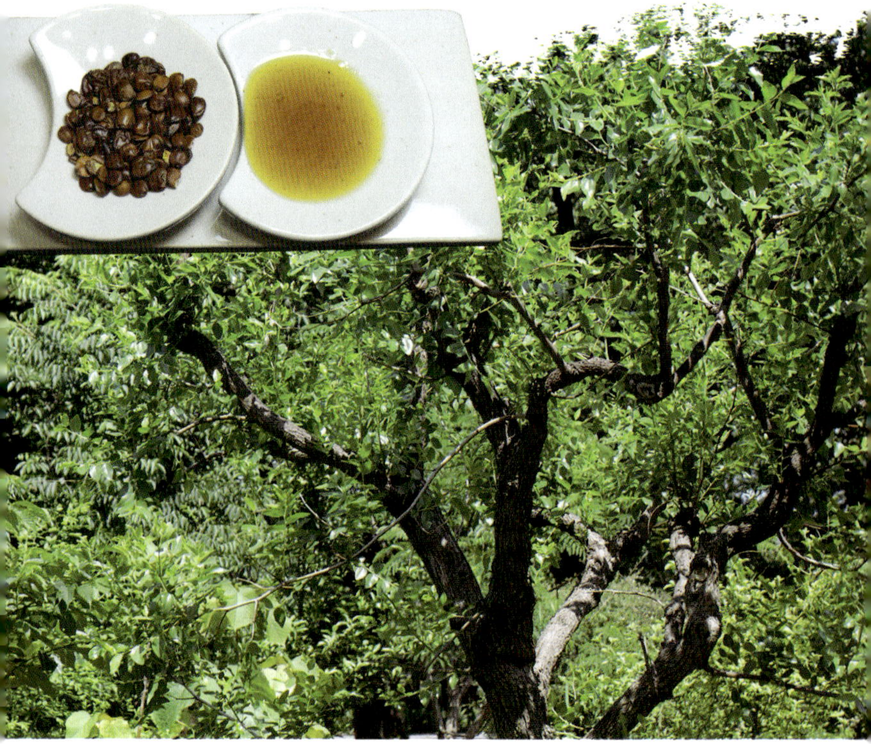

자생지 및 생태 묏대추나무는 뫼[山野]에서 야생하는 대추나무이다. 자생하는 곳은 직사광선이 내리쬐고 수분이 부족한 아주 척박한 땅이다. 따라서 묏대추나무가 자생하는 곳에는 다양한 식물군이 발달하지 못한다. 오래된 하천 절벽의 퇴적암층이 노출된 급경사는 묏대추나무의 전형적인 서식처 가운데 하나이다. 이런 곳은 건조해지기 쉽고 겨울에는 혹독하게 추운 곳이기도 하다. 이런 생육 조건 때문에 묏대추나무는 매우 천천히 성장해 재질이 단단하고 문양이 아름답다. 일찍부터 묏대추나무가 도장을 만드는 재료목으로 주목을 받았던 까닭이다. 묏대추나무의 꽃은 5~6월에 피고, 구슬처럼 생긴 작은 열매는 9~10월에 암갈색으로 익는다. 열매에는 과육이 많지 않고, 씨앗은 단단한 과핵(果核)이 감싸고 있다. 줄기에 있는 날카로운 가시가 특징이다.

채취 및 착유 산조인처럼 씨앗을 사용하는 약초는 열매가 완전히 성숙했을 때 채취해야 한다. 9~10월에 성숙한 열매를 채취하여 하룻밤 물에 담가두었다가 과육을 문질러 제거한다. 과육을 제거하면 과핵(果核)이 나오는데, 과핵을 부수면 씨앗(산조인)이 나온다. 이 씨앗을 햇볕에 말렸다가 착유한 것이 산조인기름이다.

동의보감 원문 가슴이 답답하여 잠을 자지 못하는 것을 치료한다. 혈(血)이 비(脾)에 잘 돌아오지 못하여 잠을 편안히 자지 못할 때는 산조인을 써서 심(心)과 비(脾)를 크게 보해주어야 하는바, 그렇게 하면 혈(血)이 비(脾)에 돌아오게 되고 오장이 편안해져서 잠도 잘 잘 수 있게 된다.

효능 불면증, 불안장애, 꿈을 많이 꾸고 잘 놀라는 증상, 변비, 고혈압 등을 치료한다.

유튜브(youtube) 동영상 강의

천식을 치료하는
자소자기름

자소자기름은 꿀풀과에 속하는 일년생 식물인 소엽의 씨앗(자소자)에서 추출한 식용기름이다. 맛과 향이 뛰어나고 음식의 변질을 막는 효능이 있어 요리에 활용하면 아주 좋다. 또한 자소자기름은 미세먼지로 인한 기관지의 손상을 예방하고 치료하는 효능이 있어서 현대인에게 필수적인 기름이라고 할 수 있다.

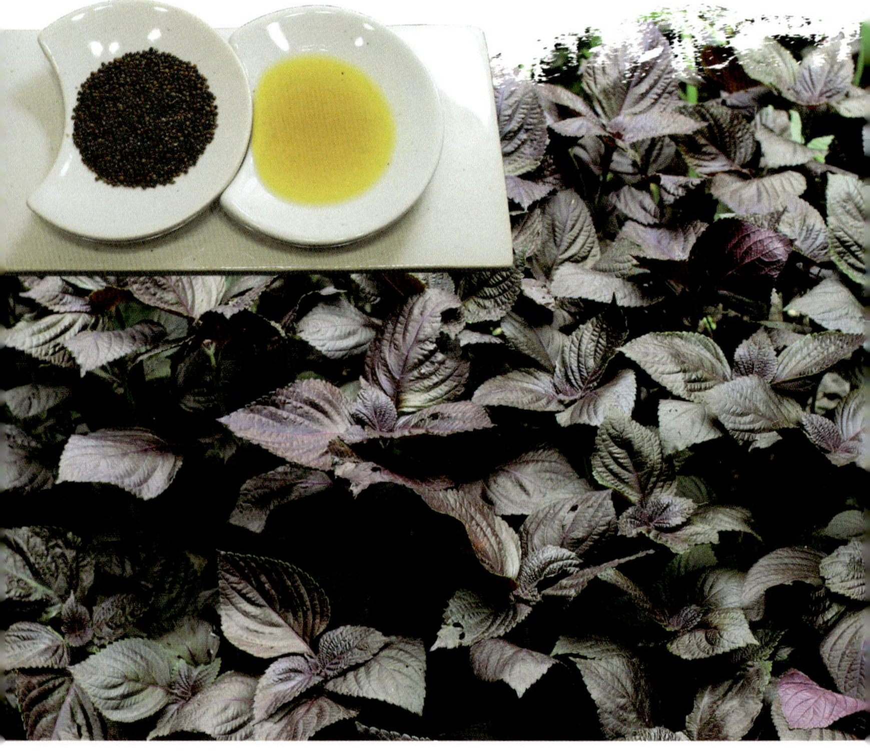

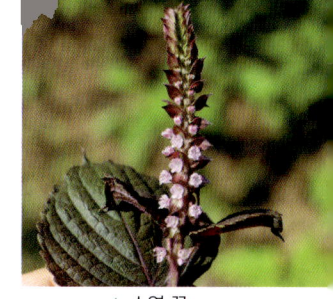
▲ 소엽 꽃

자생지 및 생태 중국이 원산지인 소엽은 우리나라 농가에서 재배하고 있으며 인가 주변에서 야생으로도 자란다. 들깨와는 이란성 쌍둥이라고 해도 될 정도로 모양이 비슷한데, 들깨는 잎을 포함하여 전체적으로 녹색이고 소엽은 전체적으로 보라색을 띠는 것이 차이점이다. 또한 소엽은 향기가 강하고 특이하여 들깨와 구분된다. 높이는 20~80cm이고 줄기가 곧게 서며 단면이 사각형이다. 꽃은 늦여름에 연한 자줏빛으로 피고 가을이 되면 씨앗이 성숙한다. 소엽은 병충해가 거의 없고 번식력이 좋아서 일부러 없애지 않으면 주변으로 계속 퍼져 나간다.

채취 및 착유 씨앗을 사용하는 약초는 씨앗이 완전히 성숙하여 약의 기운(氣運)이 씨앗에 충만해졌을 때 채취한다. 자소자는 가을에 열매가 성숙하였을 때 채취하는데, 전주(全株)나 과수(果穗)를 베어서 열매를 떨어내고 불순물을 제거한 후 햇볕에 말린다. 완전히 마른 씨앗에서 착유한 것이 자소자기름이다.

동의보감 원문 소자(蘇子)는 기(氣)가 치밀어 오르거나 딸꾹질이 나는 것을 치료한다. 중초(中焦)를 고르게 하여 오장(五臟)을 보(補)하며, 기(氣)를 내리고 곽란(霍亂), 반위(反胃)를 멎게 하며 대소변을 잘 나오게 한다. 기침을 멎게 하고 심(心)과 폐(肺)를 촉촉하게 하고 담기(痰氣)를 삭힌다. 또한 폐기(肺氣)로 숨이 찬 것을 치료한다.

효능 기관지염, 노인성 천식, 신경성 소화불량, 신경성 위염, 노인의 변비, 고혈압 등을 치료하고, 음식의 부패를 막는다.

현장 에피소드

늦은 나이에 결혼한 그녀는 아이를 키우느라 정신이 없었다. 어느 날 그녀의 어린 아이가 장염에 걸렸다는 소식을 전해왔는데, 일주일 이상 병원 처방약을 먹여도 신통치 않다는 것이다. 필자는 당장 시장에 가서 마를 사다가 갈아서 쌀과 함께 죽을 쑤어 먹이라고 했다. 그때가 오후 2시쯤이었고, 그녀에게서 다시 연락이 온 것은 오후 6시쯤이었다. 그녀는 아이의 설사가 줄고 상태가 많이 좋아졌다며 상기된 목소리로 계속 먹여도 되느냐고 물었다. 필자는 계속 먹이면 장염도 좋아지겠지만 무엇보다 아이의 장이 튼튼해질 것이라고 말했다. 그리고 다음 날 아이의 장염은 완전히 나았다.

※ 필자는 아이의 장염에 마(산약)를 먹여 치료한 경험이 여러 번 있다.《동의보감》에 '실장산(實腸散)'이라는 처방이 있는데, 분말한 마와 쌀을 섞어 죽처럼 만들어 먹는 처방으로 오래된 이질을 치료할 때 사용되었다. 처방 이름이 의미하는 대로 장(腸)을 튼튼하게[實] 하는 효능이 있어 장이 약한 아이들의 장염과 설사에도 효과가 있다.

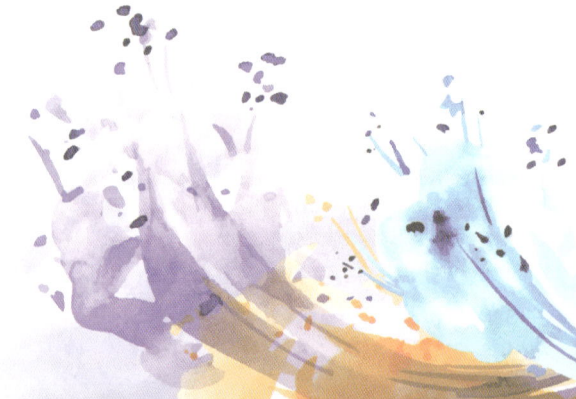

찾아보기

ㄱ

갈근 ⋯ 134
갈화 ⋯ 187
감국 ⋯ 80
감초 ⋯ 116
갑오징어 ⋯ 177
강활 ⋯ 281
결명 ⋯ 86
결명자 ⋯ 86
경옥고 ⋯ 358
고삼 ⋯ 263
공진단 ⋯ 360
괴화 ⋯ 211
구기자 ⋯ 194
구기자나무 ⋯ 194
구릿대 ⋯ 99
국수나무 ⋯ 384
귀비탕 ⋯ 362
금은화 ⋯ 140
길경 ⋯ 153

ㄴ

내복자 ⋯ 398

ㄷ

단삼 ⋯ 300
당귀 ⋯ 268
대방풍탕 ⋯ 364
대추 ⋯ 341
대추나무 ⋯ 341
도꼬마리 ⋯ 129
도라지 ⋯ 153
독활기생탕 ⋯ 366
두충 ⋯ 287
딱총나무 ⋯ 386

ㅁ

마 ⋯ 212
마자인 ⋯ 400
마치현 ⋯ 206
만형자 ⋯ 98
맥문동 ⋯ 160
목련 ⋯ 117
목적 ⋯ 92
목통 ⋯ 243
묏대추나무 ⋯ 68
민들레 ⋯ 205

ㅂ

바디나물 ⋯ 159
방풍 ⋯ 62
백자인 ⋯ 74, 402

백지 ··· 99
백출 ··· 171
보중익기탕 ··· 368
복령 ··· 250
복분자 ··· 225
복분자딸기 ··· 225
봉밀 ··· 336
붉나무 ··· 110, 388

ㅅ

사철쑥 ··· 199
산사 ··· 308
산사나무 ··· 308
산수유 ··· 257
산약 ··· 212
산조인 ··· 68, 404
삼령백출산 ··· 370
삽주 ··· 176
새삼 ··· 236
석결명 ··· 91
세신 ··· 104
소리쟁이 ··· 390
소엽 ··· 166
소요산 ··· 372
소자강기탕 ··· 374
속새 ··· 92
쇠무릎 ··· 294
쇠비름 ··· 206
숙지황 ··· 342
순비기나무 ··· 98

시호 ··· 320
신이 ··· 117
실새삼 ··· 236
쌍화탕 ··· 376

ㅇ

약모밀 ··· 123
양봉꿀벌 ··· 336
어성초 ··· 123
어수리 ··· 392
연꽃 ··· 326
연령고본단 ··· 378
연자육 ··· 326
영실 ··· 315
오가피 ··· 293
오갈피나무 ··· 293
오미자 ··· 262
오배자 ··· 110
오적골 ··· 177
우슬 ··· 294
위령선 ··· 286
으름덩굴 ··· 243
으아리 ··· 286
인동덩굴 ··· 140
인삼 ··· 349
인진 ··· 199
일당귀 ··· 268
일본목련 ··· 219
잇꽃 ··· 307

ㅈ

자소자 ··· 166, 406
자초 ··· 146
작약 ··· 181
재래꿀벌 ··· 336
전복 ··· 91
전호 ··· 159, 394
조경종옥탕 ··· 380
조구등 ··· 314
족도리풀 ··· 104
지구자 ··· 193
지실 ··· 224
지치 ··· 146
지황 ··· 342
질경이 ··· 230
찔레꽃 ··· 315

ㅊ

차전자 ··· 230
차즈기 ··· 166
참당귀 ··· 268
참마 ··· 212
창이자 ··· 129
창출 ··· 176
천궁 ··· 274
천마 ··· 75
천문동 ··· 165
천초 ··· 109
초피나무 ··· 109
측백나무 ··· 74
치자 ··· 249
치자나무 ··· 249
칡 ··· 134, 187

ㅌ

탱자나무 ··· 224
토사자 ··· 236

ㅍ

포공영 ··· 205

ㅎ

하수오 ··· 348
향부자 ··· 331
향유 ··· 396
헛개나무 ··· 193
현호색 ··· 275
홍화 ··· 307
화구등 ··· 314
황기 ··· 355
황련 ··· 182
회화나무 ··· 211
후박 ··· 219

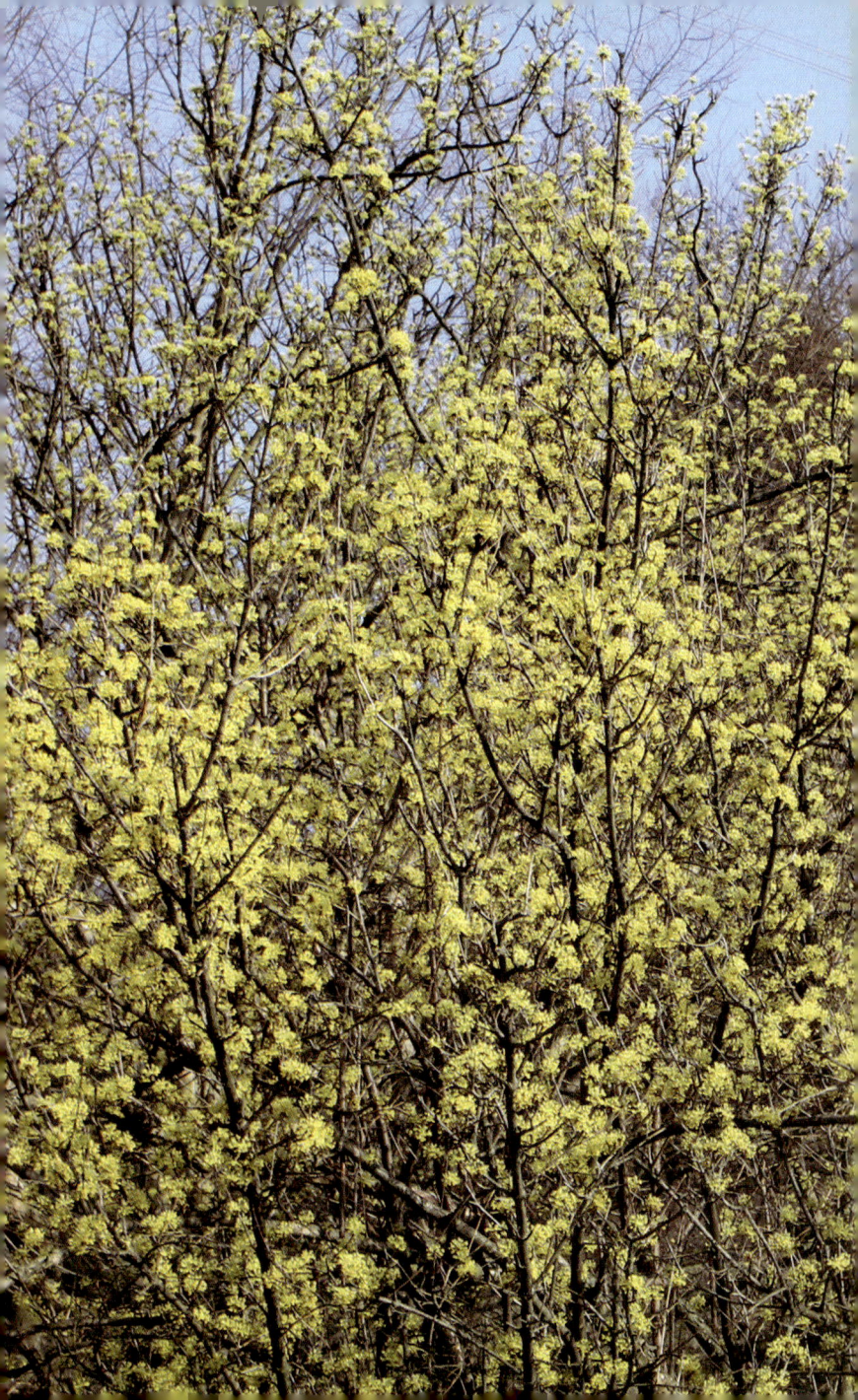